공중위생관리학

박남수 · 이계영 · 허홍임 공저

보무각

박남수(협성대학교 교수)
이계영(순천제일대학교 교수)
허홍임(대경대학교 교수)

4판

공중위생관리학

4판발행 2019년 3월 18일
초판발행 2008년 6월 15일

지은이 박남수 · 이계영 · 허홍임
펴낸이 이호동
발행처 보문각
블로그 http://bomungak.blog.me/
e-mail bomungak@naver.com
주소 서울시 서초구 바우뫼로7길 8
등록번호 302-2003-00085
전화 02) 468-0457
팩스 02) 468-0458

값 17,000원

ISBN 978-89-6220-378-3 93510

머리말

급변하는 사회환경 속에서도 인간의 건강과 행복에 대한 관심과 집중은 웰빙이란 결코 낯설지 않은 바람을 타고 더 집중되고 있는 실정이다. "잘먹고 잘살아 보겠다."는 희망과 욕구는 시대 상황을 불문하고 우리가 인간으로서 가지는 가장 기본적인 삶의 토대이자 목표라고 할 수 있을 것이다.

건강한 삶과 아름다움에 대한 인간의 관심과 욕구는 가장 기본적인 욕구 중 하나이며 산업발전과 경제성장, 이에 따른 생활 수준의 향상에 따라 삶의 일부로서 인식되고 있다.

보건학은 인간의 건강 유지와 수명 연장을 저해하는 요인을 규명하여 조직적인 지역사회의 공동노력을 통해 신체적 · 정신적 효율을 증진시키는 사회과학으로, 보건계열 및 미용계열 학과에서 공통적으로 이수하는 기초학문이다.

본 교재는 공중보건학, 피부과학, 소독법 및 감염병학, 해부생리학, 공중위생관리법 분야로 구성되어 있으며, 최근의 자료를 수집 · 인용하여 학문적 기초를 충실히 하고자 하였다. 또한 효율적인 학습을 위해 각 교과마다 핵심요약 정리와 기출 및 예상문제를 함께 실었다.

부족하나마 향후 이 교재가 보건 관련 교과의 효과적인 이론교재로 활용되어, 보건 및 미용 분야에 종사하는 분들께 다소나마 도움이 되었으면 하는 바람이다. 미진한 부분은 앞으로 계속 여러분의 고견을 수렴하여 수정 · 보완해 나갈 것을 약속드리고 본 교재가 발간되기까지 애써주신 도서출판 보문각 여러분께 감사드린다.

저자 일동

목차

Public Hygiene Management

CONTENTS

Public Hygiene Management

CONTENTS

Public Hygiene Management

공중위생관리학

Public Hygiene Management

PART I

PUBLIC HYGIENE MANAGEMENT

공중보건학

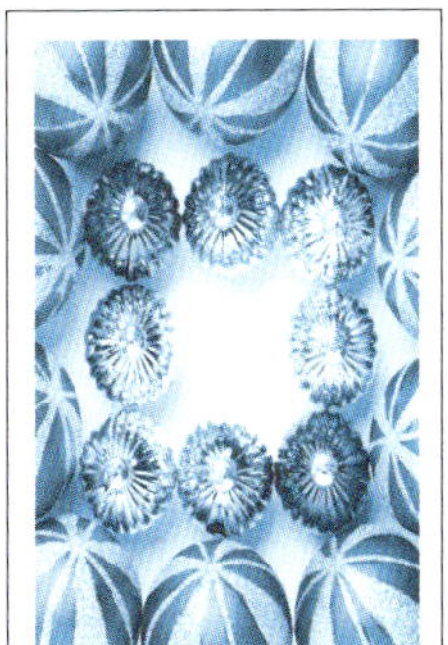

핵심요약정리

1. 건강과 질병

❖ 건강의 정의(1948, WHO) : 건강이란 단순히 질병이나 허약하지 않은 상태를 의미하는 것이 아니라 육체적, 정신적, 사회적으로 완전히 안녕한 상태를 의미한다.

❖ 건강개념

- 종래의 건강개념 : 질병이 없으면 건강하다는 이원론적, 병리학적 사고방식의 정적 개념
- 현재의 건강개념 : 계속 연속선상에서 변화하는 동적개념, 적극적인 개념

❖ 질병의 개념 : 우리 신체의 조직 또는 기관에 이상이 생겨 정상적인 생리기능을 하지 못하는 상태

❖ 질병의 3요소 : 병인, 숙주, 환경

❖ 공중보건학의 정의(윈슬로우) : 공중보건은 조직적인 지역사회의 공동노력을 통해 질병을 예방하고 생명을 연장시키며 신체적, 정신적 효율을 증진시키는 기술과 과학이다.

❖ 공중보건 사업의 주체 : 국가나 공공단체, 조직화된 지역사회나 직장사회 등이어야 가능

❖ 공중보건수준의 평가(WHO) : 비례사망지수, 평균수명, 보통사망률, 영아사망율

2. 환경위생

❖ 환경위생의 정의(WHO) : 인간의 신체발육, 건강 및 생존에 유해한 영향을 미치거나 미칠 가능성이 있는 인간의 물리적 생활환경에 있어서의 모든 요소를 통제하는 것을 의미한다.

❖ 환경의 분류

- 환경
  - 물리적 환경
    - 자연 환경
      - 생물학적 환경 : 모기, 파리, 박테리아, 바이러스 등
      - 이화학적 환경 : 물, 공기, 태양, 광선, 소리 등
    - 인위적 환경 — 의복, 주택, 조명, 토지, 건축 등
  - 사회적 환경 — 문화, 정치, 경제, 인구, 종교, 교육 등

❖ 일광

- 자외선 : 화학선, 살균작용, 비타민 D 형성
- 가시광선
- 적외선 : 열선, 혈관확장, 신진대사 왕성, 피부관리시 사용

❖ 실내공기오염 : 환기불량인 장소에 다수인이 밀집한 실내는 공기의 화학적 조성이나 물리적 조성의 변화를 초래하여 군집독을 유발할 수 있다.

❖ 온열인자

- 기온 : 쾌적온도 18±2℃
- 기습 : 쾌적 습도 40~70%
- 기류 : 쾌적기류 0.2~0.3 m/초(실내), 1m/초(실외)
- 복사열

❖ 물은 장티푸스, 파라티푸스, 세균성 이질 , 콜레라 등 수인성 감염병의 오염원이 될 수 있으므로 위생적 관리가 요구된다.

❖ 의복은 체온조절, 피부보호, 신체의 위해방지 및 미관상의 목적으로 사용된다.

❖ 충분한 채광효과를 얻기 위해서는 실내 창의 면적을 방바닥 면적의 1/5~1/7, 개각은 4~5°, 입사각은 28°이상이 좋다.

❖ **미용업소**의 실내 인공조명은 100 lux 이상이 되도록 유지하여야 한다.

❖ **물의 정수방법**

침사 → 폭기 → 응집 → 침전 → 여과 → 소독

❖ **하수처리 방법**

예비처리(스크리닝, 침사, 침전) → 본처리(혐기성 처리 또는 호기성 처리) 오니처리

❖ **위생곤충구제의 일반원칙** : 광범위하게 일제히, 목적한 동물의 생태습성에 따라, 발생 초기에 구제하도록 한다.

3. 환경오염

❖ **대기오염물질**

- 1차오염물질
  - 입자상물질 : 분진, 연무, 먼지, 비산, 재, 안개, 훈연, 매연
  - 가스상물질 : 일산화탄소, 질소산화물, 황산화물, 탄화수소, 암모니아 등
- 2차오염물질
  - 1차오염물질 합성분해 생성 : 스모그, 알데히드, 오존 등

❖ **수질오염의 피해** : 수은 → 미나마타병, 카드뮴 → 이타이이타이병

❖ **수질오염의 지표** : 대장균군, 생화학적 산소요구량(BOD), 화학적 산소요구량(COD), 용존산소량

❖ **환경오염 대책** : 현재까지의 환경오염 방지노력에도 불구하고 오염의 사후처리는 한계에 이르렀기 때문에 이제는 오염의 사전예방으로 정책이 전환되어야 할 것이다.

4. 산업보건

❖ 산업보건의 정의

모든 직업종사자에게 신체적, 정신적 건강을 최고도로 유지, 증진시키고 근로조건으로 인한 질병을 예방하고 유해물질에 의한 건강손실을 방지하며 근로자들을 적재적소에 배치하는 것이다.

❖ 직업성 질환 : 근로자가 그 직업에 종사하므로써 발생하는 상병

- 재해성 질병(산업재해)
  - 직접원인 : 인적원인(불안전한 행동), 물적원인(불안전한 상태)
  - 간접원인 : 관리적 원인
- 직업병
  - 특정직업에 종사하는 사람에게 특정한 질환이 나타나는 것
  - 이상기온, 유해물질, 분진, 불량조명, 공업중독 등의 원인이 있다.

❖ 산업보건관리 : 작업환경개선, 근로자 건강진단, 작업전환, 질병치료, 청소년 및 여성근로자 보호

5. 식품위생

❖ 식품위생 : 생육, 생산, 제조에서 최종적으로 사람에게 섭취될 때까지의 모든 단계에 있어 안전성, 건전성, 악화방지의 모든 수단을 뜻한다.

❖ 식중독의 분류

- 식중독
  - 세균성 식중독
    - 감염형 : 세균의 체내 증식에 의한 것
      (예 : Salmonella, 병원 대장균, 장염비브리오균, 웰치균)
    - 독소형 : 세균의 독소에 의한 것, 부패산물에 의한 것
      (예 : botulinus균, 포도상구균, Cereus균, 장구균, allergy성 식중독)
  - 화학성 식중독 – 유독한 화학적 물질에 의한 것
    (예 : 유해금속물(메틸 알코올, 납, 수은, 비소, 유기인제), 인공착색료, 보존료, 표백제, 유해감미료)
  - 자연독
    - 식물성 : 감자, 버섯 황변미 등
    - 동물성 : 복어, 패류 등

6 보건관리

❖ **보건행정** : 공중보건의 목적을 달성하기 위하여 공공의 책임하에 수행하는 행정활동으로 이는 조직화된 지역사회의 공동노력을 통해 국민의 건강증진을 도모하기 위한 것이다.

❖ **세계보건기구** : 국제보건활동에 대한 지휘, 조정기구이다. 1948년 세계보건기구 헌장 발표, 본부 스위스 제네바, 6개의 지역 사무국이 있으며 한국은 서태평양 사무국에 소속되어 있다.

❖ **사회보상** : 사회구성원에게 발생할 수 있는 일정한 위험에 대하여 사회에서 사전에 만들어둔 적절한 조직을 통하여 이들에게 부여하는 생활보장이다.

❖ 사회보장의 체계

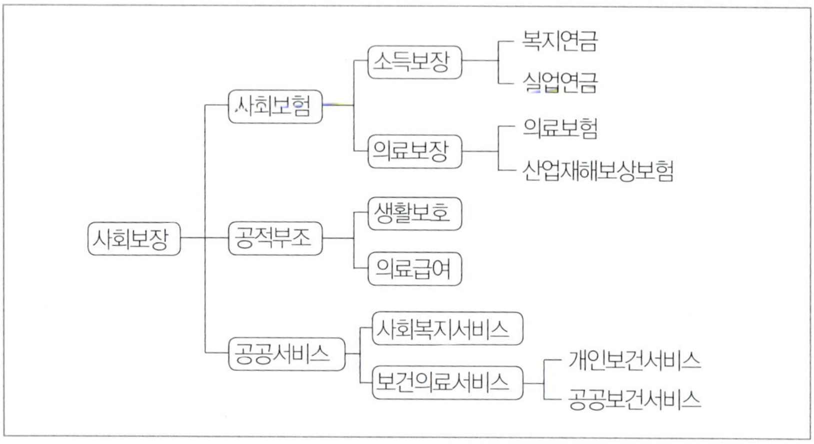

❖ 모아보건사업의 중요성 : 대상이 되는 모성과 영유아계층이 전체인구의 2/3를 차지한다. 또한 다른 연령층에 비해 쉽게 질병에 이환되어 영구적 장애를 가져올 수 있는데 이는 예방사업을 통해 높은 효과를 볼 수 있다.

1 건강과 질병

생활수준의 향상에 따라 건강에 대한 관심이 높아지고 자신의 건강을 유지 증진시키기 위하여 많은 노력을 하고 있다. 건강은 우리가 행복하게 살아가기 위하여 없어서는 안 되는 가장 중요한 요건이며 생활의 원동력이 되는 기본적인 조건이다.

1장 건 강

1. 건강의 정의

1948년 세계보건기구(WHO)에서는 "건강이란 단순히 질병이나 허약하지 않은 상태를 의미하는 것이 아니라 육체적 정신적 사회적으로 완전히 안녕(wellbing)한 상태를 의미한다."고 정의내렸다. 그후 50여 년이 지난 현재 세계보건기구의 건강에 대한 정의는 보편적으로 쓰이고 있으며 1948년 이후 건강의 정의가 생활개념으로 확대되었다.

그러나 건강이 완전하다는 것은 불가능하고 또한 끊임없이 변화되는 동적인 과정임에도 불구하고 건강을 질병 아니면 건강이라는 정적인 과정으로만 표현했다는 비판을 받고 있다. 〈그림 1-1〉의 건강의 연속선 도표를 보면 건강의 동적인 개념을 쉽게 이해할 수 있다.

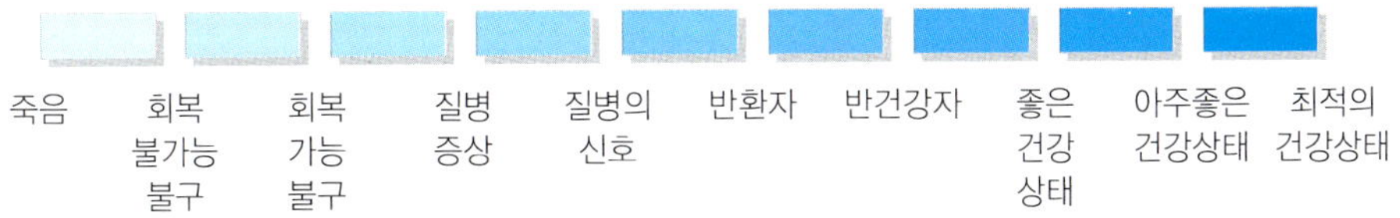

〈그림 1-1〉 건강의 연속선

그 후 여러 학자들에 의해 건강에 대해 변화된 정의가 내려졌는데 그중 Dubos라는 학자에 따르면 건강은 신체적 건강뿐 아니라 환경에 대한 적응으로부터 비롯되는 사회적, 정신적,

정서적, 영적 건강과 관련된 삶의 질로써 건강을 매우 다양한 구성요소들로 규정하고 있다. 즉 종래의 건강개념이 질병 아니면 건강이라는 이원론적, 병리학적 사고방식의 정적인 개념에서 현재는 계속 변화하는 동적개념, 좀더 나은 건강상태를 유지하고자 하는 적극적인 건강의 개념으로 바뀌어 가고 있다.

2. 건강의 연속선

인간의 건강은 계속 변화하는 외부 생활환경의 자극으로부터 적응 또는 저항하여 생리적인 항상성을 유지하려고 하고 있다. 이 때문에 건강은 질병상태에서부터 최적의 건강상태에 이르는 하나의 연속선으로 표현되고 있으며 이러한 연속선에서 인간은 매일매일 다양하게 변화되어 질 수 있다. 사람은 자신에게 가능한 최적의 안녕상태, 즉 자신이 목표로 하는 수준의 건강상태가 서로 다르다. 그러므로 자신에게 알맞는 적절한 관리를 함으로써 항상 최적의 건강상태를 유지할 수 있도록 하여야 한다.

3. 기본적 권리로서의 건강개념

고대 및 중세 암흑기에는 질병을 천벌로 생각하고 피할 수 없는 것으로 받아들였다. 또한 20세기 초반까지만 해도 질병의 회복에 대한 책임을 본인이 져야 했으며 책임을 부담할 능력이 없는 사람은 방치되어 왔다. 그러나 건강은 개인이 아무리 개인위생을 준수한다 해도 보장될 수 없으며 또한 개인이 책임지기에는 너무나 생활여건이 복잡하다.

WHO에서도 각 개인의 건강을 최고수준으로 향유함은 민족 · 종교 · 정치이념 · 경제 · 사회적 상태를 초월해서 누구나 받아야 할 기본적인 권리라고 하였다. 대부분 국가의 헌법에는 국민의 건강은 국가가 보장하는 법조문이 들어있다. 우리나라 헌법에서 제34조와 36조에 모든 국민은 인간다운 생활을 할 권리를 가지며 국가는 사회보장 증진에 노력할 것과 생활능력이 없는 국민은 법률이 정하는 바에 의해 국가의 보호를 받으며 혼인의 순결과 보건에 관하여 국가의 보호를 받도록 규정하고 있다.

더욱이 우리나라에서는 1995년 1월에 국민건강증진법을 공포하여 전국민의 생활을 건강생활의 방향으로 전환하도록 법제화하였다. 그동안 경제수준에서는 많은 발전을 이루었으나 국민건강수준과 삶의 질 수준이 아직도 낮은 하위권에 머무르고 있어 국가와 국민 모두가 적극적으로 건강관리를 위한 관심을 가져야 할 것이다.

2장 질 병

1. 질병의 개념

우리몸의 조직 또는 기관에 이상이 생겨 정상적인 생리기능을 하지 못하는 상태를 질병이라고 한다. 건강은 병인, 숙주, 환경의 상호작용이 균형을 유지하여야 성립되며 질병은 인간의 연령이나 병에 대한 저항력, 영양상태, 생활습관 등과 병인(병원체)간의 균형이 깨어짐으로 생기는 것이다. 인체의 저항력이 높고 영양상태가 좋을 때는 병원균이 침범하더라도 병이 발생하지 않는다. 그러나 같은 병균이 침입하였다 해도 저항력이 떨어져 있을 때는 병에 걸린다. 즉 병인, 숙주, 환경의 균형이 깨어졌을 때 질병이 발생한다.

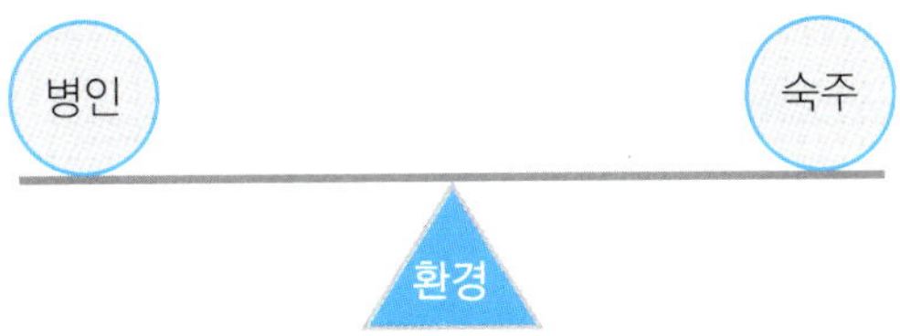

〈그림 1-2〉 삼각형 모형

2. 현대사회와 질병

사람의 건강상태는 개체에 따라 큰 차이가 있으며 특히 환경과 연령에 따라 병의 진전상태가 다르다. 질병예방을 위해서는 조기에 질병을 발견하여 치료하고자 노력하고 있으며 소

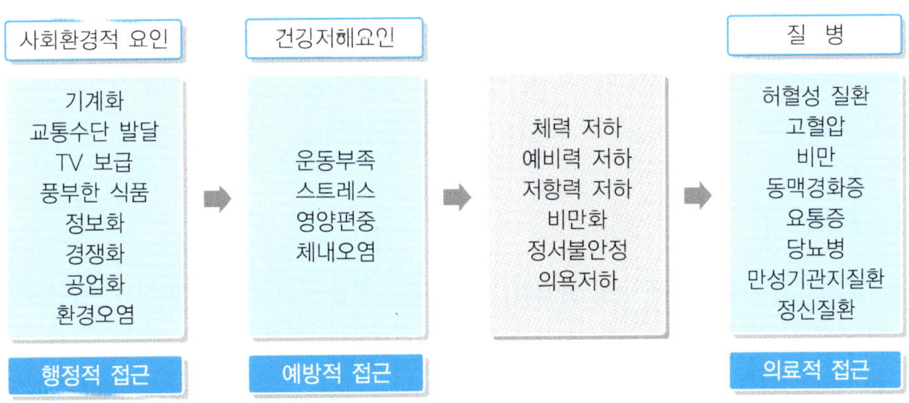

〈그림 1-3〉 현대사회의 건강저해 요인과 그 배경

극적인 질병예방에서 이제는 적극적인 건강증진으로 추진되고 있다. 질병도 육체적인 것에 국한되지 않고 정신적인 면까지 고려하여 최적의 건강을 추구함에 따라 단계별로 건강관리를 하여야 한다.

3장 공중보건학

1. 공중보건학의 정의

공중보건학에 대해서는 학자에 따라 여러 가지로 정의되고 있다. 그 중 가장 대표적인 정의는 미국의 윈슬로우 박사에 의한 정의로 "공중보건학은 조직적인 지역사회의 공동노력을 통하여 질병을 예방하고 생명을 연장시키며 신체적, 정신적 효율을 증진시키는 기술과 과학이다."라고 정의하였다. 공중보건학은 지역사회의 주민을 대상으로 건강장애를 가져오는 여러 사회적 요인들을 찾아내어 제거하는데 중점을 두고 있다.

2. 공중보건학의 범위

앞서도 설명되었지만 건강을 유지 향상시키는 데는 개인의 노력만으로 이루어지는 것이 아니다. 공중보건학은 생활주변 환경을 비롯한 다방면에 관련되어 있으며 내용을 구체적으로 분류하면 다음과 같다.

1) 기초적 분야 : 환경위생, 식품위생, 영양학, 역학(급만성감염병관리, 기생충질환관리, 소독, 구충구서), 정신보건, 우생학, 인구학, 보건통계, 보건행정, 사회보장, 보건교육 등
2) 임상적 분야 : 모자보건, 학교보건, 체중관리, 성인보건, 가족계획, 보건간호학 등
3) 응용적 분야 : 도시보건, 농어촌보건, 공해, 산업보건 등

3. 공중보건 사업

공중보건학의 활동범위를 보면 환경위생관리, 감염병관리, 개인위생에 대한 보건교육, 질병의 조기발견 및 치료를 할 수 있는 의료 그리고 모든 사람들이 자기의 건강을 유지하기 위한 생활수준을 향상시키는 것까지가 포함된다. 이렇게 다양한 분야는 개인을 중심으로 한 사

업일 수 없으며 또한 공중보건 사업을 추진하는 주체는 국가와 공공단체 및 조직화된 지역사회나 직장사회 등이어야 가능하다.

이는 건강을 유지 향상시키는데는 개인의 노력만으로 이루어지는 것이 아니며 지역주민들의 생활양상, 습관, 종교, 경제상태, 정치체제, 교육 및 과학수준 등의 사회적인 영향을 크게 받기 때문이다. 그러므로 공중보건 사업은 행정기구를 통하여 시행되는 것이 가장 효율적이다.

4. 공중보건수준의 평가

지역사회나 국가의 건강수준을 평가하기란 쉬운 일이 아니다. 공중보건수준을 평가하는 여러 가지 지표들이 있지만 절대적이지 않다. 건강의 수준을 정확하게 나타낼 수 있는 지표가 있다면 가장 좋은 방법이겠지만 동적으로 연속선상에서 변동하고 있는 건강을 정확하게 측정하는 것은 실질적으로 불가능하다.

그렇기 때문에 각 인구집단간의 공중보건수준의 평가를 위해서는 건강의 반대개념인 사망력을 이용한다. 사망력은 건강보다 좀 더 객관적으로 정확히 판단할 수 있고 대부분의 나라에서 행정통계를 통해 출생과 사망에 관한 정보가 집계되므로 이를 이용하여 간접적으로 측정한다.

WHO는 한 나라의 보건수준을 표시하며 다른 국가들과 비교할 수 있는 지표로서 다음의 4가지를 제시하고 있다.

1) 비례사망지수

일년동안 전체 사망에 대한 같은해 일어난 50세 이상의 사망을 표시한 것으로 수치가 높을수록 전체 사망자중 고령자수가 많다는 것을 의미하여 보건수준이 높은 것을 반영한다.

2) 평균수명

0세의 평균여명을 평균수명이라 한다. 어떤 연령의 사람이 앞으로 평균해서 몇 년 더 살 수 있느냐 하는 기대치를 의미한다.

3) 보통사망률

특정년도의 인구 중 같은 해의 총 사망자수를 나타낸다.

4) 영아사망률

영아사망률은 출생1000명에 대한 생후 1년미만의 사망영아수를 나타낸다. 영아사망률이 공중보건수준을 나타내는 지표로 사용되는 것은 영아는 환경, 영양, 질병 등 외적 요인에 매우 민감하게 반응하는데 경제상태, 영양섭취문제, 산전관리 및 산후관리 등의 의료수혜 정도, 교육 정도, 환경위생 상태 등에 따라 크게 영향을 받기 때문이다.

2 환경위생

1장 환경위생

1. 환경위생의 정의

인간이 일상생활을 영위하는 데 필요한 주위의 생활조건을 환경이라 하며, 이 환경을 깨끗이 함으로써 건강의 보전과 증진을 도모하고 질병을 예방하는 것을 환경위생이라 한다.

WHO의 환경위생전문위원회에 의하면 환경위생은 인간의 신체발육, 건강 및 생존에 유해한 영향을 미치거나 미칠 가능성이 있는 인간의 물리적 생활환경에 있어서의 모든 요소를 통제하는 것을 의미한다.

2. 환경의 분류

인간의 환경은 물리적 환경과 사회적 환경으로 구분되나 환경위생의 대상이 되는 환경은 물리적 환경에 해당되는 자연환경과 인위적 환경이다.

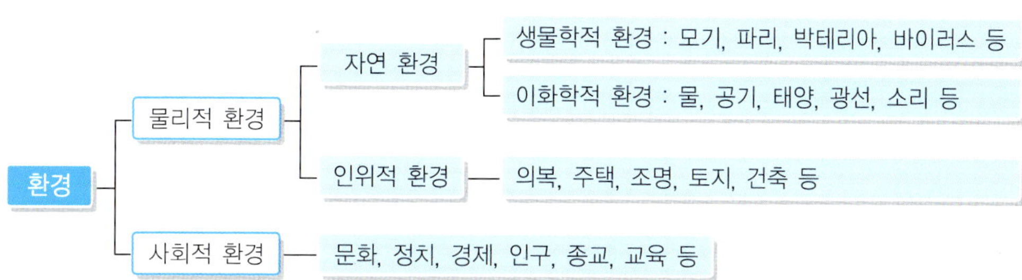

〈그림 1-4〉 환경의 분류

2장 자연환경

1. 일광

태양광선은 파장의 길이에 따라 크게 자외선, 가시광선, 적외선의 3부분으로 구분된다.

1) 자외선

자외선은 태양광선중 약 7%를 차지하며 가시광선중의 보라색보다 짧은 파장을 가지고 있다. 화학선이라고 하며 신진대사와 건강유지에 관계가 있으며 자외선이 피부에 닿으면 피부내의 프로비타민 D를 비타민 D로 만들어 구루병을 예방하고 피부를 튼튼하게 해주는 기능이 있다. 그리고 2900~3200Å 파장의 광선은 특히 Dorno선이라 하여 살균작용이 있어 소독에 이용되기도 한다. 그러나 이 광선에 너무 지나치게 노출되면 일광화상, 홍반, 색소침착, 백내장, 망막, 장애 피부암 등을 유발하기도 한다.

2) 가시광선

보통의 태양광선으로 망막을 자극하여 명암과 색채를 식별하게 한다. 일반작업의 경우 적당한 조도는 100~200lux이다.

3) 적외선

적외선은 태양광선 중 약 80%를 차지하며 가시광선의 적색보다 긴 파장을 가지고 있다. 고열물체의 복사열을 운반하므로 열선이라 하는데 지상에 열을 주어 기온을 좌우한다. 적외선 조사시 광선조사 부위의 온도가 상승하면 피부홍반, 피부온도상승, 혈관 확장이 일어나 신진대사를 왕성하게 하여 피부관리시 적절히 사용되기도 한다. 그러나 지나치게 많이 노출되었을 때는 두통, 현기증, 일사병, 백내장 등의 병을 유발하기도 한다.

2. 공기

인간의 생존을 위해 단 5분도 없어서는 안 되는 것이 공기이다. 그러나 산업의 다양화, 연료의 다양화, 교통기관의 증가, 그리고 인구 도시집중화 현상 등으로 인해 공기가 크게 오염되어 인간의 건강과 생명을 위협하고 있다. 이미용업소에서 공기의 중요성은 손님과 종업원의 호흡을 위하여 절대적으로 중요하므로 공기가 오염되지 않도록 주의하여야 한다.

1) 공기의 조성

공기는 지구를 둘러싸고 있는 대기의 하층 부분을 구성하고 있는 기체로 산소21%, 질소 78%가 대부분을 차지하며 미량성분으로는 아르곤, 이산화탄소, 네온, 헬륨 등으로 조성되어 있다.

〈표 1-1〉 정상공기의 화학적 성분

성 분	화학기호	체적백분율(%)
산소	O_2	20.93
질소	N_2	78.10
아르곤	A	0.93
이산화탄소	CO_2	0.03
네온	Ne	0.0018
헬륨	He	0.0005
크립톤	Kr	0.0001
크세논	Xe	미량
오존	O_3	미량
수소	H_2	미량

2) 호흡작용

호흡은 폐포내에서 공기를 구성하고 있는 화학성분의 압력차에 의해 이루어지는데 산소를 취하고 이산화탄소 및 수증기를 배출한다. 호흡을 통해 얻어진 산소는 혈액중의 헤모글로빈과 결합하여 각 조직세포로 운반되며 이산화탄소는 호기에 의해 배출된다.

3) 실내공기 오염

실내의 공기는 실내환경 조건에 따라 공기조성에 변화가 생기는데 다수인이 밀집한 실내공기는 화학적 조성이나 물리적 조성의 변화를 초래하여 불쾌감, 두통, 권태, 현기증, 구기, 구토 및 식욕저하 등이 일어나는데 이를 군집독이라한다. 특히 이러한 유해작용을 일으킬 수 있는 인자로는 온도, 습도, 기류, 연소가스(CO, CO_2, SO_2), 분진 등이다. 군집독 예방으로 중요시되는 것은 환기이다.

4) 공기의 자정작용

공기의 조성은 여러 가지 환경적 요인에 의해 변화되고 있으나 공기 자체의 정화작용이 꾸준히 계속되고 있어 갑작스런 변화는 일으키지 않는다. 자정작용으로는 공기자체의 희석작용, 비, 눈 등에 의한 분진이나 용해성 가스의 세정작용, 산소, 오존, 과산화수소 등에 의한 산화작용, 태양광선중 자외선에 의한 살균작용, 녹색식물의 광합성에 의한 산소-이산화탄소의 교환작용이 해당된다.

5) 산소(O_2)

산소는 인간생활과 가장 밀접한 관계가 있는데 인간이 적응할 수 있는 산소의 변동범위는 15~50% 정도이다. 인체는 약 21% 정도의 산소를 함유하는 공기중에서 가장 원활한 작용을 하도록 되어 있다. 산소농도가 11~12% 이하로 결핍된 상태에서는 저산소증이 일어날 수 있고 7% 이하가 되면 사망한다. 반면 고농도 상태에서는 산소중독이 일어날 수 있다.

6) 질소(N_2)

질소는 공기중의 78%를 차지하지만 불활성 상태이기 때문에 인체에 큰 영향을 주지는 않는다. 다만 기압의 급속한 증감변화로 잠함병이 발생하기도 한다. 잠수중에 일어날 수 있는 잠함병은 체액 속에 녹아 있던 질소가 갑자기 감압되면서 기포를 형성하여 모세혈관을 차단하는 질병이다.

7) 이산화탄소(CO_2)

이산화탄소는 무색무취의 약산성가스로 공기보다 1.5배 무겁다. 이산화탄소는 3% 이상에서 불쾌감이 오고 6% 이상이면 유해작용을 일으켜 호흡횟수가 현저히 증가하며 10% 이상에서는 의식을 상실하고 사망하게 된다. 호흡의 부산물로 배출되는 성분으로 실내공기 오염을 판정하는 지표로 사용된다. 위생학적 허용한계는 8시간 기준 0.1%(700~1000ppm)이다.

8) 일산화탄소(CO)

일산화탄소는 물체가 불완전연소할 때 연소초기와 말기에 많이 발생되는데 흡기중의 일산화탄소 농도가 0.05~0.1%가 되면 중독을 일으킨다. 일산화탄소가 헤모글로빈과 결합하는 능력은 산소가 헤모글로빈과 결합하는 능력보다 200~300배나 강하기 때문에 산소결핍증인 일산화탄소 중독이 일어난다. 일산화탄소 중독은 심장, 뇌신경계통에 작용하여 경련, 실신, 마비, 사망을 일으키고 회복 후에도 후유증이 크다. 위생학적 허용한계는 8시간 기준 0.01%(100ppm)이며 공기보다 가볍다.

9) 아황산가스(SO_2)

아황산가스는 중유의 연소과정에서 발생되고 자극성 냄새가 있는 유독가스로 공기보다 무겁다. 점막의 염증, 호흡곤란, 농작물의 피해 등을 유발하며 스모그 경보를 발령하는 지표로 산출되기도 한다. 대기오염 기준은 연간 0.05ppm이다.

10) 먼지(분진)

먼지는 공기중의 떠 다니는 미립자로 호흡기계를 통하여 체내에 침입하여 장애를 일으키는데 알레르기반응, 점막질환, 진폐증, 각종 호흡기계 감염병 등을 유발한다. 위생학적 허용한계는 400개/㎖이다.

11) 오존(O_3)

자극성이 있는 가스로 살균, 탈취, 탈색작용이 있다. 오존층은 태양으로부터 지구에 방사되는 자외선의 대부분을 흡수하여 생태계를 유지하고 있는데, 냉장고, 에어콘, 스프레이 등에 사용되는 프레온 가스로 인해 오존층 파괴가 발생하여 유해 자외선이 인체에 영향을 미치기도 한다.

12) 공기이온

공기중에는 양(+)이온과 음(−)이온 전기로 대전되어 있는 미립자가 있는데, 이를 공기이온이라 한다. 공기이온은 경이온, 중이온이 있는데 보건상 문제가 되는 것은 경이온이며 경이온의 양은 공기오염도와 역비례 한다. 생리학적으로 +이온은 자극작용을 하며, − 이온은 진정작용을 한다.

3. 온열인자(기후인자)

온열조건을 나타내는 4대인자는 기온, 기습, 기류, 복사열이다. 이 · 미용업소에서는 손님의 쾌적한 기분과 종업원의 쾌적한 작업환경을 위해 항상 적당한 기온, 기습, 기류를 유지하도록 하여야 한다.

1) 기온

기온의 원인은 태양의 복사열로 일반적으로 지상 1.5m 높이의 온도를 말한다. 1일 중 최저기온은 일출 전 30분이고 최고기온은 오후 2시경이다. 최고 · 최저 기온의 차를 일교차라 하며 연중 최고 · 최저기온의 차를 연교차라한다. 생활할 때 가장 쾌적하게 느끼는 실내 공기 온도는 18±2℃이다. 쾌적온도는 일상생활의 종류에 따라 변화가 있다. 노동이 심할 경우 체내 열생산이 많아지므로 일반적으로 낮은 온도에서 더 쾌적하게 느끼며 일의 능률을 올리기가 좋다. 이상고온에서는 열중증, 열사병, 열경련 등이 발병할 수 있으며, 이상저온에서는 알레르기, 부종, 동상, 동사 등의 여러 가지 건강상의 문제를 유발한다.

2) 기습

기습은 일정한 온도의 공기중에 포함되어 있는 수증기의 상태를 말하는데 일반적으로 비교습도를 의미한다. 비교습도란 공기 1㎥가 포화상태에서 함유할 수 있는 수증기량(포화습도)과 현재 함유하고 있는 수증기량(절대습도)과의 비를 %로 표시한 것으로 공기중의 더 이상 수증기를 포함할 수 없는 경우를 100%라 할 때 쾌적한 습도는 40~70% 정도이다.

3) 기류

기류는 바람이 부는 것으로 기압의 차와 기온의 차에 의하여 형성된다. 기류의 강도는 풍속 또는 풍력이라 한다. 우리가 쾌적하게 느끼는 기류는 실내의 경우 0.2~0.3m/초이고 바깥환경에서는 1m/초 내외이다. 쾌적한 기류는 신체의 방열작용과 신진대사를 촉진하고 실내의 자연환기가 일어나게 해주며 공기성분이 골고루 잘 섞이고 기후를 변화시키는 작용이 있다.

4) 복사열

복사열은 어떠한 물체로부터 복사에너지(열)가 방출되는 상태로 전자파의 일종이다. 복사열은 적외선에 의한 열로 복사열의 영향범위는 거리의 제곱에 비례해서 온감이 감소된다.

5) 온열조건의 종합작용

(1) 불쾌지수(Discomfort Index(D.I))

불쾌지수란 기후상태로 인간이 느끼는 불쾌감을 표시한 것인데 이는 기온과 습도의 조합으로 구성되어 있다. 불쾌지수가 70이면 10%, 80 이상이면 모든 사람이 불쾌감을 느낀다.

$$불쾌지수 = 0.72 \times (건구온도\ ℃ + 습구온도\ ℃) + 40.6$$

(2) 체온조절

인간의 체온은 항온성을 가지고 있어 평균 36.5℃를 유지하여야 한다. 정상체온의 범위는 36.1~37℃이며 이 범위를 벗어나면 생리적 이상을 초래하게 된다. 체온이 40℃ 이상이 되면 신체의 단백질(특히 신경조직)이 불가역적 변화를 일으키고 30℃ 이하로 떨어지면 각 기관의 기능이 상실되어 회복불능의 상태가 된다.

4. 물

1) 물의 인체내 작용

인체는 약 60~70%가 수분으로 구성되어 있으며 한 사람이 하루에 필요한 물의 양은 생리적으로 최저 1ℓ, 보통은 2~3ℓ이고 생활전체에 필요한 양은 100ℓ 이상이다. 수분의 10~15%가 상실되면 생리적 이상이 오고 20% 이상 상실시에는 생명이 위험하다. 물은 신장이나 피부로 계속 배설되기 때문에 이를 보충하기 위해서는 일정량의 물의 공급이 필요하다. 물은 인체내에서 체액을 구성하고 그 체액의 정상농도유지를 가능하게 해준다. 피부 및 점막의 마찰방지, 식품, 혈액, 임파액 및 노폐물제거의 운반체로서의 역할을 하며 체온을 조절하는 데도 없어서는 안 되는 성분이다.

2) 물의 성질

물의 일반적인 pH는 6~8 사이의 중성이며 음용수로서 적당한 온도는 7~12℃ 정도이다. 지표수는 시간이 경과되면 자연적으로 정화되는데 이를물의 자정작용이라 한다. 물은 희석, 분쇄, 침전등의 물리학적 작용과 폭기, 광합성, 세균의 작용, 산화, 환원, 중화 등의 화학적 작용, 미생물에 의한 생물학적 작용, 자외선에 의한 살균작용에 의해 스스로 정화되는 성질을 가지고 있다.

3) 물과 공중보건

물은 수인성 질병의 감염원으로 장티푸스, 파라티푸스, 세균성이질, 콜레라, 감염성 설사 등과 같은 질병들의 병원체들이 물에 오염될 경우 오염수나 생존가능한 음식물을 통해서 인체에 감염을 일으키며 각종 기생충 질환을 병원체들이 전파하기도 하므로 물의 위생적 관리가 요구된다.

3장 인위적 환경

1. 의복 및 주택

1) 의복

의복은 체온조절뿐 아니라 피부보호 및 미관상의 목적으로 사용된다. 활동하기에 편리하여야 하고 외부로부터 신체의 위해를 방지하는데 도움이 되어야 한다. 체온의 방열과 관계있는 것은 전도, 복사, 의복재료의 함기성, 통기성, 보온성 등이고 수분의 증발은 의복재료의 통기성, 흡수성, 방습성, 의복내의 환기와 관계있다. 또한 의복은 여러 가지 감염병을 매개할 위험성이 있으며 주로 간접전파체로서의 기능을 하므로 눈의 감염병(트라코마, 바이러스성 안질환), 호흡기계감염병(결핵, 디프테리아, 폐렴, 백일해 등), 감염성피부질환(기계충, 옴, 습진 등), 소화기계감염병(콜레라, 장티푸스, 이질) 등에 유의해야 한다.

이 · 미용업소에서의 의복위생은 항상 깨끗하고 단정한 복장을 하여 손님에게 혐오감을 주지않도록 하여야 하고 작업중에는 위생복을 착용토록 하고 자주 세탁하여야 한다. 위생복이나 기타 의복을 위생적으로 잘 정돈하여 보관할 수 있도록 옷장 등을 설치하고 옷을 갈아입을 수 있는 탈의실을 따로 마련하도록 한다

2) 주택

주택은 인간이 생활하면서 가장 많이 접하는 공간으로 인체의 신체적, 정신적 건강을 유지, 증진시킬 수 있는 중요한 인위적 환경이다. 주택이 위치하고 있는 대지는 조용하고 공기가 청정하며 교통이 편리하여야 한다.

방향은 남향 또는 동남향을 바라보고 있으며 건조하고 침투성이 있으며 지반이 견고하여야 한다. 또한 하수처리가 편리해야 한다. 벽은 방한, 방서, 방습, 방음, 방화 등이 고려되어야 하고 방이나 거실배치는 남향으로 하고 잘 쓰지 않는 공간은 북쪽으로 배치하는 것이 좋다.

2. 채광

채광은 건강과 생리적 작용에 많은 영향을 미치는데 일반적으로 태양광선을 이용한 자연조명을 말한다. 일광은 중추신경을 자극하여 기분을 상쾌하게 하며 신진대사를 촉진시킨다. 또한 피부를 튼튼하게 하고 발육, 특히 골성장에 유효하며 적혈구, 헤모글로빈량의 증가에 의해 흡수능력을 증가시키는 기능이 있다.

충분한 채광효과를 얻기 위해서는 실내창의 면적을 방바닥 면적의 1/5~1/7로 하는 것이 적당하고 하루 4~6시간의 간접채광이 되도록 하는 것이 좋다. 창의 방향은 가장 밝고 광선을 받을 수 있는 일조시간이 긴 남향이 좋다. 창의 크기, 높이와 채광과의 관계를 나타내는 용어에는 개각과 입사각이라는 것이 있다. 개각이란 실내의 한 점과 대향물체의 상단을 연결하는 선(AD), 실내의 한 점과 창의 상단을 연결하는 선(AB)이 이루는 각도를 말하며 개각은 4~5° 이상이 좋다. 입사각이란 실내의 한점과 창의 상단을 연결하는 선(AB)과 실내의 한점이 이루는 수평선(AC)과의 각도를 말하며 입사각은 28° 이상이 좋다.

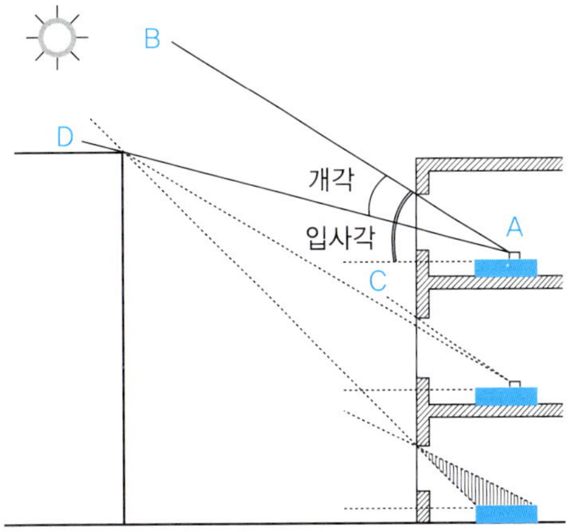

- 실내 A점의 개각 : ∠BAD
- 실내 A점의 입사각 : ∠BAC

〈그림 1-5〉 개각과 입사각

3. 조명

조명은 인공광선을 이용한 조명을 말하는 것으로 조도는 작업의 특성에 알맞게 충분하여야 한다. 조명에는 직접조명, 반간접조명, 간접조명이 있다. 광원으로부터 나오는 빛을 직접 보는 물건에 비치는 조명을 직접조명, 광원으로부터 나온 빛이 반사광을 만들어 이 반사광이 물건이 비치는 조명을 간접조명, 직접조명과 간접조명을 절충한 조명을 반간접조명이라 한다. 직접조명은 빛의 이용율이 높으나 시력이 나빠지는 결점이 있으며 간접조명은 시력보호에 좋으나 빛을 필요한 방향으로 보내기가 어려워 빛의 이용률이 낮다.

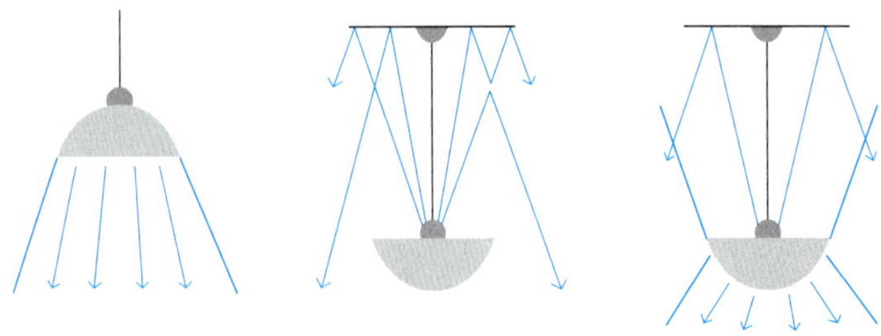

〈그림 1-6〉 조명

실내 전체를 밝은 광원에 의해 조명하는 것을 전체조명, 특정 부분에만 집중적으로 조명하는 것을 부분조명이라 한다. 부적당한 조명에 의해서는 근시, 안정피로, 안구진탕증, 백내장, 작업능률저하 및 재해발생 등의 우려가 있다. 이 · 미용업소의 조명은 100룩스 이상 유지하도록 공중위생관리법에 규정되어 있다.

〈표 1-2〉 인공조명의 표준조도

장　소	표준 조도(lux)
사무실 · 도서실 · 학교교실	80~120
옥내 체조장 · 대합실 · 강당(높은 천장)	30~80
정밀 작업실(식당 · 정밀기계작업)	100~200
보통 작업실 · 거친 작업실	5~100, 25~50
양장점 · 미용실 · 시계점 · 재봉실 · 제도실	100~200
보통상점	50~100
백화점(지하~상층)	100~200, 80~120

4. 환기와 냉난방

1) 환기

환기는 실내의 오염된 공기를 내보내고 신선한 공기를 보급하는 것을 말하는데 실내와 실외의 온도차에 의해 생기는 압력차로 발생한다. 실내공기는 호흡, 연소(난방, 취사, 조명 등), 각종 작용에 의해 산소가 감소되고 이산화탄소, 아황산가스, 이산화탄소 가스가 발생하고 세균증가로 군집독을 유발하기 쉽기 때문에 환기가 중요하다. 환기법에는 자연환기가 있고 인위적으로 환기를 일으키는 인공환기가 있다. 자연환기는 창문이나 문틈을 통해 실내외의 공기가 교환되는 것으로 실내외의 온도차, 옥외의 풍력, 기체의 확산력 등에 의해 조성되며 인공환기는 자연환기만으로 불충분한 경우 기계동력를 이용하는 환기방법이다.

2) 난방

난방은 실내온도가 10℃ 이하가 될 때 필요한데 난로를 이용한 국소난방시에는 유해가스가 발생하기 쉬우므로 주의하여야 한다. 겨울철 적정한 실내온도는 18~20℃이다. 난방할 때는 온도뿐 아니라 적절한 습도를 유지하는 데도 주의하여야 한다.

3) 냉방

실내온도가 26℃ 이상으로 높아지면 인위적인 장치에 의한 냉방이 필요하나 지나친 냉방은 건강상 좋지 못하므로 외부기온과의 온도차가 5~7℃ 이내로 하는 것이 좋다. 온도차가 10℃ 이상 생기게되면 정신적인 스트레스, 두통, 감기, 설사 그리고 신경통 등의 냉방병 증상이 발생하기도 한다.

5. 상하수도

1) 상수도

상수도란 중앙급수에 의해 일정한 인구집단에게 위생적으로 안전한 물을 공급하기 위한 설비를 뜻하는 것으로 지방공공단체와 자치단체가 수도법에 의해 하천, 호수, 연못 등의 물을 침전, 여과, 소독에 의해 위생적으로 처리하여 공급한다.

2) 물의 검사

물의 검사방법으로 이학적 검사와 화학적 검사, 세균학적 검사가 있다.

(1) 이학적 검사

온도, 냄새, 맛, 색도, 탁도 등의 검사

(2) 화학적 검사

암모니아성 질소, 아질산성 질소, 질산성 질소, 염소이온, 과망간산칼륨 소비량, 시안, 수은, 유기인, 구리, 철, 망간, 불소, 납, 아연, 크롬, 비소, 규산, 페놀, 경도, 황산이온, 수소이온농

도, 알칼리도, 증발잔류물, 잔류염소 등 유해한 영향을 미치는 무기물질에 대한 화학적 검사

(3) 세균학적 검사

일반세균, 대장균 등의 검사

3) 물의 정수 방법

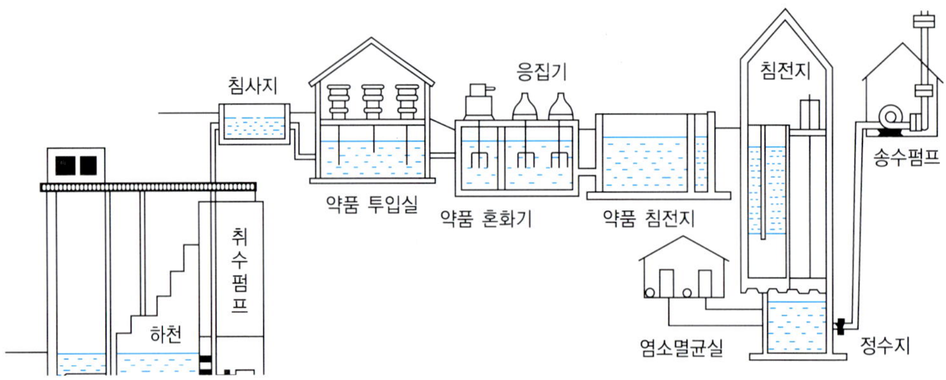

〈그림 1-7〉 물의 정수 방법

정수는 불결하거나 오염된 물을 위생적으로 청결하고 깨끗한 물로 만드는 방법이다. 병원성 세균의 제거와 유해하고 맛이 나쁜 원인이 되는 물질을 제거하는데 정수의 목적이 있다. 일반적으로 물의 정수는 침사 → 폭기 → 응집 → 침전 → 여과 → 소독의 순서로 실시하나 어떤 목적에 쓰이는지에 따라 특수한 방법이 사용되기도 한다.

(1) 폭기는 수질개선을 위하여 물과 공기를 밀접하게 접촉시키는 방법이다.

(2) 응집은 수중의 부유물질을 제거시키거나 여과로 제거할 수 있도록 만드는 방법이다.

(3) 침전에는 보통침전과 약품침전이 있으나 현재는 대규모 정수장에서 대부분 황산 알미늄 등의 약품침전을 이용하고 있다.

(4) 여과도 급속사, 완속사여과법이 있는데 대부분 급속사 여과법을 사용하고 있다.

4) 물의 소독방법

물의 소독에는 열이나 자외선, 이온변화, pH 변화 등 여러 방법을 이용할 수 있다. 정수

장에서는 일반적으로 염소를 이용하는 방법을 많이 사용하며 가정에서는 자비소독, 즉 100℃ 이상의 온도에서 10분 이상 끓이는 방법을 가장 많이 사용한다.

물의 소독약으로서 염소의 장점은 강한 소독력, 우수한 잔류효과, 조작의 간편, 적은 비용 등을 들 수 있으나 냄새가 많고 독성이 있다는 단점이 있다. 염소는 강한 산화력을 갖고 있어서 유기물질이나 환원성물질에 접촉되면 산화력(살균력)이 약화되므로 잔류염소가 필요하다.

잔류염소는 송수, 배수, 급수, 사용과정에서 오염될 수있는 미생물의 살균작용에 필요하다. 소독에 있어서 음용수의 유리잔류염소가 항상 0.2ppm 이상이 되도록 소독하고 공급하는 수돗물이 병원성 미생물에 의하여 오염되었거나 오염될 우려가 있을 때는 유리잔류염소가 0.4ppm 이상이 되도록 소독하여야 한다.

5) 하수도

하수는 우리 생활에 의해 생기는 오수를 말한다. 하수량은 급수량에 비례하며 문화의 발전에 따라 증가하는 경향을 보인다. 하수는 가정하수, 산업폐수, 지하수, 천수 등으로 나누어지는데 가장 문제시 되는 것이 가정하수(생활하수)와 산업폐수이다. 하수를 운반하는 시설을 하수도라 하는데 생활용수와 자연수 및 우수를 함께 처리하는 합류식, 따로 분류하여 처리하는 분류식, 두 방법을 절충한 혼합식 등이 있다.

위생적인 하수처리는 소화기계감염병 및 기생충질병의 전파억제, 위생해충 및 쥐의 서식방지, 생활환경의 청결과 악취발생방지, 상수도원의 오염방지, 자연환경 파괴방지, 어류의 사멸방지 등을 위해 필요하다.

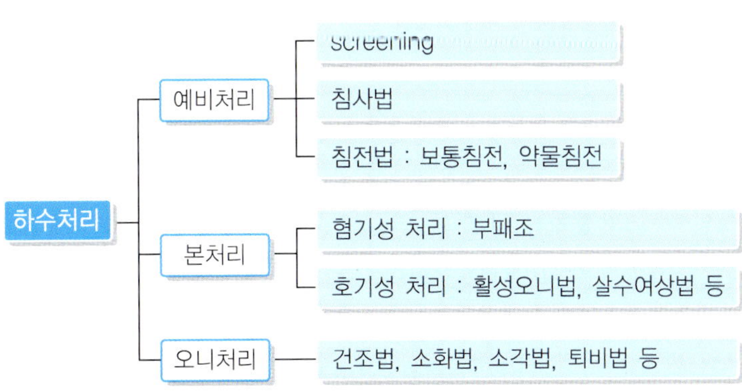

〈그림 I-8〉 하수처리 과정

6) 하수처리방법

하수의 처리과정은 예비처리, 본처리(호기성처리 및 혐기성처리), 오니처리의 순서로 처리한다.

(1) 예비처리

예비처리는 스크리닝, 침사지, 침전지를 거쳐 폭기, 2차침전, 소독, 방류의 절차를 거친다. 일단 침전가능한 물질을 물리적으로 처리하고 침전불가능한 물질은 생물학적 또는 화학적으로 처리하는 것이 좋다.

(2) 본처리과정

본처리과정에는 혐기성 처리방법과 호기성 처리방법이 있다. 혐기성 처리방법은 부패조나 임호프조를 사용하여 혐기성균을 이용하는 방법이다. 호기성 처리방법에는 호기성균을 이용하는 활성오니법, 살수여상법 등이 있는데 현재는 호기성 처리방법의 활성오니법을 가장 많이 사용하고 있다. 활성오니법은 호기성균이 풍부한 활성오니를 하수량의 20~30% 정도 투입하여 충분한 산소를 공급함으로써 호기성균의 활동을 촉진시켜 유기물을 산화시키는 방법이다.

(3) 오니처리과정

오니처리는 하수처리시 발생한 오니를 처리하는 방법으로 오니의 종류나 지역의 특성에 따라 다르지만 일반적으로 그 양을 줄이기 위하여 농축, 탈수, 건조처리를 해야 하고 안정화시키기 위해 소화, 소각처리, 중금속 격리 등의 과정을 거쳐야만 한다. 소화법은 소화조에 오니를 넣어 혐기성 분해처리를 시킴으로써 오니중의 유기물을 안정화시키고 병원성 미생물을 사멸시키는 방법으로 가장 개선된 방법이다.

7) 하수시험

상수의 수질검사뿐만 아니라 다시 자연으로 배출되는 하수의 수질검사도 필요하다. 제대로 처리되지 못한 하수가 방류될 때는 그것이 또다른 환경오염원이 되어 자연생태계에 악영향을 미치게 된다. 하수의 수질검사는 이화학적 검사, 생물학적 검사에 따라 여러 가지가 있으나 그중에서 생화학적 산소요구량(BOD), 화학적산소요구량(COD), 용존산소(DO)의 측정이 주로 사용되고 있다. 하수배출시 생화학적 산소요구량과 화학적 산소요구량은 30㎎/ℓ 이하의 수준이어야 한다.

6. 분뇨 처리

우리나라는 아직도 분뇨를 비료로 사용하는 경우가 있는데 분뇨는 소화기계감염병과 기생충 질환의 감염원이 될 뿐만 아니라 악취와 위생해충이 발생하여 생활환경에도 영향을 주므로 위생적 처리가 이루어져야 한다. 분뇨처리는 생화학적으로 안정되고 위생적으로 안전하며 대중에게 혐오감을 주지 않고 최종생산물의 감량화 및 자원으로 재이용가치를 향상시키는데 그 목적이 있다. 처리과정으로는 먼저 스크린, 침사지를 거쳐 비중이 큰 것을 가라앉히고 침전지로 보내어 부유물질을 침전시킨다. 여기서 침전된 오니를 별도의 소화조(부패조, 임호프조)로 보내어 농축, 건조시켜 외부로 방출하고 하수는 소독탱크로 보내어 완전 소독하여 하천으로 방류한다.

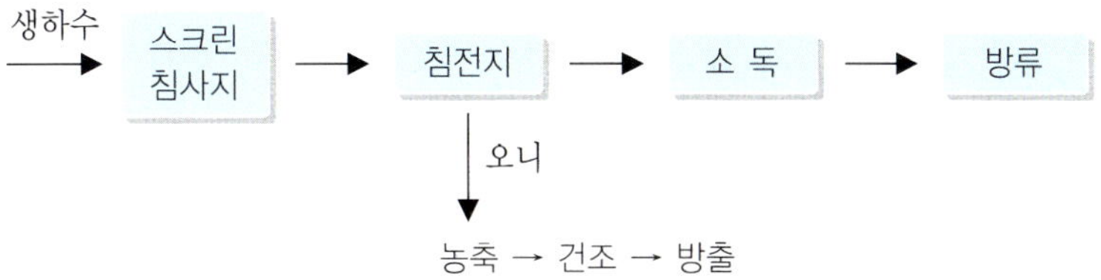

〈그림 1-9〉 분뇨처리 과정

7. 폐기물 처리

폐기물은 쓰레기, 연소재, 오니, 폐유, 폐산, 폐알칼리, 동물사체 등으로 인간의 생활이나 사업활동에 필요하지 아니하게 된 물질을 말하며 생활폐기물과 사업장폐기물로 구분된다. 우리나라 폐기물관리법 시행규칙은 폐기물 처리시 다음과 같은 점을 유의하도록 하고 있다.

- 가급적 기계식 상차방법(차에 실음)에 의하여 수집 · 운반하도록 할 것
- 수집운반차는 항상 청결하게 유지 관리하여야 한다.
- 재활용, 가연성, 불연성 일반폐기물은 구분하여 수집 · 운반할 것
- 매립지에 하역 후 돌아갈 때도 먼지나 쓰레기가 흩날리지 않도록 할 것

8. 구충구서

1) 곤충구제의 일반원칙

- 광범위하게 일제히 시행한다.
- 목적한 동물의 생태습성에 따라서 행한다.
- 발생원이나 서식처를 제거하고 될 수 있는 한 발생초기에 구제한다.

2) 곤충이 매개하는 감염병과 구제방법

(1) 파리

파리는 감염병과 기생충을 매개하며 정신적인 피해도 주는 곤충으로 장티푸스, 이질, 결핵, 디프테리아, 기생충 등을 옮긴다. 청결, 방충망, 뚜껑있는 시설, 살충제, 끈끈이 테이프 등에 의해 구제한다.

① 모기

모기는 고여있는 물에 알을 낳는 습성을 가지고 있다. 말라리아, 일본뇌염, 황열 등을 매개하며 위생적인 관리, 고인 물의 제거, 뚜껑이 있는 시설, 제초, 살충제 등에 의해 구제한다. 모기는 알로부터 성충이 되기까지 한여름에는 약 10일이 걸리므로 1주일에 1회 정도 모기의 발생원이 될만한 곳을 제거하는 것이 바람직하다.

(2) 벼룩

페스트, 발진열, 재귀열 등을 옮기며 청결, 살충제 등에 의해 구제한다.

(3) 이

페스트, 발진열, 재귀열 등을 옮기며 청결, 목욕, 세탁, 살충제 등에 의해 구제한다.

(4) 바퀴

바퀴벌레는 저항성이 강하고 소화기계, 호흡기계, 감염병과 각종 기생충질환을 전파시킨다. 잡식성이며 군집성, 질주성, 야행성의 특성이 있다. 이질, 콜레라, 장티푸스, 살모넬라균 등을 옮기며 살충제, 약품을 이용하여 구제한다.

(5) 쥐

쥐는 곡물피해, 가구피해뿐 아니라 각종 질병, 기생충을 전파시키고 번식력이 아주 강하다. 쥐는 곤충은 아니지만 페스트, 와일씨병, 양충병, 서교증 등을 옮기며 쥐틀, 쥐약 등에 의해 구제한다.

3 환경오염

인구의 증가와 경제발전에 따라 인간의 활동은 자연환경에 영향을 미치고 그 영향은 다시 인간에게 환경오염이란 형태로 되돌아온다.

공해란 각종 환경의 오염을 뜻하는 것으로 어떠한 원인으로 인해 대중에게 건강, 재산, 생명, 안정성 등에 위해를 끼치고 안정된 생활을 방해하는 행위이다. 공해의 종류에는 대기오염, 수질오염, 토양오염, 소음, 진동, 분진, 악취, 방사능 오염 등 여러 가지가 있다.

1장 대기오염

1. 대기오염

인구의 폭발과 도시화, 공업의 발달로 인해 오염물의 방출량이 증가되어 대기오염이 증가하고 있다. 대기오염은 공기중에 배출된 오염물질이 계속 증가되어 재산상 피해, 모든 생물의 생명위협, 다수인에게 불쾌감을 주는 상태를 말한다.

2. 대기오염물질

대기오염물질 중 직접 대기로 버려지는것은 1차오염물질이라 하고 일단 배출된 오염물질이 외부의 활성도, 반응물질의 농도, 지형의 영향 및 기습의 정도에 따라 합성 · 분해되어 형성되는 물질을 2차오염물질이라 한다. 1차오염물질은 그 성상에 따라 입자상물질과 가스상물질로 나눌 수 있다. 입자상물질은 분진, 연무, 먼지, 비산, 재, 안개, 훈연, 매연 등을 들 수 있다. 가스상물질은 연료의 연소나 화학반응에 의해 생기는 각종 기체로 일산화탄소, 질소산화물, 황산화물, 연소되지 않았거나 부분적으로 연소된 탄화수소, 암모니아, 아민류, 휘발성 유기물 등이다. 2차오염물질은 대기중에 방출된 1차오염물질이 상호반응 또는 분해되어 새로운 발생원이 되는 물질로 스모그, 알데히드, 오존, PAN 등이 속한다.

3. 대기의 환경기준

대기는 SO2, CO, NOX, TSP, OXIDANT, 탄화수소, 납의 농도 등을 측정하여 오염도를 나타낸다.

4. 대기오염의 피해

대기오염물질에 의한 피해는 오염물의 물리화학적 성질, 오염물의 농도, 감수성, 오염조건, 폭로시간, 생활환경 및 조건, 기후인자 등에 따라 다르게 나타난다.

1) 인체에 미치는 피해

대기오염으로 인한 피해는 만성기관지염, 기관지 천식, 폐기종, 인후두염, 호흡기계질병 등을 유발한다.

2) 동식물의 피해

대기오염에 의한 동물의 피해는 인간과 비슷하게 나타나지만 식물은 매연이나 유해가스에 대해 동물보다 더욱 예민한 것으로 알려져 있다. 유해가스로는 아황산가스, 황화수소, 무수황산, 오존, 탄화수소, 질소산화물 등이 있다.

3) 기상에 미치는 영향

산성비, 오존층의 피해, 온실효과, 시정과 일광조건 등 기상에 미치는 영향이 있다.

4) 스모그(smog)

스모그는 매연가스 등의 연기(smoke)와 안개(fog)의 합성으로 일광의 자외선에 의해 광화학적 작용이 이루어진다. 그 기체덩어리가 지상에 떠 있는 상태로 바람이 없고 기층이 안정된 구조를 이루어 매연과 먼지입자 등이 대기상층부로 확산되지 못해 발생하는 심한 대기오염 상태를 나타낸다. 스모그는 호흡기를 비롯하여 천식을 일으키기도 하고 심하면 시정이 불량하여 각종 사고를 일으키기도 한다.

5) 산성비

공기중의 탄산가스가 물에 녹아 탄산이 형성되거나 산성물질도 오염된 대기를 통하여 산성오염물이 빗물에 용해되어 pH 5.6보다 낮아지게 만드는데 이를 산성비라한다. 산성비로 인해 산림이 황폐화 되고 수질원을 산성화시키기도 하며 부식 등으로 인한 각종 재산상의 피해를 가져오기도 한다.

6) 온난화 현상(온실효과)

온실효과는 지구의 평균기온이 점점 상승하는 현상을 의미한다. 대기가스가 태양광선은 그대로 통과시키나 태양광에 의해 따뜻해진 지표에서 방사되는 적외선을 차단시켜 적외선 에너지를 오히려 지표쪽으로 재방사함으로써 마치 온실의 유리와 같은 효과를 내어 지구의 온도가 상승하는 현상으로 주 원인은 산업체에서 발생하는 이산화탄소로 알려져 있다.

5. 대기오염의 방지대책

대기오염은 산업화에 따르는 부산물이며 오염방지문제는 기술적인 것뿐만 아니라 경제적, 사회적, 정치적인 문제인 것이다. 일반적으로 발생원에 대한 대책으로 연료대책, 자동차 매연가스 대책, 탈황시설의 확충, 저황유사용, 회분, 황분이 적은 연료 사용, 분진, 매연, 유해가스 발생억제 등이 있으며 대기오염 방지시설의 확충과 감시체제의 정비, 대기오염방지법의 강화와 대기오염방지에 대한 교육 및 계몽활동을 대책으로 들 수 있다.

2장 수질오염

1. 수질오염

자연계의 물은 오염물질의 여과, 침전, 산화 등에 의해 스스로 정화될 수 있으나 과도하게 오염물질이 혼입되면 정화할 수 있는 능력의 범위를 초과하여 충분한 자정작용을 할 수 없어 수질오염 현상이 일어나는 것이다.

2. 수질오염의 특징

대도시나 공업도시의 하천오염도가 매우 높아지고 있으며 오염물질의 종류가 다양하고 복잡해지고 있다. 오염이 점차 지방으로 확대되어 가고 있으며 해역오염이 증가하고 있는 특징이 있다.

3. 수질오염원

수질오염의 발생원은 크게 도시하수, 생활오염물, 공장폐수, 기타 등으로 구별할 수 있는데 그 속에 포함되어 있는 오염물질로는 산소소비성 폐기물과 유기물, 영양물, 무기물, 방사성물질, 석유화합물, 합성세제 등이 있다.

4. 수질오염의 피해

수질오염으로 인해 상수원의 오염을 가져와 보건상 문제를 야기하며 오염된 물의 정화에 많은 공정이 필요하는 등 경제적인 손실뿐 아니라 인체에도 큰 영향을 미치게 된다.

1) 미나마타병

1953년부터 1979년 사이 일본의 미나마타시에서 발병한 것으로 그 원인을 조사한 결과 인근 도시의 공장에서 흘러나온 메틸수은 폐수에 오염된 어패류를 먹은 사람들에게서 발병한 것이어서 미타마타병이라 한다. 수은은 뇌나 중추신경계에 영향을 주어 신경마비를 일으키고 언어장애, 시청각 기능 장애, 팔다리나 입술등의 통증, 두통, 시력의 약화 등을 일으킨다.

2) 이타이이타이병

1929년부터 1946년 사이 일본의 한 아연제련공장에서 버린 폐광석에 함유된 카드뮴이 지하수와 지표수에 오염되어 이 물을 사용한 농산물(쌀, 대두)에 카드뮴이 축적되었다. 이를 섭취한 사람들이 카드뮴 중독증상을 일으켰는데 전신권태, 피로감, 신장기능장애, 요통, 골연화증, 보행곤란, 심한 전신통증 등을 일으키는 질병이다.

5. 수질오염의 지표

일반적인 수질오염을 나타내는 지표로는 수소이온농도, 용존산소, 생화학적 산소요구량, 화학적 산소요구량, 부유물질, 대장균군, 유독성물질 등이 있다.

1) 대장균군

대장균자체가 유해한 것은 아니지만 검출법이 간편하고 확실하며 인축의 분변과 공존하고 대장균의 검출로 다른 병원미생물의 오염을 추측할 수 있기 때문에 오염의 지표로 사용한다.

2) 생화학적 산소요구량(BOD : Biochemical Oxygen Demand)

수질오염도를 나타내는 단위로 수중의 용존산소 손실량을 측정하며 20℃에서 5일간 측정한다. 분해가능한 유기물질이 호기성세균의 작용에 의해 분해산화되어 안정된 무기물질과 가스체로 되는데 소비되는 용존산소량을 측정함으로써 물의 오염도를 나타내는 방법이다.

BOD가 높으면 수중에 분해가능한 유기물질이 많다는 것을 의미하며 이는 오염도가 크다는 뜻이다.

3) 화학적 산소요구량(COD : Chemical Oxygen Demand)

물속의 산화가능한 유기물질이 산화제에 의해 산화되는데 소비되는 용존산소량을 말한다.

4) 용존산소량(DO : Dissolved Oxygen)

수중에 용해되어 있는 산소량으로 용존산소의 부족은 오염도가 높음을 의미한다. 용존산소가 부족하면 혐기성 부패에 의하여 메탄가스가 발생하고 악취가 난다. 용존산소는 수온이 낮을수록 기압이 높을수록 증가하며 물이 순수할 때 최대가 된다. 용존산소량이 5mg/ℓ 이하이면 어류가 생존할 수 없는 상태가 된다.

3장 기타 환경오염

1. 폐기물 오염

폐기물의 존재는 악취를 발생하거나 쥐, 파리 등의 위생해충이 번식하여 생활환경을 악화시키므로 공중위생상 바람직 하지 못할 뿐 아니라 미관을 훼손하여 불쾌감을 준다. 이러한 폐기물은 용기에 보관하여 수집, 운반, 중간처리, 최종처분이라는 일련의 처리과정을 행하는 것이 일반적이다.

현재 우리나라에서도 일반폐기물의 분류가 중요한 의미를 가지는 것은 재활용 가능한 물건을 구분하여 처리하는 것이다. 우리나라는 선진국에 비하여 재활용이 미비한 실정으로 쓰레기의 증가 및 자원의 낭비 등 많은 문제점이 있다.

2. 소음과 진동오염

1) 소음

소음이란 불쾌한 음, 듣기싫은 음, 일상생활을 방해하는 음, 생리적 변화를 주는 음, 청력장애를 가져오는 음 등으로 인간생활에 유해한 작용을 하는 음으로 기계, 기구, 시설 기타 물체의 사용으로 인하여 발생하는 강한 소리를 말한다.

인체가 강력한 소음에 반복노출되면 청력회복시간이 길어지고 결국은 영구적 청력손실을 일으키는데 이를 소음성 난청이라 한다. 특히 순환계에 영향을 미치는데 소음에 접하면 혈압이 상승하고 맥박이 빨라지며 말초신경이 수축된다. 호흡기와 소화기에도 영향을 미쳐 호흡횟수를 빨라지게 하고 침의 분비량을 적게 하고 위액의 산도를 떨어뜨린다. 소음의 대책으로는 소음발생원을 제거하고 차단시키거나 소음을 흡수하는 방법을 들 수 있다.

2) 진동

진동은 기계, 기구의 사용으로 인하여 발생하는 강한 흔들림을 말하는데 이를 방지하기 위해서는 방진시설을 하여야 한다. 신체에 미치는 영향으로 국소진동으로 인한 피해는 연마공, 벌목공 등에게서 나타나며, 전신진동은 교통기관 승무원, 기중기 운전공, 발전기 조작원 등에게서 나타난다. 국소진동에 의해서는 시력저하, 불안감, 관절이상 등이 초래되며 전신진동으로는 위하수, 내장하수, 장내압증가, 자율신경 및 내분비장애 등이 나타난다.

4장 환경오염 대책

인구의 증가와 도시화가 급속도로 진전되고 대량소비, 대량생산의 악순환이 계속되면서 자연히 자정능력의 한계를 넘어서게 되었고 이제는 오염물의 발생자체를 사전에 줄이는 방향으로 환경대책이 전환하고 있다. 지금까지의 환경오염 방지노력으로는 오염의 사후처리 즉 오염물이 일단 발생된 후에 이를 처리하는 것이 한계에 이르렀기 때문이다. 이제는 오염물의 발생자체를 원천적으로 줄이는 오염의 사전예방으로 환경정책의 전환이 있어야 할 것이다.

4 산업보건

1장 산업보건의 정의

1. 산업보건의 정의

급격한 산업발달로 인해 노동력을 유지증진하기 위한 생산성의 문제, 노동자의 인권문제 차원에서 산업보건의 중요성이 대두되고 있다. 국제노동기구와 세계보건기구에서 정의한 바에 의하면 "산업보건은 모든 직업종사자에게 신체적, 정신적 건강을 최고도로 유지증진시키고 근로조건으로 인한 질병을 예방하고 유해물질에 의한 건강손실을 방지하며 근로자들을 적성에 맞는 적재적소에 배치하는 것이다."라고 정의하였다. 산업의 종류에 따라 발생하는 직업성 질병을 예방함으로써 작업능률을 높이고 노동의 재생산성을 확보하는데 목적이 있다.

2장 산업재해와 직업병

직업성 질환은 근로자들이 그 직업에 종사함으로써 발생하는 상병을 말하며 발생상태와 성질에 따라 재해성 질병과 직업병으로 나누어진다.

1. 재해성 질병(산업재해)

1) 산업재해

재해란 원하지 않는 사건이 발생하는 것으로 인력과 경제적인 손실 외에도 생산력의 감퇴, 사회적 불안의 조성 등 여러 가지 문제가 생기고 있다. 산업체의 재해는 시설미비, 혹은 근무자세 해이와 안전관리 소홀로 일어나는 경우가 많다.

2) 산업재해의 원인

산업재해의 발생원인은 직접원인과 간접원인으로 나눌 수 있고 직접원인은 인적원인(불안전한 행동)과 물적원인(불안전한 상태)로 나누어지며 간접원인은 관리적 원인을 생각할 수 있다. 산업재해는 일반적으로 직접적 원인과 간접적 원인이 복합적으로 작용하여 발생하는 경우가 많다.

3) 재해예방

산업재해의 발생단계를 살펴보면 하인리히의 5단계로 정리할 수 있다.

- 1단계 : 사회적 환경 및 유전적 요소
- 2단계 : 개인적인 결함
- 3단계 : 불안전한 행동과 불안전한 상태(인적원인과 물적원인)
- 4단계 : 사고
- 5단계 : 재해(상해 또는 손실)

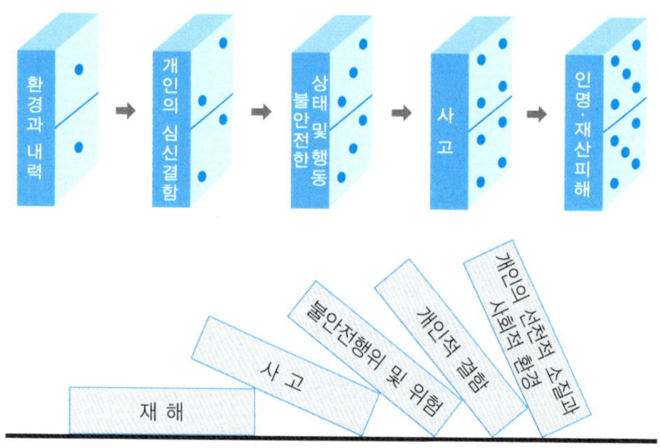

〈그림 1-10〉 사고연쇄모형

이들 5단계는 상호 연계성을 가지고 있으며 이중 어느 하나라도 소홀히 하게 되면 연쇄적으로 작용하여 재해를 동반하게 된다. 그러나 이 가운데 가장 손쉽게 통제가 가능한 것은 불안전한 행동과 상태로 이를 제거하는데 집중하여 산재예방사업을 실시한다면 재해를 예방할 수 있을 것이다.

2. 직업병

1) 직업병

직업병이라 함은 특정한 직업에 종사하는 사람에게 특정한 질환이 나타나는 것을 말한다. 일반적으로 불량 환경조건과 부적당한 근로조건이 복합적으로 작용하여 직업병을 유발하는 것이 보통이다.

2) 직업병의 원인

구체적으로 직업병의 원인은 물리적 원인, 분진에 의한 것, 화학적 원인,생물학적 원인 등에 의한 여러 가지 원인이 있다.

(1) 이상기온에 의한 건강장애 : 열경련, 열사병, 열허탈증, 전신체온강하, 참호족, 동상
(2) 유해물질에 의한 건강장애 : 호흡기, 소화기, 피부를 통한 침입
(3) 분진에 의한 건강장애 : 진폐증, 규폐증, 석면폐증, 활석폐증 등이 있다.
(4) 불량조명의 장애 : 근시, 안정피로, 안구진탕, 정밀공업 종사자나 광부에게 많다.
(5) 공업중독의 건강장애 : 납, 수은, 카드뮴, 크롬

3) 직업병의 예방

직업병은 일반적으로 만성적이며 치료가 곤란하고 일단 발생되면 치료가 어려우므로 예방에 힘써야 한다. 직업병의 예방대책으로는 먼저 작업환경 개선으로 발생원에 대한 처리, 대치, 근로자의 보호, 감독, 작업장 환경의 청결과 정돈, 직업병예방 교육을 들 수 있다.

3장 산업보건 관리

1. 작업환경개선

발생원에 대한 처리, 희석, 공정의 밀폐와 격리, 대치 및 조업방법 개선, 작업환경관리

2. 근로자의 의학적 관리

건강진단, 작업전환, 질병치료

3. 건강진단의 종류

- 채용시 건강진단 : 채용 후 신체적 · 정신적 특성에 맞는 부서에 배치한다.
- 정기 건강진단 : 정기 건강진단은 1년 1회 또는 2회, 사무직 근로자는 2년 1회 실시한다.
- 특수 건강진단 : 1차 건강진단은 유해작업근로자, 2차 건강진단은 직업병 여부의 최종 정밀검사를 한다.

4. 청소년 및 여성근로자 보호

산업발전 추세에 따라 근로기준법에 13세 미만자는 근로자채용이 불가능하고 여성 및 18세 미만자는 위험사업장 채용을 금하고 있다.

5 식품위생

1장 식품위생

1. 식품위생의 정의

WHO의 환경위생전문위원회에서는 "식품위생이란 식품의 생육, 생산, 제조에서 최종적으로 사람에게 섭취될 때까지의 모든 단계에 있어서 안전성, 건전성, 악화방지의 모든 수단을 뜻한다."고 정의하였다. 우리나라 식품위생법에서는 "식품위생은 식품, 첨가물, 기구 및 용기와 포장을 대상으로 하는 음식에 관한 위생을 말한다."고 정의하고 있다.

2. 변질과 부패

식품의 변형, 흡습, 건조 등 물질적인 변화는 식품의 변질과는 직접적인 관계가 없지만 미생물의 침입 또는 번식의 원인이 될 수 있으며 일광이나 온도에 의한 분해와 공기중의 산소에 의한 산화현상은 변질의 직접적인 원인이 된다.

1) 변질

여러 가지 현상으로 식품의 성분이 변화하여 영양소가 파괴될 뿐만 이니라 향기와 맛이 손상되어 식용이 불가능하게 되는 현상을 변질이라 한다.

2) 부패

미생물에 의한 식품의 변질, 즉 미생물의 증식에 의해 단백질이 분해하여 아미노산을 생성하고 다시 아미노산이 분해하여 여러 가지 식품위생상 좋지않은 물질을 생성하는 현상을 부패라 한다.

3) 변패

단백질 이외의 성분인 탄수화물과 지질의 분해를 변패라 구분하고 특히 지질의 경우에는 미생물 이외에 산소, 햇빛, 금속 등에 의하여 산화, 분해되므로 산패라고 한다.

2장 식중독

식중독이란 음식물을 섭취함으로써 일어나는 장애중 미생물, 미생물의 대사산물인 독소, 유독화학물질, 식품재료 중의 유해성분 등이 원인이 되어 발생하는 급성 건강장해를 말한다.

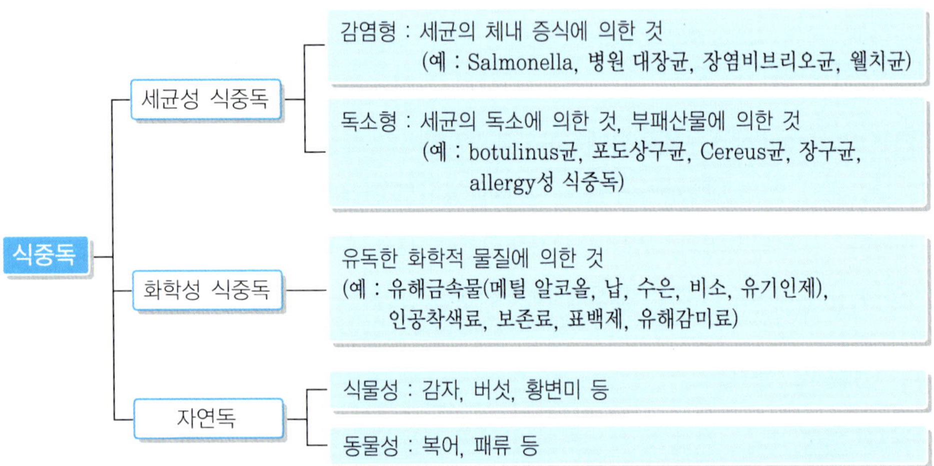

〈그림 1-11〉 식중독의 분류

1. 세균성 식중독

세균성 식중독은 세균 자체로 인한 감염형 식중독(살모넬라, 장염, 병원성대장균, 콜레라)과 세균이 분비하는 독소에 의한 독소형 식중독(포도상구균, 보툴리누스, 웰치균)으로 나뉜다.

1) 감염형

(1) 살모넬라 식중독

감염원은 살모넬라 병원균에 오염된 식품을 섭취함으로써 발생하는데 쥐, 파리, 바퀴, 닭 등이 전파매체이다. 급성위장염이 주된 증상이고 그밖에 두통, 식욕감퇴, 복통, 설사, 전신권태, 구토 등이 생기며 발열과 오한을 수반하는데 3~5일이면 회복된다. 예방책으로는 방충, 쥐, 파리, 바퀴등의 구제, 식품의 가열살균, 저온 단기간 저장 등이 있다.

(2) 장염비브리오 식중독

감염원은 비브리오 병원균에 오염된 식품을 섭취함으로써 발생하는데 균은 해수세균이므로 어패류가 주된 원인식품이다. 복통, 설사, 구토 등이 생기며 발열이 있고 2~3일이면 회복된다. 예방으로는 저온저장, 조리기구, 손 등의 살균, 어패류의 충분한 세척, 가열살균 등을 실시한다.

(3) 병원성 대장균 식중독

감염원은 병원성 대장균에 오염된 식품을 섭취함으로써 발생하는데 환자와 보균자의 분변이 주원인이 된다. 증상으로는 설사가 주된 증상이고 그밖에 발열, 두통, 복통 등이 수반되는데 3~5일이면 회복된다. 예방책으로는 조리장의 청결, 방충시설, 용변 후 손의 세척, 위생적인 분변처리, 과일 채소류의 충분한 세척 등을 들 수 있다.

(4) 웰치균 식중독

감염원은 웰치병원균에 오염된 식품을 섭취함으로써 발생하는데 육류가 주된 원인식품이다. 설사와 복통이 주된 증상이고 장출혈도 나타난다. 식품의 가열조리, 저장시의 급속냉각, 분변의 오염방지 등을 예방책으로 들 수 있다.

2) 독소형

(1) 포도상구균 식중독

감염원은 병원성인 포도상구균이 생성하는 엔테로톡신이라는 독소가 원인인데 이 균은 식품취급자의 편도선염이나 손가락등의 화농성 염증, 쥐 등에 의해 전파된다. 급성위장염이 주된 증상이고 그밖에 누부압박김, 다액분비증가, 구토, 설사, 체온하강, 혈압강하, 의식혼탁 등이 생기는데 1~3일이면 회복된다. 예방대책은 조리장의 청결, 조리기구와 식품의 충분한 살균, 단기간 저온저장, 화농성 질환자의 조리업무 금지 등이다.

(2) 보툴리누스 식중독

감염원은 보툴리누스 병원균이 생성하는 뉴로톡신이라는 독소가 원인인데 분변에 의해 주로 전파된다. 시력저하, 동공확산, 구토, 설사, 복통, 두통, 현기증, 갈증, 변비, 복부팽만 등의 소화기 증상이 생기며 30% 이상의 높은 치명율을 나타낸다. 예방책으로는 분변오염방지, 식품의 충분한 세척, 식품의 가열살균, 저온냉장 등이 있다.

2. 자연독에 의한 식중독

자연독에 의한 식중독은 동물성 식중독과 식물성 식중독으로 대별한다.

1) 동물성 식중독

(1) 복어

복어의 난소, 간, 창자, 피부등에 테트로도톡신이라는 독소가 있어 중독을 일으키는데 지각이상, 운동장해, 호흡장해, 위장장해, 혈액장해 등이 생기며 예방법은 독소부위를 제거하고 요리하는 것이다.

(2) 패류

검은 조개(섭조개)에는 미틸로톡신이라는 독소를 함유하고 있으며 모시조개에는 베네루핀이라는 독소가 들어 있어 식중독을 일으킨다.

(3) 독꼬치

어류인 독꼬치에는 테트로도톡신과 유사한 염기성물질의 독소가 있어 중독을 일으킨다.

2) 식물성

(1) 독버섯

독버섯에는 무스카린, 콜린 외에 여러 가지 독소가 함유되어 있어 중독을 일으킨다.

(2) 독미나리

독미나리에는 사이코톡신이라는 독소가 있어 중독을 일으킨다.

(3) 감자

감자의 발아부위와 녹색부에는 솔라닌이라는 독소가 있으며 보통의 조리에서 파괴되지 않아 다량 섭취하면 용혈작용 및 운동중추의 마비작용을 일으켜 중독을 나타내므로 조리시 발아부위와 녹색부위를 완전히 제거하여야한다.

(4) 청매

덜 익은 매실에는 아미그달린이라는 독소가 있어 중독을 일으킨다.

(5) 면실유

목화씨에는 고시풀이라는 독소가 있어 면실유를 만들 때 정제를 불충분하게 하면 중독을 일으킨다.

3. 식품보존

식품을 장기간 자연조건하에 방치하면 성분이 변하여 변질, 부패 현상이 생기고 유해물질이 생긴다. 이런 상태의 예방을 위하여 가열법, 냉장법, 탈수건조법, 자외선살균법, 기타 화학적 보전법 등의 방법들을 이용하여 식품을 보존해야 한다.

6 보건관리

1장 보건행정

1. 보건행정의 정의

보건행정이란 공중보건의 목적을 달성하기 위하여 공공의 책임하에 수행하는 행정활동으로서 국민의 생명연장, 질병예방, 육체적 및 정신적 효율 증진 등을 도모하기 위해 행하는 활동이다. 이는 조직화된 지역사회의 공동노력을 통해 국민의 건강증진을 도모하기 위한 것이다.

2. 보건행정 분야

보건행정의 분야는 국내보건과 국제보건으로 나눌 수 있다.

1) 국내보건조직

국내보건조직은 중앙보건조직, 지방보건조직으로 나뉜다. 중앙보건조직의 중추기관은 보건복지부로 보건복지부가 담당하는 일반보건행정과 교육부가 담당하는 학교보건행정, 노동부가 담당하는 산업보건행정, 환경청이 담당하는 환경보건행정이 있다.

2) 세계보건기구(WHO)

세계보건기구의 구성은 1946년 미국에서 개최된 국제보건회의의 의결로 이루어졌다. 1948년 7월 17일 세계보건기구 헌장을 발표하고 매년 4월 7일을 보건의 날로 제정하였다. 본부는 스위스의 제네바에 있고 보건활동의 조직활동을 강화하기 위해 6개 지역 사무국을 두었다.

한국은 서태평양지역 사무국에 소속되어 있다.

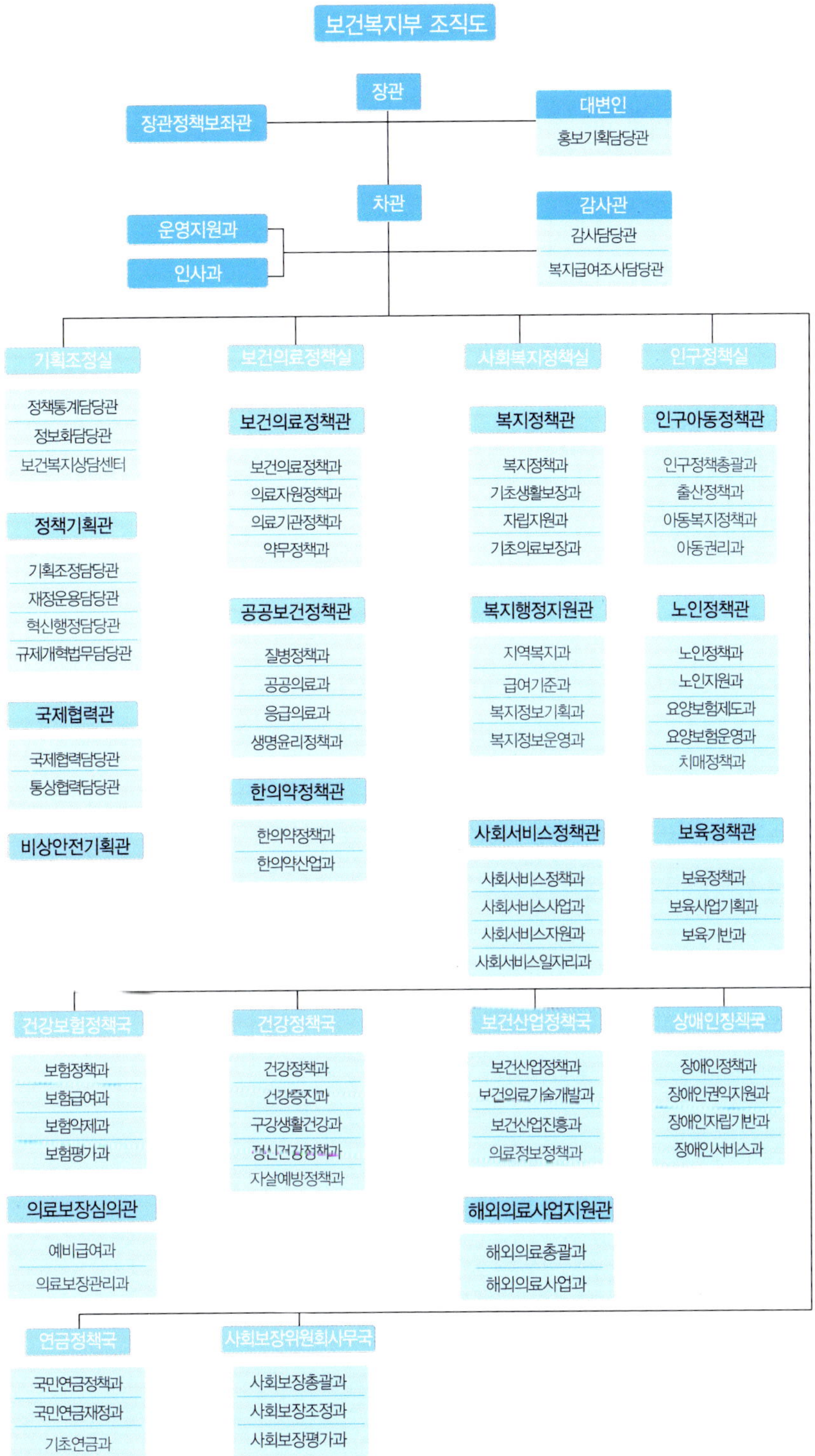

〈그림 1-12〉 보건복지부 조직도

- 동지중해 사무국(이집트 알렉산드리아)
- 동남아시아 사무국(인도 뉴델리)
- 범미주 사무국(미국 워싱턴)
- 서태평양 사무국(필리핀 마닐라)
- 유럽 사무국(덴마크 코펜하겐) · 아프리카 사무국(콩고 브라자빌)

WHO는 국제보건활동에 대한 지휘, 조정기구이다. 국제보건, 의료사업지도, 조정, 연구를 통한 질병 없는 세계를 구현하고 각국의 보건의료 부문의 발전을 위한 재정지원, 기술훈련 및 자문활동을 하는 것을 목적으로 하고 있다.

3. 사회보장행정

1) 사회보장

국제노동기구는 "사회보장이란 사회구성원에게서 발생할 수 있는 일정한 위험에 대하여 사회에서 사전에 만들어둔 적절한 조직(사회보험, 공적부조)을통하여 이들에게 부여하는 생활보장이다."라고 정의하였다. 국민의 최저생활보장을 목적으로 빈곤한 자의 공적 부조 및 질병, 분만, 사망, 실업, 노령 등의 원인에 대한 경제적 도움으로 공중보건 및 사회복지의 향상을 목표로 한다. 사회보장은 사회보험, 공적부조 및 공공서비스로 대별할 수 있다.

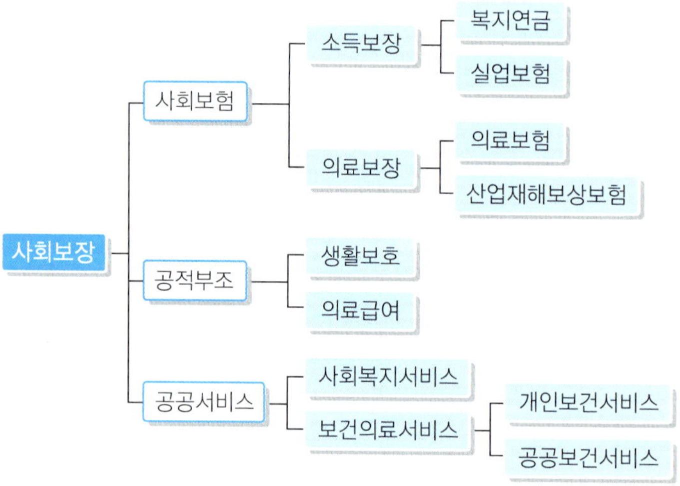

〈그림 1-13〉 사회보장의 체계

(1) 사회보험

국가가 사회정책을 수행하기 위하여 보험의 원리나 방식을 도입하여 만든 사회경제제도로 국민을 대상으로 활동능력의 상실과 소득의 손실을 보장해주는 제도이다(의료보험, 연금보험, 산재보험, 실업보험 등).

(2) 공적부조

자력으로 생활을 유지할 능력이 없는 자들의 생활을 그들이 자력으로 생활할 수 있을 때까지 국가 재정자금으로 보호해주는 일종의 구빈제도이다(의료보호, 생활보호, 의료부조, 장제보호 등).

(3) 의료보장

의료보장이란 국민의 건강권을 보호하기 위하여 요구되는 필요한 보건의료서비스를 국가나 사회가 제도적으로 제공하는 것으로 사회보장에서 의료보장이 차지하는 비중은 매우 크다.

2장 인구 및 가족계획

1. 인구문제

인구란 일정기간에 일정한 지역에 생존하는 인간집단을 말하며 인구가 과밀해지면 필연적으로 혼잡, 소음 등 도시문제가 생기고 생활환경의 질이 떨어지게 된다. 특히 인구증가가 제기하는 문제에는 환경오염, 자연자원의 고갈 즉 에너지문제, 식량문제 등 많은 문제가 있다. 이를 3P라 하는데 즉 Population, Poverty, Pollution이라 표현하기도 한다.

인구문제는 그 나라의 인구상황, 국민경제 발전단계, 그 나라의 자원, 노동시장 등 여러가지 여건에 따라 다르나 경제발전의 둔화 , 빈곤 및 식량부족문제, 정치적 · 사회적 불안, 환경악화와 자연파괴, 연령계층간의 불균형에서 오는 산업 인력문제, 인구의 도시화와 농촌의 노동력 부족문제 등이 나타나게 된다.

2. 우리나라의 인구정책

한국은 강력한 정부주도의 인구억제정책이 성공한 것으로 평가한다. 이제는 양적 조절이 아닌 인구의 질적 수준을 높이고자 하는 방향으로 정책이 진행되고 있는데, 출산율과 피임실천율은 선진국 수준이지만 모성-영아사망률은 중진국 수준이고 인공임신중절실태는 후진국 수준이라는 문제점들이 나타나고 있어 문제가 된다. 또한 더욱 문제가 되는 것은 경제가 발전하고 생활수준이 높아지면서 우리나라 국민들의 사망패턴도 바뀌어 인구가 노령화되어 가고 있다는 것이다.

3. 가족계획

1) 가족계획

세계보건기구에서는 "가족계획이란 근본적으로 산아제한을 뜻하는 것으로서 출산의 시기 및 간격을 조절하며 출생자녀수도 제한하고 불임증 환자의 진단 및 치료를 하는 것이다."라고 정의하고 있다.

가족계획이란 계획적인 가족형성을 뜻하는 것으로 알맞은 수의 자녀를 알맞은 터울로 낳아서 잘 양육하여 잘 살 수 있도록 하는 것이다. 부모의 건강, 가정의 경제능력향상, 모자보건, 생활양식의 현대화, 자녀를 건강하게 양육하고 행복한 가정을 이룩하도록 하며 문화적인 생활을 영위할 수 있도록 하자는데 가족계획의 목적이 있다.

2) 피임방법

피임의 원리는 배란억제, 수정방지, 자궁착상 등으로 가족계획을 실천하기 위한 피임법을 사용하는 데는 다음과 같은 구비조건이 갖추어져야 한다.

- 피임효과가 절대적으로 확실해야 한다.
- 육체적, 정신적으로 무해하고 성생활에 지장이 없어야 한다.
- 피임의 효과가 일시적이며 임신을 원하면 언제라도 임신이 가능해야 한다.
- 피임에 실패했더라도 태아에게 해가 없어야 한다.
- 실시방법이 간편하고 부자연스럽지 않아야 한다.
- 비용이 적게 들고 구입이 쉬워야 한다.
- 부작용이 없어야 한다.

〈표 1-3〉 각종 피임법

종 류		기 전	효과 및 부작용
일시적 피임법	경구 피임약	여성의 난소에서 난자 배출 방지	98%~99%의 효과 구토, 기미, 두통, 출혈, 체중증가
	자궁내피임장치	수정란의 착상 방지	95% 효과, 통증, 출혈, 세균감염
	월경주기법 (오기노씨법)	배란기에 성교를 피함	배란시기가 일정치 않으면 효과가 없음
	콘돔, 성교중절법	정액의 질내 침두방지	99% 성병 예방
영구적 피임법	난관 절제술 (복강경 난관 불임수술)	난자의 통로를 폐쇄	합병증, 오심, 구토, 하복통, 견통, 복강외기종, 출혈감염
	정관절제술	정자의 통로를 폐쇄	수술부위의 염증, 자연복원

3장 모아보건과 성관리

1. 모아보건

모아보건은 크게 모성보건과 영유아보건으로 나누어진다. 모체와 영유아에게 보건의료서비스를 제공하여 모성 및 영유아의 사망률을 저하시키고 신체적 · 정신적 · 정서적 건강을 유지하며 나아가 대상자의 건강증진은 물론 우생학적 유전인자를 생성하는데 기여한다.

2. 모아보건의 중요성

모아보건사업의 대상은 전체인구의 2/3를 차지하며 어린이는 장래 국가와 사회의 주인공이기 때문이나. 또한 다른 연령층에 비해 쉽게 질병에 이환되며 어린이의 경우 영구적 장애를 가져올 수 있다. 이러한 모아보건 사업대상자의 관리는 예방사업을 통해 효과를 극대화할 수 있다.

3. 모성보건의 대상 및 내용

1) 모성보건의 대상

모성보건사업의 대상은 임신, 분만, 산욕기에 있는 여성으로 크게 산전관리, 분만관리,

산후관리로 나누어진다. 모성사망이란 임신, 출산 또는 산욕의 합병증으로 야기되는 사망에 국한하며 임신 중에 발생하는 각종 감염병, 만성질병 및 사고 등에 의한 사망은 포함되지 않는다. 모성사망의 주요 원인은 임신중독증, 출혈, 감염, 감염증가 이외에 자궁외임신이 있다.

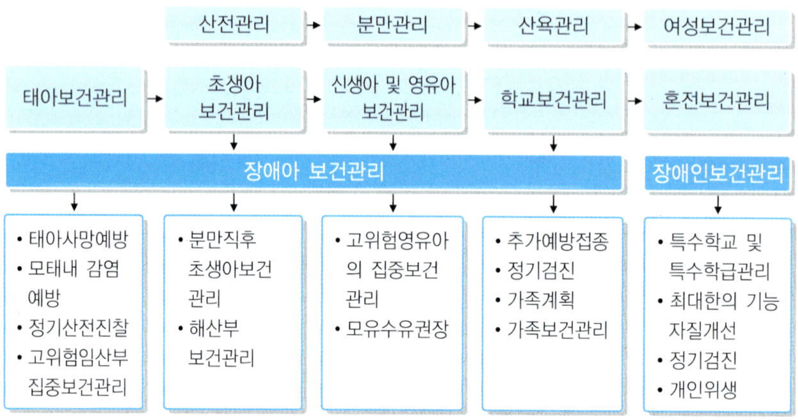

〈그림 1-14〉 모자보건의 대상 및 내용

2) 임신중에 받아두어야 할 일반적인 검사항목

〈표 1-4〉 임신 중에 받아두어야 할 일반적인 검사항목

검사항목	검사내용	검사이유
혈액검사	혈액형 및 혈액인자 혈청검사 풍진 항체면역 효소 혈청 단백질 면역효소, 간염	응급에 대비하고 임신 손실 예방 목적 성병 감염 및 조기치료 목적 기형아 진단 및 조기치료 목적 간염감염여부 진단 및 접종기회 제공 목적
소변검사	소변	임신진단 및 임신중독의 조기진단 비뇨기계 질병진단과 치료목적
X-ray 검사	X-ray 촬영	결핵 및 폐질환 진단과 치료 목적
초음파 검사	초음파 진단	임신진단 외에도 태아의 성장, 발육상태, 기형유무 정도, 임신합병증 발병소인 등의 조기진단과 치료목적
기타검사	체중측정 혈압측정 내진 및 골반계측	임신진행 과정 및 태아발육진단 임신합병증 조기진단 및 치료목적 생식기 질병 진단 및 정상분만 가능여부와 이상 임신의 조기진단과 치료목적

3) 약물, 흡연, 알콜과 임신

임산부가 섭취하는 성분중 임신유지와 태아발달에 해로운 영향을 주는것이 바로 약물, 흡연, 알콜, 카페인이다. 임신초기에는 태아의 심장, 신경계, 눈, 귀, 손, 발 등이 형태학적으로 완성되는 시기이며 이때 약물을 과다하게 복용하거나 태아에게로의 산소이동을 방해하는 흡연을 한다거나 알콜을 섭취할 경우는 기형아 출산 또는 정상으로 태어나더라도 성장하면서 문제가 생길 수 있는 가능성이 있다.

4. 영유아보건

영유아라 하면 0세에서 6세까지의 기간으로 생후 1달간은 신생아, 1년은 영아, 그 후는 유아라 부른다. 이 기간는 평생의 약 1/12 정도로 아주 짧은 기간이지만 이 시기의 건강을 특별히 중요시하는 이유는 인간의 형성단계로 평생의 건강에 큰 영향을 주기 때문이다. 영유아가 건전하고 안전한 환경에서 생활하고 충분한 영양을 공급받고 적절한 보건지도와 의료서비스를 받을 수 있도록 하는 것이 영유아보건관리의 목표이다. 이 시기의 어린이에게 반드시 접종해야 할 예방접종과 그에 따른 관리사항은 다음과 같다.

〈표 1-5〉 소아예방 접종표

연 령	종 류
0~1주	B형 간염 [1]
0~4주	BCG
1개월	B형 간염 [2]
2개월	DTaP [3], 소아마비(폴리오) [4], B형 간염
4개월	DTaP, 소아마비(폴리오)
6개월 [5]	DTaP, 소아마비(폴리오) 홍역, 독감
12~15개월	MMR [6]
18개월	DPT
12~36개월	일본뇌염 [7]
4~6세	DPT, 소아마비, MMR
6세	일본뇌염
10~12세	성인용 Td [8]
12세	일본뇌염

※ 주의 사항

1 0~1주 B형 간염

- B형 간염백신은 제품에 따라 0, 1, 6개월 또는 0, 1, 2개월 방법으로 3회 접종합니다.
- 엄마가 보균자일 때의 첫 접종은 생후 12시간 내에 면역주사와 함께 합니다.
- 엄마가 B형 간염 보균자가 아니라면 1회 접종을 2개월부터 해도 좋습니다.

2 1개월 B형 간염

- 모체가 HBsAg 음성인 경우, 초회 접종을 2개월부터 접종하여도 좋습니다. 제품에 따라 0, 1, 6 또는 0, 1, 2개월 방법으로 3회 접종합니다.

3 DTaP

- DTaP는 개량 디프테리아, 파상풍, 백일해 혼합백신

4 소아마비(폴리오)

- 폴리오는 경구용 폴리오 혼합백신

5 6개월

- 홍역 유행이 있는 경우에는 6개월부터 홍역 단독백신을 접종합니다.
- 이때 홍역접종을 했더라도 12~15개월에는 MMR을 맞아야 합니다.

6 MMR

- 홍역, 볼거리, 풍진의 혼합 백신
- 12개월에 수두와 함께 접종할 수도 있습니다.

7 일본뇌염

- 일본뇌염 접종은 사백신과 생백신 중 한가지를 선택하여 만 1세~3세에 기초 접종을 합니다. 사백신의 경우 기초접종은 12~24개월 사이에 1~2주 간격으로 2회 접종하고, 2차 접종 1년 후에 1회 접종하며 추가 접종은 6세, 12세에 합니다.

8 성인용 Td

- 10~12세부터 매10년마다 접종합니다.

5. 성(性)관리

1) 성(性)의 개념

최근 사회적 관습의 변천에 따라 우리의 성에 관한 개념도 많은 변화를 가져왔다. 성(性)은 자연스러운 욕구이며 정상적인 기능이나 성에 대한 가치관이나 책임감, 충동적인 성적 욕구에 대한 자제력이 부족한 것이 문제점이다. 특히 혼전의 성행위는 대부분 이성적이고 계획적으로 이루어지는 것이 아니며 충동에 의해 순간적이고 무계획적으로 이루어지기 쉽다. 따라서 피임방법이 많이 개발되어 있고 피임도구의 구입이 용이한데도 불구하고 미혼남녀의 성관계에서는 원치않는 임신의 가능성이 높다.

원치 않는 임신과 분만을 하게 되면 미혼모 문제나 사생아, 고아원 문제등 사회문제가 야기될 수 있다. 그밖에 인공임신중절수술을 하게 되면 그 후유증으로 인해 불임이 되어 아이를 갖지 못하는 경우가 많고 정신적으로나 생리적으로 큰 장해를 받게 된다. 이러한 문제는 대부분 일시적 향락으로 말미암아 일어나는 경우가 많은데 그 결과에 따르는 대가는 엄청난 것이다. 성에 대해 자제력을 갖고 안전하고 건전한 성행위를 하도록 유도하는 것이 필요하다.

2) 성(性)교육

성(性)교육은 개인이 건전한 성습관과 양성간의 건전한 인간관계를 갖도록 지도하고 훈련하는데 그 목적이 있다. 성(性)은 밝고 건강하며 임신과 출산, 낙태에 대해서도 단편적인 지식이 아니라 생명에 대한 존중감을 가져야 한다. 사람이 누려야 할 성관계의 본질에 대해서 알아야 하는데 성이란 남녀간의 인간관게이기 때문에 서로의 자발성과 동의가 필요한 것이다. 동의없이 강제적으로 이루어지는 성폭행은 가장 비열한 행동이다. 감각적인 쾌락만을 추구하는 성문화는 인격을 파괴할 수도 있다는 것을 깨달아야 하며 자신의 감정을 조절할 수 있는 방법을 터득해야 하고 성에 대한 올바른 가치관을 가지도록 노력해야 한다.

◉ 기출 및 예상문제

1. 포도상구균 식중독의 특징이 아닌 것은?

   ① 독소형 식중독　② 잠복기가 짧다.
   ③ 사망율이 비교적 낮다.　④ 고열을 일으킨다.

2. 공해발생과 관계없는 사항은?

   ① 인구의 도시집중　② 교통기관의 증가
   ③ 산업장의 확충　④ 화산의 폭발

3. 영유아의 사고 사망률이 가장 높은 연령층은?

   ① 생후 5개월　② 1~4세
   ③ 5~6세　④ 7~8세

4. 산업보건을 관장하는 주무 부서는?

5. 직업병의 연결 중 틀린 것은?

   ① 용접공 – 안질환　② 항공정비사 – 난청
   ③ 광부 – 진폐증　④ 인쇄공 – 안정피로

6. 산업보건의 목적과 관계없는 것은?

   ① 직업병 치료　② 직업병 예방
   ③ 산업피로 예방　④ 산업재해 예방

7. 우리나라의 환경보전법상 대기 오염물질의 종류가 아닌 것은?

   ① 일산화탄소, 아황산가스　② 먼지, 검댕
   ③ 이산화탄소, 오존　④ 수은, 카드뮴

8. 다음 중 옳게 설명된 것은?

① 염장처리시 식염농도는 3%로 한다.
② 냉동은 미생물을 사멸시킨다.
③ 호기성 부패세균의 방지는 통조림법이 좋다.
④ 훈연법은 물리적인 방법에 의존한다.

9. 납중독과 관계가 없는 것은?

① 정신이 몽롱해진다.
② 빈혈이 생긴다.
③ 신경마비가 온다.
④ 호흡장애가 온다.

10. 대기오염 방지와 관계없는 것은?

① 직업병의 발생방지
② 도시계획과 녹지대조성
③ 공장의 집진장치 설치
④ 공장의 교외이전과 인구분산

11. 자동차 가속시, 감속시 특히 많이 발생되는 가스는 각각 무엇인가?

12. 공해질병의 하나인 이따이이따이병의 유발물질은?

13. 화농성 질환자에 위해 일으킬수 있는 식중독은?

14. 합성 플라스틱 용기에서 검출되는 유해물질은?

① 포름알데히드 ② 주석 ③ 메탄올 ④ 카드뮴

15. 스모그의 현상을 잘못 설명한 것은?

① 광학적 반응으로 발생
② smoke + fog로 이루어진 합성어
③ 연기와 안개로만 형성
④ 자외선과 산소의 반응으로도 형성

16. 용존산소의 관한 설명 중 틀린 것은?

① 기압이 높을수록 증가한다.
② 수온이 낮을수록 증가한다.
③ 염류의 농도가 낮을수록 감소한다.
④ 유기물질이 많으면 산화, 분해된다.

17. 소음을 표시하는 기호의 연결로 틀린 것은?

① 감각의 크기 – Son
② 소리의 강도 – Lux
③ 음의 강도 – dB
④ 음의 크기 – Phon

18. 병원체 침입구가 소화기인 질병은?

① 트라코마 ② 이질 ③ 발진티푸스 ④ 일본뇌염

19. 예방접종약인 디 · 피 · 티(DPT)와 관계없는 질병은?

① 디프테리아 ② 백일해 ③ 파상풍 ④ 장티푸스

20. 다음 기생충 중 피부로 감염되는 것은?

① 십이지장충 ② 회충 ③ 요충 ④ 편충

21. 가족계획 의미와 가장 유사한 표현은?

① 산아 조절 ② 수태 조절 ③ 불임 계획 ④ 계획 출산

22. 이 · 미용업소에 공기오염으로 옮겨질 수 있는 감염병은?

① 인플루엔자 ② 대장균 ③ 뇌염 ④ 장티푸스

23. 식품의 대장균 검사의 의의는?

① 부패 여부 판정
② 신선도 측정
③ 병원균 오염의 지표가 되므로
④ 대장균 자체가 식중독의 원인균이므로

24. 수돗물의 적당한 잔유 염료량은?

① 0.02 ppm ② 0.2 ppm ③ 2 ppm ④ 20 ppm

25. 다음 중 자연적 환경에 속하는 것은?

① 공기 ② 집 ③ 교통 ④ 종교

26. 기후의 3요소를 바르게 나열한 것은?

① 기온, 기습, 기압 ② 기온, 기류, 기습
③ 기온, 기류, 기압 ④ 기후, 기류, 기압

27. 다음 중 미용업소 내의 환경조건에서 생기기 쉬운 병은?

① 소화기병 ② 호흡기병 ③ 위장병 ④ 곤충매개

28. 도시의 폐기물 처리에 가장 좋은 방법은?

① 매몰 ② 소각 ③ 분쇄 ④ 해양투기

29. 의복의 위생적 조건으로서 알맞지 않는 것은?

① 체온이 36.5℃로 유지될 수 있도록 착용한다.
② 의복의 중량은 여름에는 5~6%, 겨울에는 15~20%가 표준이다.
③ 동작이 편리해야 한다.
④ 때가 잘 타지 않고 느낌이 좋아야 한다.

30. 기온이 18±2℃일 때 우리가 생활하기에 가장 쾌적한 상대습도의 범위를 옳게 말한 것은?

① 20~30% ② 30~40% ③ 40~70% ④ 70~90%

31. 다음 중 불결한 환경 관리에 의해 가족 전체가 감염되고, 특히 어린이가 잘 감염될 수 있는 기생충은?

① 회충 ② 편충 ③ 페디스토마 ④ 요충

32. 병원균을 전파하는 위생 해충과 병의 연결이 잘못된 것은?

① 장티푸스(Typhoid fever) – 바퀴
② 일본뇌염(Japanese encephalitis) – 모기
③ 발진티푸스(Epidemic typhus) – 집파리
④ 페스트(Plague) – 쥐벼룩

33. 비타민 결핍 현상을 잘못 연결한 것은?

① 비타민 A – 야맹증
② 비타민 B1 – 각기병
③ 비타민 D – 괴혈병
④ 비타민 E – 불임증

34. 눈의 보호를 위해 가장 좋은 조명 방법은?

① 직접 조명
② 반직접 조명
③ 간접 조명
④ 반간접 조명

35. 다음 중 경피로 감염된 것은?

① 회충
② 요충
③ 십이지장충
④ 선모충

36. 다음 중 틀린 것은?

① 1룩스의 밝기란 1촉광의 광원으로부터 30cm 거리에 있는 빛의 진행방향과 수직으로 만나는 면의 밝음을 말한다.
② 이 · 미용업소에서는 100~200룩스 정도이면 적당한 조명이라 할 수 있다.
③ 눈의 보호를 위해서라면 간접조명이 직접조명보다 좋다.
④ 작업장의 조명이 적당하지 않으면 일의 능률이 저하되고 장시간 계속되면 눈병의 유발을 초래한다.

37. 이 · 미용실에서 옮겨질 수 있는 질병으로만 짝지어진 것은?

① 소아마비, 트라코마
② 트라코마, 결핵
③ 결핵, 소아마비
④ 피부병, 뇌염

38. 환경위생에 대한 글 중 틀린 것은?

① 실내공기 오탁도의 지표로 CO2(이산화탄소)를 많이 이용하며 서한량은 0.07~0.1%이다.
② 먼지에 의한 신체장애는 점막질환, 금속열, 진폐증 등과 같이 결핵이나 인플루엔자 등 감염병도 관계된다.
③ 소음속에서 계속 작업할 경우 불안증 및 노이로제 등 신경장애를 일으킬 수 있다
④ 가장 쾌적한 보건학적 온도는 18±2℃이나 온도가 상승하면 습도가 함께 상승하여 쾌적하다.

39. 수인성(水因性)감염병으로만 짝지어진 것은?

① 이질, 결핵 ② 콜레라, 장티푸스
③ 소아마비, 황열 ④ 뇌염, 장티푸스

40. 물에 대한 설명 중 잘못된 것은?

① 산화칼슘(CaO)에 상당하는 칼슘 이온이 물 1ℓ 중 10mg이 함유되어 있을 때, 이를 경도 1이라 한다.
② 연수에도 칼슘염과 마그네슘염이 소량 포함되어 있는 경우가 있다.
③ 우물물 소독에는 주로 표백분으로 물 1톤당 1~2mg 사용한다.
④ 상수도의 염소소독은 급수 전에 있어서 물의 잔류염소가 0.2ppm(결합 잔류염소일 때는 1.5ppm) 이상이 되도록 소독하여야 한다.

41. 세계보건기구(WHO)가 한 나라의 보건수준을 다른 나라와 비교할 수 있는 건강지표로 설정한 3가지 항목에 해당되지 않는 것은?

① 유아사망율(nursling death rate)
② 비례사망지수(proportional mortality indicator)
③ 조사망율(crude death rate)
④ 평균수명(expectation of life)

42. 위생해충의 구제방법으로 가장 효과적인 것은?

① 발생지 제거 ② 유충 구제
③ 성충 구제 ④ 살충제 살포

43. 가재를 날것으로 먹었을 때 감염되기 쉬운 기생충 질환은?

① 편충 ② 폐디스토마 ③ 회충 ④ 간디스토마

44. 식중독에 대한 설명으로 잘못된 것은?

① 식중독을 크게 나누면 세균성 식중독, 화학물질에 의한 식중독 및 자연독에 의한 식중독으로 나눌 수 있다.
② 세균성 식중독은 소화기계 감염병과 달리 연쇄전파에 의한 2차적인 감염은 없다.
③ 장염 비브리오 식중독의 잠복기간이 포도상 구균 식중독의 잠복기간보다 짧다.
④ 보툴리누스(Botulinus)균 식중독은 통조림, 소시지 등 식품의 혐기성 상태에서 발육, 신경 독소를 분비한다.

45. 우리나라에서 보건사업 접근방법으로서 가장 중요한 것은?

① 보건행정 ② 의료사업 ③ 위생시설 ④ 보건교육

46. 탄산가스(CO2)를 실내 공기의 오염지표로 삼는 근본적인 이유는?

① 실내에 탄산가스량이 다른 공기 성분보다 비율이 가장 높기 때문이다.
② 탄산가스량의 측정이 다른 가스 측정보다 용이하기 때문이다.
③ 오염물질 중 탄산가스가 인체에 가장 강하게 작용하기 때문이다.
④ 탄산가스가 많으면 공중균(空中菌) 등 인체 유해요소도 비례적으로 증가하기 때문이다.

47. 다음 중 환자의 객담비말로 균이 배출되는 질병은?

① 나병 ② 장티푸스
③ 유행성 이하선염(볼거리) ④ 폐염

48. 윈스로우(C.E.A Winslow)가 정의한 공중보건의 정의로서 조직된 지역사회의 공동 노력을 통해서 질병 예방, 생명 연장과 함께 증진하여야 할 항목으로 설정한 것은?

① 질병 치료 ② 육체적, 정신적 효율
③ 사회적 활동력 ④ 예방 의학

49. 식품의 부패와 관계없는 것은?

① 습도 ② 공기 ③ 기압 ④ 온도

50. 다음 중 모성 보건의 3대 사업 목표에 해당하지 않는 것은?

① 산전 관리 ② 산욕 관리 ③ 분만 관리 ④ 질병 관리

51. 다음의 세균성 식중독 중 치명율이 가장 높은 것은?

① 살모넬라 식중독 ② 포도상구균 식중독
③ 보툴리누스 식중독 ④ 장염 비브리오 식중독

52. 감염형 식중독인 것은?

① 포도상구균 식중독 ② 살모넬라 식중독
③ 보툴리누스 식중독 ④ 장구균 식중독

53. 다음 중 내열성이 가장 큰 식중독균인 것은?

① 보툴리누스균 ② 포도상구균
③ 살모넬라균 ④ 장염 비브리오균

54. 식품위생의 대상에 속하지 않는 것은?

① 식품 ② 식품 첨가물
③ 기구와 용기 및 포장 ④ 조리방법

55. 식품의 변질 원인이 될 수 없는 것은?

① 압력 ② 효소 ③ 산소 ④ 금속

56. 다음 중 가족 계획의 목적과 거리가 가장 먼 것은?

① 모자 보건 ② 생활 향상
③ 출산 터울 조절 ④ 사회 부조 확대

57. 포도상구균 식중독의 원인 독소는?

① 테트로도톡신(tetrodotoxin) ② 프토마인(ptomain)
③ 엔테로톡신(enterotoxin) ④ 에르고톡신(ergotoxin)

58. 식품에 따른 독성분의 연결 사항이 틀린 것은?

① 감자 – 무스카린(muscarine)
② 독미나리 – 사이코톡신(cicutoxin)
③ 모시조개 – 베네루핀(venerupin)

59. 공기의 성분 중 가장 그 용량이 많은 것은?

① 산소 ② 탄산가스 ③ 수소 ④ 질소

60. 다음 중에서 음료수 오염의 지표 세균으로 일반적으로 많이 이용되는 것은?

① 결핵균 ② 콜레라균 ③ 장티푸스균 ④ 대장균

61. 다음 중에서 대기오염의 지표로 일반적으로 많이 이용되는 것은?

① 먼지 ② 이산화탄소(CO2)
③ 일산화탄소(CO) ④ 아황산가스(SO2)

62. 실내 공기의 조성 변화로 유발되는 군집독(crowd poisoning)현상의 관련 설명으로 옳지 않은 것은?

① 일산화탄소(CO)는 호흡으로 혈중에 흡입되면 헤모글로빈과 친화성이 산소에 비하여 250~300배나 강하다
② 실내에 산소(oxygen)가 7% 이하로 장시간 지속되면 질식사하게 된다
③ 구취나 체취도 공기 중의 유해 가스와 더불어 심리에 유해작용을 할 수 있다
④ 이산화탄소(CO2)는 실내공기의 오탁도를 판정하는 기준으로 서한량(恕限量)은 0.5~0.7%이다

63. 다음 중 파장 길이가 가장 짧은 것은?

① 자외선 ② 적외선 ③ X선 ④ 가시광선

64. WHO(세계보건기구)의 보건헌장에 명시된 건강의 정의를 가장 적절하게 잘 표현한 것은?

① 질병이 없고 육체적으로 완전한 상태
② 육체적으로 정신적으로 완전한 상태
③ 육체적 완전과 사회적 안녕이 유지되는 상태
④ 육체적으로나 정신적으로나 또 사회적으로도 완전히 양호한 상태

65. 보건학적으로 인체에 가장 쾌적한 기온은?

① 8~12℃ ② 12~16℃ ③ 16~20℃ ④ 20~24℃

66. 다음 중 환경위생을 철저히 하여도 막을 수 없는 질병은?

① 장티푸스 ② 콜레라
③ 볼거리(유행성 이하선염) ④ 뇌염

67. 채광이 적당하지 않을 때 나타날 수 있는 일반적인 현상은?

① 골대사(骨代謝) ② 무기력
③ 진폐증 유발 ④ 시력 저하

68. 다음 식중독 중 일반적으로 잠복기가 가장 짧은 것은?

① 포도상 구균 식중독 ② 장염 비브리오 식중독
③ 살모넬라균 ④ 보툴리나스균 식중독

69. 단백질이 소장에서 흡수될 단계의 상태는?

① 비타민 ② 아미노산 ③ 글리세린 ④ 포도당

70. 다음 중 식중독 사례가 없는 식품은?

① 복어 ② 김자 ③ 버섯 ④ 고구마

71. 다음 중 환경위생 사업이 아닌 것은?

① 오물 처리 ② 예방 접종
③ 구충 구서 ④ 방사능 오염 방지

72. 바퀴(바퀴벌레 : cockroach)가 전파할 수 있는 질병은?

① 결핵 ② 황열 ③ 일본뇌염 ④ 이질

73. 공중보건의 3대 요소가 아닌 것은?

① 질병 치료 ② 질병 예방
③ 수명 연상 ④ 건강과 능률의 향상

74. 조리사의 화농소와 밀접한 관계를 가지고 있는 식중독은?

① 포도상구균 식중독　　② 웰치균 식중독
③ 살모넬라 식중독　　④ 아리조나 식중독

75. 어패류의 생식이 주요 원인이 되는 식중독균은?

① 포도상구균　　② 장염 비브리오균
③ 웰치(Welchii)균　　④ 아리조나(Arizona)균

76. 살모넬라 식중독균의 중요 감염원은?

① 육류　　② 채소　　③ 과일　　④ 식빵

77. 다음 사항 중 서로 관계가 없는 것은?

① 비타민 D – 간유, 버섯
② 비타민 C – 신선한 야채, 과일
③ 비타민 B1 – 레몬, 딸기
④ 비타민 A – 버터, 치즈, 홍당무

78. 헤모글로빈(hemoglobin)과 관계가 있는 것은?

① 철　　② 나트륨　　③ 칼슘　　④ 인(燐)

79. 다음 비타민 중에서 부족하면 일어나는 병과 서로 관계가 없는 것은?

① 비타민 A – 야맹증　　② 비타민 B1 – 각기병
③ 비타민 D – 곱사병　　④ 비타민 E – 괴혈병

80. 우리 나라 사람들이 과량 섭취하고 있는 영양소는?

① 탄수화물　　② 단백질　　③ 지방　　④ 비타민

81. 포도당으로 변화되는 영양소는?

① 단백질　　② 지방질　　③ 탄수화물　　④ 무기질

82. 높은 온도에서 조리할 때 파괴될 수 있는 영양소는?

① 비타민 C　　② 비타민 B
③ 비타민 A　　④ 비타민 D

83. 인간이 가장 많은 양을 필요로 하는 무기염류는 어느 것인가?

① 식염(NaCl)　　② 칼슘(Ca)
③ 인(P)　　④ 철분(Fe)

84. 철분이 가장 많이 함유된 식품은?

① 대추　　② 대합　　③ 사과　　④ 소의 간

85. 소화흡수가 잘 되게 하려면?

① 짜게 먹는다.
② 한꺼번에 많은 양을 먹는다.
③ 식품을 잘고 연하게 조리하여 먹는다.
④ 동물성 식품과 식물성 식품을 따로 따로 먹는다.

86. 포도상구균에 의한 식중독 예방대책의 설명 중 옳은 것은?

① 토양의 오염을 방지하고 특히 통조림 등의 살균을 철저히 한다.
② 쥐나 곤충 및 조류의 접근을 막아야 한다.
③ 화농성 질환자의 식품취급을 금지한다.
④ 어페류를 저온에서 보존, 가열하여 섭취한다.

87. 알레르기성 식중독에 대한 설명 중 관계가 없는 것은?

① 보통 사람이 먹어도 지장이 없는 음식물을 먹고 병적인 지장을 일으키는 경우를 말한다.
② 새우, 게, 달걀, 우유 등을 먹고 1~4시간 후에 일어난다.
③ 두드러기, 설사 등을 일으킨다.
④ 특이체질인 사람에게는 잘 안 걸린다.

88. 식품의 냉장효과를 올바르게 설명한 것은?

① 식품의 부패세균의 생육을 억제시킬 수 있다.
② 식품의 보존기간을 오래동안 연장할 수 있다.
③ 식품의 오염세균을 사멸시킨다.
④ 식품의 동결로 세균을 사멸시킨다.

89. 식품의 부패는 주로 무엇이 변질된 것인가?

① 지방 ② 단백질 ③ 탄수화물 ④ 비타민

90. 청매중에 함유되어 있는 독소성분은?

① 솔라닌(solanine) ② 무스카린(muscarine)
③ 고시폴(gossypol) ④ 아미그달린(amygdolin)

91. 식품위생 중에서 자외선 살균법에 대한 설명 중 틀린 것은?

① 2,500~2700Å의 파장을 조사한다.
② 식품의 변화를 거의 주지 않는다.
③ 투명한 음료수와 분말식품 등의 살균에 이용된다.
④ 식품내부의 살균효과도 있다.

92. 감자에서 독성분이 많이 들어 있는 부분은?

① 속껍질 ② 싹튼 부분 ③ 겉껍질 ④ 노란 부분

93. 통조림의 부패로 감염될 수 있는 식중독은?

① 보툴리누스 식중독 ② 살모넬라 식중독
③ 웰치균 식중독 ④ 포도상구균 식중독

94. 식품의 보존법 중 화학적 보존법이 아닌 것은?

① 탈수법 ② 훈연법 ③ 산저장법 ④ 염장법

95. 식품의 보전법 중 물리적 보존법이 아닌 것은?

① 가열법 ② 탈수법 ③ 냉동법 ④ 산저장법

96. 위생복의 색을 흰색으로 하는 것이 좋은 주된 이유는?

① 오염의 발견이 가장 쉬우므로
② 미관상 보기가 가장 좋으므로
③ 열의 흡수가 가장 잘 되므로
④ 가격이 가장 싸므로

97. 햇빛에서 일광욕을 하였다면 다음 중 어느 비타민이 증가되었겠는가?

① 비타민 A ② 비타민 B
③ 비타민 D ④ 비타민 E

98. BOD(생화학적 산소 요구량)에 대한 다음 설명 중 옳은 것은?

① 대기오염 정도를 표시하는 지표이다.
② 수질오염의 정도를 표시하는 지표이다.
③ 생물의 성장에 필요한 1시간당 산소의 양인다.
④ 생물의 성장에 필요한 1일당의 산소의 양이다.

99. 자외선의 역할이 아닌 것은?

① 구루병의 예방, 치료작용 ② 창상의 살균력
③ 피부병, 결핵의 치료효과 ④ 열사병 발생

100. 이 · 미용업소의 적정 인공조명은?

① 10~30룩스 ② 30~50룩스
③ 50~100룩스 ④ 100~200룩스

101. 세계보건기구(WHO)의 건강에 대한 정의에 포함되지 않는 것은?

① 육체적으로 완전히 양호한 상태
② 정신적으로 완전히 양호한 상태
③ 사회적으로 완전히 양호한 상태
④ 문화적으로 완전히 양호한 상태

102. 공중보건 분야에서 실시하는 건강관리가 아닌 것은?

① 보건 교육 ② 환자 치료
③ 감염병 관리 ④ 영양 관리

103. 냉난방에 대한 다음 설명 중 부적당한 것은?

① 10℃ 이하에서는 난방을 하는 것이 좋다.
② 26℃ 이상에서는 냉방을 하는 것이 좋다.
③ 머리와 발의 온도차는 2~3℃ 이내가 되도록 한다.
④ 실내와 실외의 온도차는 10~15℃ 이내가 되도록 한다.

104. 수질오염의 지표로 사용하는 것은?

① 대장균 ② 일반세균 ③ 이질균 ④ 잡균

105. 모든 사람에게 불쾌감을 느끼게 하는 불쾌지수는?

① 65 이상 ② 70 이상 ③ 75 이상 ④ 80 이상

공중위생관리학

Public Hygiene Management

사람들은 누구나 좋은 피부상태를 유지하려고 노력하는데 좋은 피부란 곧 건강한 피부를 말한다. 건강한 피부는 신체의 모든 조직기능이 건강한 상태에서만 유지될 수 있으며 탄력있는 피부결에 적당한 윤기와 혈색이 있으며 이러한 피부가 곧 전신의 건강상태를 나타낸다고 본다. 이를 유지하기 위해서는 적당한 운동과 영양섭취, 적절한 휴식 등으로 정신적 안정과 신체의 생체기능을 정상화하도록 해야 하며 자외선으로부터 피부를 보호하고 화장품의 올바른 사용, 자신의 피부유형에 알맞는 피부관리를 하는 것이 좋다.

PART II

피부과학

PUBLIC HYGIENE MANAGEMENT

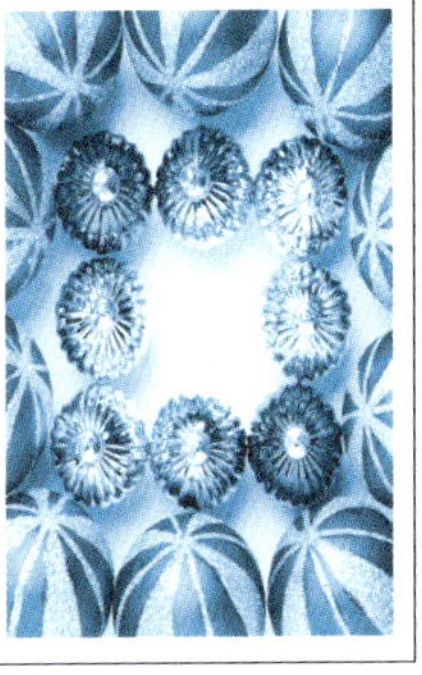

핵심요약정리

1. 피부의 구조와 기능

❖ 피부의 구조

- 표피
  - 각질층 : 각화현상
  - 투명층
  - 과립층
  - 가시세포층
  - 기저층 : 멜라닌 색소세포
- 진피
  - 유두층 : 혈관, 림프관, 신경 분포
  - 망상층 : 랑거선 형성
- 피부밑 조직 : 체온유지, 신체보호

❖ **표피층과 진피층**의 경계는 물결모양으로 맞물려 있는데 이로 인해 피부의 탄력성과 신축성이 생기며 혈관 및 림프관으로부터 영양공급 등의 연락이 이루어진다.

❖ 피부의 신경종말장치

- 자유신경종말
- 피막신경종말
  - 파치니 소체 : 압각
  - 마이스너 소체 : 촉각
  - 크라우제종말망울 : 냉각
  - 루피니 소체 : 온각

❖ **피부의 기능** : 보호기능, 체온조절기능, 감각기능, 분비 및 배설기능, 흡수기능, 기타

2. 피부 부속기관의 구조와 기능

❖ **피부의 부속기관** : 털, 손(발톱), 땀샘, 기름샘

❖ **털**은 밑에서 위를 향해 밀려나가며 성장하는데 계속 성장하는 것이 아니라 일정기간 지나면 털이 빠지고 다시 새로운 털이 나게 된다.

❖ **땀샘** : 작은땀샘(에크린선), 큰땀샘(아포크린선)

❖ **기름샘** : 기름을 분비하여 기름막을 형성해 피부를 보호하고 지방산의 작용으로 세균의 증식과 발육을 억제할 수 있다.

❖ **기름분비의 상태**는 연령, 계절, 건강상태, 음식물의 섭취상태, 호르몬 분비 등에 따라 달라진다.

3. 피부와 색

❖ **피부의 색을 나타내게 하는 색소**로는 멜라닌 색소, 카로틴 색소, 혈 색소 등이 있다.

❖ **멜라닌 색소의 생성조절이나 피부의 침착정도**는 유전적, 환경적, 호르몬적 요인 등에 의해 결정된다.

4. 피부와 영양

❖ **영양소** : 사람이 성장, 건강의 유지, 증진 등 정상적인 생리기능을 원활하게 하기 위해서 음식물로부터 필요한 화학물질을 섭취하여야 하는데 이를 영양소라 한다.

❖ **구성소** : 단백질, 무기질, 물

❖ **열량소** : 지방, 탄수화물, 단백질

❖ **조절소** : 비타민, 무기질

❖ **영양소**들은 각각 독립적으로 기능하는 것이 아니라 상호 유기적인 관계를 가지고 작용하기 때문에 좋은 영양은 생체가 필요로 하는 모든 영양소를 양적으로나 질적으로 모두 균형있게 공급하도록 하는 것이 중요하다.

5. 피부와 호르몬

❖ **피부에 영향을 미치는 호르몬**은 여성호르몬, 남성호르몬, 부신피질호르몬을 들 수 있다.

❖ **여성호르몬과 피부** : 생리주기와 관련있으며 에스트로겐, 프로게스테론, 성선자극호르몬(난포자극호르몬, 황체형성호르몬)의 분비량 변동에 따라 피부에 영향을 미친다.

❖ **갱년기와 피부 폐경**으로 인한 호르몬 분비의 불균형에 기인한다.

❖ **남성호르몬** : 테스토스테론, 부신성 안드로겐

❖ **부신피질호르본** : 코티손, 코티졸, 애디슨병, 쿠싱증후군

6. 피부와 광선

❖ **자외선** : 파장에 따라 UV A, B, C로 구분할 수 있다. 지나친 노출은 피부노화 촉진, 기미주근깨 늘어남, 피부색이 검어지고 피부표면조직 파괴, 피부암 유발

❖ **적외선** : 열선으로 피부를 이완시켜 신진대사, 피부내 세포의 화학적 변화를 촉진시킨다. 그러나 직접적인 노출(특히 얼굴부위)과 장시간 노출은 피하도록 한다.

7. 피부의 이상현상

❖ 노화현상 : 표피층의 변화, 진피층의 변화, 모발의 변화, 땀과 기름분비의 변화

❖ 이상각화현상 : 건성비듬, 지성비듬

❖ 색소침착현상 : 색소증가-기미, 주근깨, 색소결손-백반 등

❖ 여드름 : 주로 호르몬 불균형으로 발생하나 세균, 유전, 식품, 변비, 스트레스, 피부나 털의 불결 등의 원인으로 발생하기도 한다.

❖ 알레르기 : 파마약이나 염색약 사용전 꼭 패치테스트를 실시하여 알레르기를 사전에 예방할 수 있도록 해야 한다.

1 피부의 구조와 기능

1장 피부의 구조

피부는 신체를 둘러싸고 있는 하나의 기관으로 신체 중에서 가장 변화하기 쉬운 기관이며 항상성을 유지하는데 중요한 역할을 담당한다. 피부의 총면적은 개인차가 있지만 평균 1.7㎡ 정도이며 신체부위 중 피부두께가 가장 얇은 부위는 눈꺼풀, 고막 등이며 가장 두꺼운 부위는 손바닥, 발바닥 특히 발뒤꿈치이다. 피부는 표면으로부터 크게 표피, 진피, 피부밑조직의 3층으로 구분되는데 직접 눈으로 볼 수 있는 것은 피부표면뿐이다.

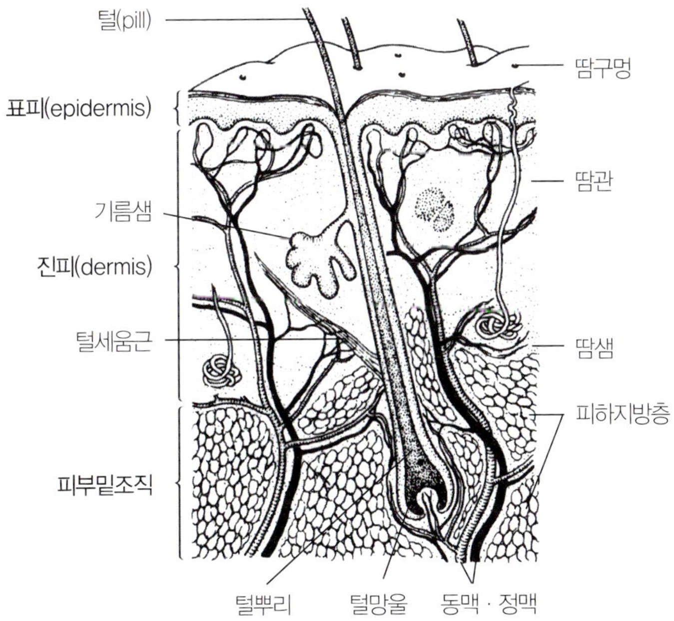

〈그림 2-1〉 피부구조

1. 표피

피부의 가장 바깥층이며 육안으로 볼 수 있고 혈관이 분포되어 있지 않다. 부위마다 표피의 두께가 다르지만 손바닥(0.8㎜), 발바닥(1.4㎜)같은 두꺼운 피부에서는 보통피부에서의 표피보다 훨씬 두껍다. 표피는 기능상 2가지 계열의 세포로 되어 있는데 하나는 말피기세포이며 다른 하나는 색소세포이다. 말피기 세포는 표피 제일 바깥쪽 부위부터 각질층, 투명층, 과립층, 가시세포층, 기저층으로 구성되는데 표피의 95% 이상을 차지하고 있으며 중요한 작용인 각화현상이 일어난다. 각화현상이란 표피의 가장 아래층인 기저층에서 생성된 각화세포가 표면의 각질층을 향해 분열되어 올라갈수록 영양공급의 부족과 세포들이 단단해지는 과정을 거쳐 최후에는 죽게 되어 피부표면의 더러움과 함께 떨어지는 과정을 말한다.

1) 각질층

표피의 가장 바깥부분으로 세포는 죽어서 각질(keratin)로 변해 있는데 각화세포가 분열되어 만들어진 세포층이다. 각질층 중 가장 바깥층은 납작한 각질판이 되어 떨어져 나가는데 이는 기저층에서 증식되어 위로 밀고 올라온 세포들에 의해 보충된다.

표피의 각질층의 세포성분은 케라틴이라는 단백질로 산, 알칼리, 열, 한냉 등에 강하여 외부의 손상으로부터 피부를 보호하고 내부환경의 항상성을 유지하도록 한다. 각질층의 수분함량은 15~20%가 적당하며 수분함량이 부족하면 건조한 피부가 된다. 크림이나 화장수는 각질층의 수분증발을 막아 거칠어짐을 방지할 수 있다.

2) 투명층

투명층의 세포는 생명력이 없는 무색, 무핵세포로 손바닥, 발바닥처럼 두꺼운 피부에서 뚜렷이 관찰되며 다른 부위에서는 구분하기 어렵다. 빛을 차단하는 역할을 한다고 알려져 있다.

3) 과립층

과립층은 외부로부터의 이물질 통과, 특히 물의 침투에 대한 방벽 역할과 아울러 피부내부로부터의 수분증발을 저지하여 피부염이나 피부건조를 방지하는 역할을 하고 있다.

4) 가시세포층

가시세포층은 유극층이라고도 하며 가시세포층의 세포 사이에는 림프액이 들어있어 피부의 혈액순환과 영양공급에 관여한다. 세포표면으로부터 짧은 가시모양의 돌기 때문에 가시세포라 한다.

5) 기저층

기저층은 표피의 가장 아래층에 위치하며 진피와 경계를 이룬 물결모양의 세포로 물결모양은 지문형성의 원인이 될 수 있고 자체의 면을 확대할 수 있는 장점도 가지면서 산소나 영양분의 흡수 그리고 이산화탄소나 노폐물의 배출에도 도움을 주고 있다. 기저층과 가시세포층은 각화과정의 시작과 진행에 중요한 층으로 왕성한 유사분열을 통해 각질층에서 떨어져 나가는 세포를 보충해준다. 멜라닌 색소세포가 많이 함유되어 있어 진피내의 색소와 더불어 피부색을 결정짓는 요소가 된다.

2. 표피와 진피와의 경계

표피와 진피의 경계는 서로 물결모양으로 맞물려 있으며 표피가 진피 아래쪽으로 돌출되어 섞여 있다. 표피쪽에서 융기된 곳을 표피돌기, 진피쪽에서 융기된 곳을 진피유두라 한다.

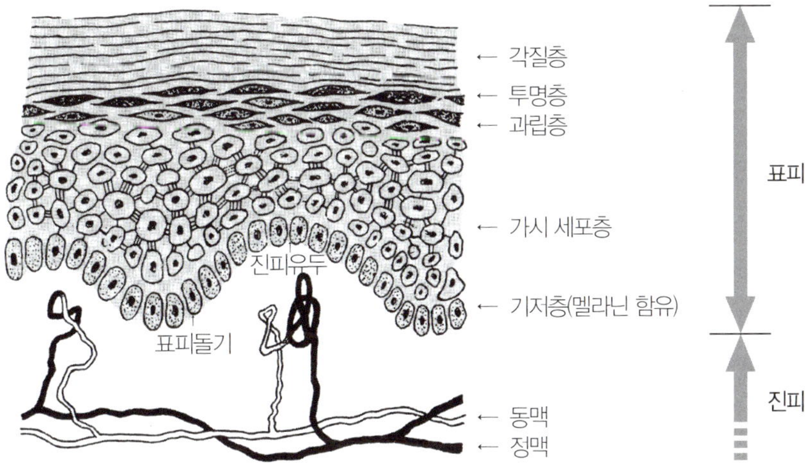

〈그림 2-2〉 진피와 표피와의 경계

이와 같은 구조로 인하여 피부에 탄력성과 신축성이 생기며 혈관으로부터의 영양공급 등의 연락이 순조롭게 이루어진다고 볼 수 있다. 피부가 노화되면 이 물결모양은 수평에 가까운 상태가 되어 이로 인해 탄력성과 신축성 등이 감소된다.

3. 진피

진피는 표피 바로 아래에 위치하는 층으로 표면쪽의 유두층과 깊은 곳에 있는 망상층으로 구분할 수 있다. 구조상 표피보다 10~40배 정도 두꺼우며 피부조직 외에 부속기관인 혈관, 신경관, 림프관, 땀샘, 기름샘, 털세움근, 털을 포함하고 있다. 진피를 구성하고 있는 섬유는 크게 교원섬유와 탄성섬유로 구분된다.

교원섬유는 콜라겐(collagen)이라는 단백질로 형성되며 기계적 외력이나 생리적 및 화학적 자극에 대해 강한 저항력을 가지고 있고 각질층과 함께 외계의 영향으로부터 신체내부를 보호하는 역할도 한다.

탄력섬유는 엘라스틴(elastin)이란 성분으로 피부에 탄력성을 주는 역할을 하는데 피부를 잡아 당길 때 원상태로 탄력이 되돌아가는 작용을 한다. 연령이 증가하면서 노화됨에 따라 섬유가 점점 파괴되고 기능이 저하되어 주름이 생기게 된다.

1) 유두층

유두층은 손바닥, 발바닥, 손가락에서 두드러지며 일정한 배열을 이루고 있어 이를 따라 피부표면에 무늬를 나타내게 되는데 이를 지문이라 한다. 모세혈관과 신경종말이 표피 가까이 많이 분포되어 있으며 각종 감각수용기를 함유하고 있다. 표피에는 혈관분포가 없으므로 영양소와 산소들은 이 유두의 모세혈관으로부터 피부에 필요한 영양소를 운반하여 표피의 각화를 원활하게 한다.

2) 망상층

망상층은 교원섬유와 탄력섬유가 매우 조밀하게 구성되어 있어 피부의 탄력을 유지시켜 주며 혈관, 림프관, 신경, 땀샘, 털주머니, 지방샘 등이 복잡하게 분포되어 있다. 섬유의 배열방향에 따라 표면에 평행하며 일정부위에서는 그 부위에 따른 배열을 하는 것에 따라 랑거선이 형성된다.

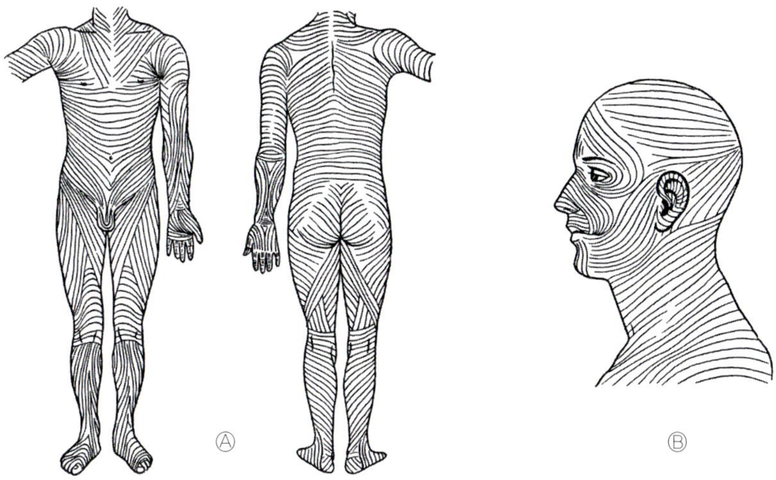

〈그림 2-3〉 피부의 랑거선 (Ⓐ : 구간과 사지 Ⓑ : 머리와 목)

4. 피부밑조직

진피 아래쪽의 층으로 지방조직이 잘 발달되어 있으며 지방조직의 두께는 성별, 연령, 개인의 영양상태 및 신체부위에 따라 다르다. 여성호르몬과 관계가 깊어 여성신체에 부드러움을 주고 열의 발산을 막아 체열을 유지하는데 도움을 줄 뿐만 아니라 외부로부터의 열 유입을 막아주기도 한다. 또한 여분의 영양물질을 피부밑 지방조직으로 축적시켜 근육이 외부의 압력으로부터 상하지 않도록 보호하여 준다.

2장 피부의 혈관 및 림프

1. 혈관

피부는 혈액순환을 통하여 피부에 필요한 양분이 운반되는데 이것이 표피의 신진대사를 원활하게 하고 진피에 있는 섬유의 기능을 좋게 하여 준다. 또한 노폐물이 쌓이면 피부의 노화를 촉진하는 원인이 되므로 노폐물이 빨리 배출되기 위해서도 혈액순환이 필요하다.

피부의 혈관은 피부밑층에 있는 큰 혈관에 의해 영양을 공급받는다. 피부의 외부에서 행하는 여러 가지 자극에 영향을 받기 쉬운 것은 모세혈관이다. 진피를 향해 나온 혈관가지들이 진피의 유두층과 망상층 사이, 진피유두 부분에서 분포되어 있어 표피, 기름샘 및 털주머니 중간부분에 영양을 공급한다.

2. 림프

림프는 진피의 유두밑에서 시작된 다음 유두층에 있는 림프모세관으로 유입된다. 림프모세관은 피부밑층에 있는 림프모세관얼기에 이어지고 땀샘, 기름샘 및 털주머니에서 오는 림프가 이곳으로 들어간다. 표피, 진피, 피부밑조직의 모든 세포 사이의 틈에서 서로 교차하는 림프관을 따라 림프액을 모아와서 림프선으로 보낸다.

3. 피부의 신경종말장치

감각기로서의 피부에는 다음과 같은 감각신경종말이 있다. 피부내 신경으로 구심성 신경(지각신경)은 통각, 압각, 촉각, 온각과 냉각 등의 일반감각을 맡고 원심성 신경(운동신경) 및 자율신경섬유는 평활근과 혈관, 그리고 털세움근과 땀샘의 분비부에 분포한다. 자극수용기의 모양와 구성성분에 따라 피막신경종말과 자유신경종말의 2종류로 분류한다.

1) 자유신경종말

신경종말장치에 다른 세포성분의 도움없이 감각을 받아들이는 장치로 통각, 촉각, 온각 등을 감지한다.

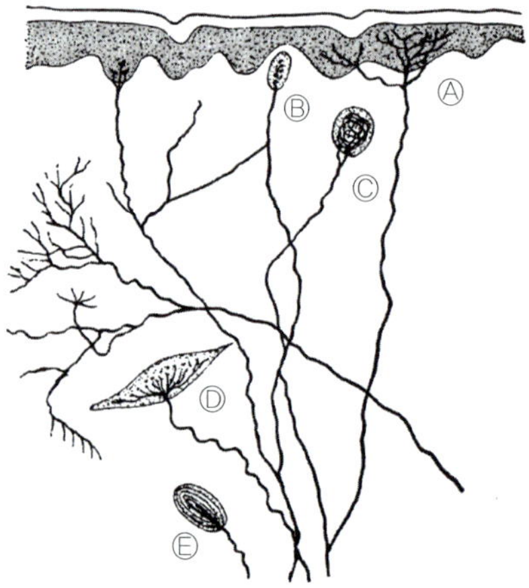

Ⓐ 자유신경종말 Ⓑ 마이스너소체 Ⓒ 크라우제 종말망울 Ⓓ 루피니소체 Ⓔ 파치니소체

〈그림 2-4〉 피부의 신경종말장치

2) 피막신경종말

신경종말의 형태와 크기는 다양하나 신경섬유의 끝이 피막으로 덮여 있다.

(1) 파치니소체(층판소체)

압각을 수용하며 비교적 큰 기계적 자극을 가해야 감지가 가능하다. 피부밑조직, 근육, 관절, 손바닥, 발바닥, 유두, 힘줄 등에 분포되어 압력과 진동에 반응하여 근육이나 힘줄의 운동을 느끼며 관절에서는 운동과 위치를 감지한다.

(2) 마이스너소체(촉각소체)

가벼운 촉각의 수용기로 깊은 곳보다는 얼굴과 사지말단에 조밀하게 배열되어 있다. 두 점 사이의 촉감을 구분하는 것이 주 기능이며 입술과 손가락 끝이 가장 예민하다.

(3) 크라우제 종말망울(망울소체)과 루피니소체(종말원주)

냉점과 온점이 분포되어 있으며 냉각수용기가 온각수용기보다 많아 차가움을 더 잘 느끼게 된다. 냉각수용기는 크라우제 종말망울에 많이 있으며 온각수용기는 루피니소체에 있다.

3장 피부의 기능

피부는 외부와 직접 접하고 있는 가장 겉표면 일 뿐만 아니라 여러 기능으로 우리의 신체를 보호하고 있다. 피부는 외부의 자극에 대한 방어력을 갖고 있으며 환경변화에 따라 체내 여러 기관의 기능이 순소롭게 조절되는 적응력으로 신체의 항상성을 유지하는 역할을 한다.

1. 보호기능

1) 물리적 자극에 대한 보호기능으로 표피 각질층, 진피의 탄력성과 피부밑조직의 완충작용에 의해 외부로부터 압력을 막아준다. 또 만성적인 자극에 대해서는 피부각질층을 두텁게 하여 스스로를 보호한다.

2) 화학적 자극에 대한 보호기능으로 피부표면은 땀과 기름이 섞여진 기름막을 가지고 있

다. 이 막은 약산성의 일정한 pH를 유지하고 있으나 외적자극에 의해 pH가 일시적으로 균형을 잃더라도 중화시켜 복원시킬 수 있는 능력이 있다.

3) 미생물 침입에 대한 보호기능으로 약산성을 띠는 피지막에 덮여 있는 피부표면에서는 세균이나 백선균 등의 미생물 번식을 막고 또한 면역체를 만드는 특수한 성질이 있다.

4) 광선, 열선에 대한 보호기능으로는 멜라닌 색소를 생성하여 인체에 유해한 자외선을 흡수 또는 산란시켜 신체내부에 미치는 영향을 저지한다. 또한 일광의 자외선에 의해 프로비타민 D를 비타민 D로 전환시켜 활성화한다.

그밖에 피부의 각질층은 체외로부터 수분 흡수, 체내 수분의 유출도 방지하고 있으며 이런 이유로 피부가 손상되었을 경우에는 많은 양의 수분과 전해질을 잃게 된다.

2. 체온조절기능

외계온도에 영향을 받지 않고 항상 일정한 체온을 유지하는 것은 매우 중요한 작용이다. 체내의 신진대사 결과 또는 외계온도의 변화로부터 체온이 영향을 받지 않도록 모세혈관의 확장, 수축, 땀샘의 조절을 통해 조절하고 있다. 온도가 올라가면 혈관이 확장되어 열의 발산과 함께 땀의 분비증가가 이루어져 체온을 내리게 된다. 또한 피하의 지방층도 체온조절을 위한 역할을 한다.

3. 감각기능

피부는 일반감각기관의 말단 수용기를 간직하고 있다. 외계로부터의 자극은 이 감각수용기의 신경에 의해 촉각, 온각, 냉각, 통각 등으로 되어 느끼는 것이다. 이는 신체의 방어 본능기관으로서의 역할을 하는 것이다.

4. 분비 및 배설기능

체내에 들어온 이물질이나 신진대사에 따른 노폐물 중 대부분은 신장, 폐, 항문을 통해 체외로 배설되고 있으나 일부 수용성 노폐물은 땀과 함께 체외로 배출된다. 한편 기름샘에서 기름을 피부표면으로 분비한다. 땀은 피부표면에서 증발하여 체온조절작용을 하고 일부는 기름과 함께 기름막을 만들어 피부를 보호한다.

5. 흡수기능

피부에서 어떤 물질이 흡수될 때는 표피흡수, 피부통과 흡수, 털주머니경로 흡수 등 다양한 경로로 흡수된다. 피부표면을 덮고 있는 기름막으로 인해 수용성물질보다 지용성 물질이 보다 흡수가 용이하며 물질의 종류, 피부의 상태, 환경 등에 의해서도 크게 영향을 받는다.

피부의 흡수과정을 촉진하기 위해서는 우선 기름막을 제거시키고, 흡수전에 그 부분을 충혈시켜 두는 것이 필요하며 피부에 바르는 제품은 되도록 입자가 작고 확산도가 크며 마찰과 압박을 가하면 흡수과정이 보다 쉽게 이루어진다.

6. 기타

피부는 대사에 필요한 에너지원인 지방을 저장하고 있으며 소모가 많아지면 방출시킨다. 또한 피부는 각화현상과 함께 표피내에서 프로비타민 D를 형성하는데 이는 자외선을 받으면 체내에서 비타민 D로 합성된다. 이 밖에 안면에 있는 여러 표정근이 감정상태의 표정을 나타내며 피부의 부속물인 손톱은 손이 도구로서의 기능을 하는데 필요하다.

2 피부 부속기관의 구조와 기능

피부의 부속기관은 털(hair), 손(발)톱(nail), 피부샘(땀샘 sweat gland, 기름샘 sebaceous gland) 등으로 구성된다.

1장 털

털사람의 피부는 손바닥, 발바닥, 입술 등을 제외하고는 거의 모든 표면이 털로 덮여 있는데 털의 모양이나 크기, 굵기, 배열 등은 민족, 남녀, 나이 등에 따라 차이가 있으며 같은 머리털에서도 굵기가 다르며 부위에 따라서도 다르다. 털은 표피, 진피가 함몰되어 들어간 털주머니에서 만들어진 탄력적이며 각질화된 조직이다.

1. 털의 구조

털은 피부 속에 묻혀있는 털뿌리와 피부표면에 나와있는 털줄기, 털뿌리밑의 부풀은 부분을 털망울이라 하며 털망울의 중심부에는 둥근 모양의 오목한 곳이 있으며 그 하부에 털의 영양을 공급하는 혈관 및 신경이 있는데 이곳을 털유두라 한다. 특히 털망울이 털유두와 닿는 곳을 털기질이라 하는데 여기에서 세포분열 증식이 왕성하여 새로운 털세포가 만들어진다. 털주머니는 한 개 또는 몇 개의 기름샘의 샘관이 열려 있다. 또한 평활근 세포다발인 털세움근이 털을 중심으로 털주머니와 진피의 유두층에 분포하고 있다.

2. 털의 단면도

털의 횡단면도를 보면 3개의 층 털수질, 털피질, 털소피로 구성된다. 털수질은 가장 중심부분이며 세포 사이는 공기강에 의해 부분적으로 떨어져 있으며 솜털과 같은 가는 털에는 수질이 없다. 털피질은 털의 주성분을 이루며 털수질의 바깥층이며 색소과립이 세포사이에서 관찰된다. 털피질 내의 멜라닌과립의 양과 털수질 내의 공기량이 털색깔을 나타내는데 관여한다. 공기의 양은 각각이나 공기가 많을수록 털에 윤기가 난다. 털소피는 털피질의 바깥에 있는 층으로 세포가 서로 기와처럼 중첩되어 층을 이루고 있으며 털피질과 털수질의 두께로 털의 거센 정도가 결정된다.

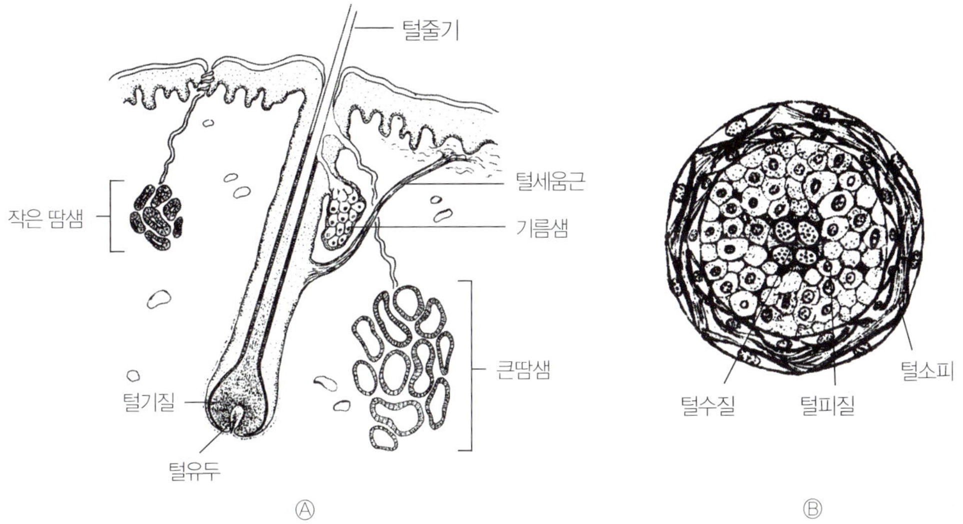

〈그림 2-5〉 털의 단면도 (Ⓐ 종단면 Ⓑ 횡단면)

3. 성장주기

털의 성장은 털기질에서 분열된 세포에 의해 이루어지는데 새로 만들어진 세포는 위를 향해 차례로 밀려나가는데 이를 털의 성장이라 한다. 털은 잘라진 끝에서 새세포가 만들어지는 것이 아니라 밑에서 위로 자라는 것이다. 또한 털은 성장을 계속하고 있는 것이 아니라 일정기간 성장을 계속하다가 정지하여 그 후 털이 빠지며 일정기간이 지나면 다시 새로운 털이 성장하게 된다.

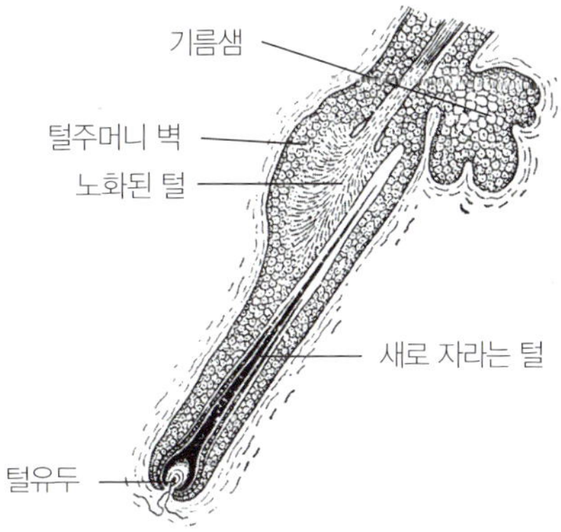

〈그림 2-6〉 털의 성장과 교체

성장주기는 성별, 연령별, 부위별로 다른데 남

성은 평균 3~5년, 여성은 4~5년이며 하루에 자라는 속도는 약 0.2~0.3㎜ 정도이다. 인간의 모발은 성장, 탈모를 반복하여 매일 탈모하고 있지만 각각의 모발이 서로 다른 주기를 가지므로 눈에 띄지 않는 것이다.

2장 손 · 발톱 Nail

손(발)톱은 여성에게 있어 장식적 기능을 하지만 인간이 손(발)을 사용하는데 있어 손(발)이 힘을 쓸 수 있고 섬세한 일을 할 수 있게 하는 등 많은 역할을 하고 있다.

손톱이나 발톱은 표피의 각질층과 투명층이 변화한 것으로 피부와 같은 케라틴이라는 단백질로 되어 있다. 외부에 노출되어 있는 손톱몸통과 피부 속에 있는 손톱뿌리로 이루어진다.

손톱몸통과 손톱뿌리가 정지하는 피부면 전체를 기질이라고 한다. 손톱뿌리 위의 표피기질층이 손톱의 성장을 관장한다. 손톱표면에서 손톱뿌리와 손톱몸통의 경계에 생기는 백색부를 반월이라 한다.

손톱판과 그아래의 손톱바닥을 이루는 층은 투명하나 진피에 분포하는 혈관에 의해 분홍색을 나타낸다. 손(발)톱의 케라틴 단백질은 산이나 알칼리에 의해 쉽게 상하지 않도록 보호해 준다. 손톱에는 수분이 7~12%, 기름성분이 0.1~1.0% 함유되어 있어 손톱의 습기과 투명도, 광택을 유지시켜 준다.

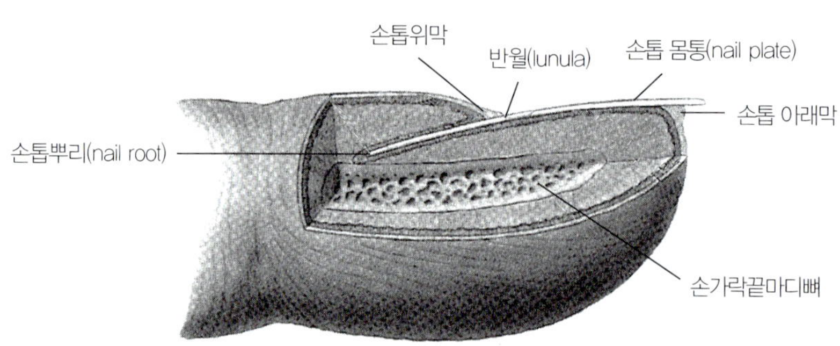

〈그림 2-7〉 손톱의 구조

3장 땀샘 sweat gland

땀샘은 가늘고 긴 관모양의 외분비샘으로 건강한 성인이라면 누구나 땀을 흘리게 되는데 대부분은 체온조절을 위해 증발되고 나머지 부분은 기름막을 만드는 역할을 한다. 땀의 분비는 자율신경계에 의해 지배되며 하루 0.5ℓ 이상 분비하나 생활상태 및 환경에 따라 크게 달라진다.

땀샘은 손톱바닥, 입술의 붉은 부분, 귀두 및 고막을 제외한 전피부에 분포되어 있으며 특히 손바닥과 발바닥에 제일 많이 분포되어 있다. 땀샘은 큰땀샘, 작은 땀샘으로 구분되는데 크기, 부위, 분비되는 땀의 성질은 각각 다르다.

1. 큰땀샘

큰땀샘은 아포크린선(apocrine gland)이라 하며 털뿌리 부분에서 볼 수 있다. 작은 땀샘보다 크고 존재하는 부위도 겨드랑이, 유두, 배꼽, 외음부, 항문 주위, 외이도 등에 분포되어 있다. 작은 땀샘에서 분비되는 땀에 비하여 많은 단백질을 함유하고 있으며 특유의 냄새를 가지고 있다. 인종간에 차이가 있어 흑인종, 백인, 동양인의 순이다. 남녀차이는 거의 없지만 여성의 월경주기에 따라 분비량에 변동이 있으며 임신 중에는 감소한다.

2. 작은땀샘

작은 땀샘은 에크린선(ecrine gland)이라고 하며 털의 분포와는 관계없이 온몸에 널리 분포하며 평균적으로 손바닥, 발바닥 등에 가장 많고 다음으로 이마에 많다. 땀을 계속적으로 분비하여 체온조절을 할 뿐만 아니라 피부의 건조를 방지한다. 순수한 땀은 냄새가 없으며 땀냄새는 땀과 다른 물질이 혼합하여 세균의 작용이나 기타요인으로 변질되어 냄새가 나는 것이다.

4장 기름샘 sebaceous gland

1. 기름샘의 기능

기름샘은 그 크기에 따라 큰 기름샘(T영역, 목, 가슴 등), 작은 기름샘(손바닥, 발바닥을 제외한 전신분포)으로 구분할 수 있다. 대부분의 기름샘은 털과 연관되어 있으나 입술, 유두 등에 털 없이도 존재하는 기름샘을 특히 독립기름샘이라 한다.

기름샘은 기름(피지)을 분비하여 피부의 기름막을 형성해 피부를 보호하고 피부표면을 매끄럽게 하며 건조한 상태를 막아주는 기능을 한다. 또한 기름 속에 포함되어 있는 지방산의 작용으로 세균의 침투, 증식과 발육을 어느 정도 억제한다.

2. 기름의 분비

기름 분비의 상태는 연령, 계절, 과로한 경우, 지방이나 탄수화물의 과잉섭취에 따라 달라지고 나이가 많을수록 피지의 분비량이 줄어 건성피부가 많아지게 된다. 또한 성호르몬에 의해 지배되는데 남성의 경우 테스토스테론(testosteron), 안드로겐(androgen), 여성의 경우 에스트로겐(estrogen)이다.

이 호르몬의 분비가 증가하면 기름샘이 자극받아 기름분비가 촉진되며 에스트로겐은 기름샘의 기능을 억제시킨다. 따라서 여성은 남성에 비해 일반적으로 기름분비가 적고 털구멍이 작아 피부결이 곱고 매끄럽다. 주로 사춘기 때 남성호르몬인 안드로겐의 영향을 받아 분비되며 여성이 남성보다 피부에 노화가 빨리 일어나는 것은 40세 이후 폐경과 함께 에스트로겐이 분비되지 않기 때문이다.

또한 기름의 분비는 기온에 의해서도 영향을 받는다. 기온이 높아지면 기름의 분비량도 많아지고 추워지면 피지분비량은 감소한다. 그러므로 겨울철의 피부는 유분이 적고 거칠어지는 경향이 있다. 피부를 마사지하여 피부의 온도를 높이면 기름 분비량이 많아지는데 이는 마사지가 혈액순환을 좋게 하여 기름샘의 기능을 높이기 때문이다.

3 피부와 색

피부의 색을 나타내게 하는 색소로는 멜라닌 색소(melanin), 카로틴 색소(carotene), 혈색소(hemoglobin)를 들 수 있는데 이중 가장 대표적인 것이 멜라닌 색소이다. 카로틴은 피부가 황색을 띠게하는 색소로 귤, 당근, 호박 등에 많이 함유되어 있다. 헤모글로빈은 적혈구속에서 산소를 운반하는 역할을 하는 색소로 혈액이 붉은 색을 띠게 하는 색소이다.

1장 멜라닌색소세포

멜라닌 소체는 리보소옴에서 만들어지며 강한 태양의 자외선으로부터 표피와 진피의 심층을 보호하기 위한 보호막 역할을 한다. 피부가 X선이나 자외선에 노출되면 뇌하수체에서 멜라닌세포자극호르몬의 분비가 왕성해져 이로 인해 단백질의 일종인 티로시나제효소의 활성이 증가되고 결과적으로 멜라닌색소를 합성하여 이것을 검게 만드는 작용을 하게 된다. 이로 인해 표피층의 멜라닌 침착이 증가되어 피부는 그을리게 된다. 진피와 표피의 경계선상의 기저세포에 있는 멜라닌 색소의 색상은 황갈색, 갈색, 흑갈색이나 피부표면에 가까워지게 되면 산화되어 점점 검게 된다.

2장 피부색의 조절

멜라닌 색소의 생성조절이나 피부의 침착 정도는 유전적, 환경적, 호르몬성 요인 등에 의하여 결정된다. 유전적 요인으로는 종족에 따라 피부색이 다른 것으로 생성되는 멜라닌 색소의 양과 생성속도, 분포상태가 다르기 때문이다. 자외선 노출시간 등의 환경적 요인은 멜라닌 세포의 효소활성 및 합성을 증가시키며 색소를 각화세포에 침착시킨다. 호르몬성 요인으로 부신피질호르몬의 분비 이상으로 발생하는 애디슨병, 여성호르몬(에스트로겐, 프로게스테론)의 불균형으로 인한 임산부의 부분 색소침착 등을 예로 들 수 있다.

4 피부와 영양

1장 영양소

사람이 성장, 건강의 유지, 증진 등 정상적인 생리기능을 원활하게 하기 위해 음식물로부터 필요한 화학물질을 섭취하여야 하는데 이를 영양소라 한다. 인체가 필요로 하는 영양소는 탄수화물, 지방, 단백질, 비타민, 무기질 등 5가지로 5대 영양소라 하며 물 또한 빼놓을 수 없는 중요한 영양소이다. 몸을 구성하는 구성소로는 단백질 · 무기질 · 물, 에너지를 내는 열량소로는 지방 · 탄수화물 · 단백질, 조절소로는 비타민 · 무기질이 작용하고 있다. 여러 영양소들은 대사과정 중에 독립적으로 기능하는 것이 아니라 상호 유기적인 관계를 가지고 작용하기 때문에 좋은 영양은 생체가 필요로 하는 모든 영양소를 양적으로나 질적으로 균형있게 공급하도록 하는 것이 중요하다.

2장 피부와 미용식

피부가 건강해지려면 전신의 신진대사가 활발해야만 한다. 이러한 피부의 조직, 형성, 발달, 재생에 필요한 필수 영양소들은 혈관계와 림프계에 의해 피부조직층에 도달하게 되는데 이러한 영양소들은 음식을 통해 얻을 수 있다. 필수적인 영양소가 결핍된 식사를 하게 될 경우 피부의 상태가 불량하고 알레르기나 피부병이 발생하게 된다.

3대 영양소인 단백질, 탄수화물, 지방이 잘 조화된 음식물을 섭취하는데 특히 하루에 60~100g의 단백질 섭취가 필요하며 비타민, 무기질 등 알칼리성 식품을 충분히 섭취하여야 한다. 또한 한 번 편중된 음식물의 섭취보다는 매일 균형잡힌 음식을 취하는 것이 피부를 위하여 좋다. 영양 면에서 충분히 균형잡힌 식사를 한다 하더라도 위장이나 간장, 소장 등의 기능이 정상적이지 못하다면 섭취된 영양소들도 제대로 이용되지 못할 것이며 이러한 상태가 오래 지속되면 영양소의 결핍상태가 나타나게 된다.

3장 단백질 Protein

세포를 구성하는 기본요소로 가수분해하면 여러 종류의 아미노산을 생성하는데 단백질은 새로운 조직을 합성하고 이미 형성된 조직의 유지를 위해 아미노산을 공급해주는 기능이 있다. 물 다음으로 많은 양이며 근육, 장기, 피부, 모발, 손(발)톱 등의 주성분일 뿐만 아니라 신체내 효소와 호르몬을 구성한다.

현재 알려져 있는 23종의 아미노산 중 8종을 필수 아미노산이라 하는데 필수아미노산 중 어느 한 가지라도 결핍되거나 불충분하면 성장과 신체유지를 위해 충분한 기능을 발휘하지 못하게 된다. 그러므로 단백질을 양적뿐만이 아니라 질적으로도 필수아미노산이 많이 들어 있는 동물성 식품의 단백질을 하루 섭취량의 1/3 이상 섭취하는 것이 필요하다.

공급원은 육류, 생선, 달걀 등이 있으며 특히 육류는 대표적인 산성 식품으로 알칼리성 식품인 야채, 과일과 함께 먹는 것이 중요하다. 하루 단백질 60~100g 중 1/3은 동물성 단백질이어야 한다. 피부를 포함하여 털과 손톱의 주성분은 케라틴이라는 단백질인데 이는 동물성 단백질에만 포함되어 있다. 동물성 단백질은 각화가 순조롭게 행해지는데 필요하고 이것이 부족하면 피부표면이 거칠어진다. 또한 간기능과 해독에도 단백질이 중요한 기능을 하고 있다.

4장 탄수화물 Carbohydrate

탄수화물의 주기능은 에너지를 제공하는 열량원으로 체내에서 탄수화물을 연소시켜 유리되는 에너지를 이용한다. 단백질, 지방도 에너지원이기는 하지만 탄수화물은 소화흡수율이 높으며 체내에서 완전산화되는 효율적인 에너지원이다. 특히 탄수화물이 분해되어 나온 포도당은 신경조직이 제기능을 유지하는데 필수적인 요소가 된다. 탄수화물은 소화관에서 소화되어 포도당과 같은 단당류로 흡수되고 간 또는 골격근 세포내에 회수되어 당원질(glycogen)로 저장된다.

탄수화물은 절대적으로 필요한 영양소이지만 과다한 섭취는 피부의 수분량을 증가시켜 여러 가지 자극에 쉽게 반응하고 피부의 저항력이 약해져 세균감염을 초래한다. 또한 탄수화물이 지방으로 변해 저장되므로 비만체가 되기 쉽고 피지분비량도 증가한다. 탄수화물의 과식, 알코올섭취와 같이 비타민B의 많은 손실을 가져오므로 비타민 B를 동시에 섭취하는 것이 좋다.

5장 지방 Lipid

지방은 물에 녹지 않고 유기용매에 녹으며 고체상태와 액체상태 모두를 포함한다. 같은 무게당 발생열량을 비교하면 탄수화물의 2배 이상이 되는 농축된 에너지원이다. 체내의 축적된 지방은 저장에너지인 동시에 장기조직의 보호에도 관여하고 있으며 세포의 구성성분으로도 존재한다. 저장된 지방은 탄수화물과 같이 체내에서 연소되어 에너지를 유리하지만 에너지원으로 저장된 지방을 이용하려면 탄수화물을 이용하는 것보다 훨씬 오랜 시간이 필요하다.

지방은 체내에 무제한 저장될 수 있다. 에너지원을 대부분 지방에만 의존하면 지방이 불완전연소하여 케톤체라는 산성물질이 간에서 생성되어 이것이 혈액내로 운반되어 무기질 평형에 이상을 초래한다. 지방을 섭취하면 기름(피지)분비가 증가하는 동시에 기름의 질적변화도 생긴다. 그러나 기름에 대한 변화는 섭취하는 지방의 질에 따라 다르다.

6장 무기질 Mineral

비타민과 마찬가지로 인체내에서 에너지원은 되지 않지만 신체의 구성과 일부 신체기능을 조절하는 필수적인 요소이다. 무기질 중 체내에서 가장 많은 것은 칼슘(Ca)과 인(P)으로 골격과 치아의 주성분이며 칼슘은 혈액응고 과정에 필수적인 물질이고 인은 핵산과 세포막을 구성하는 성분이 된다.

나트륨(Na)은 칼륨(K)과 함께 체내 수분과 산염기균형을 유지하고 삼투압을 조절하기도 한다. 철분(Fe)은 적혈구의 혈색소를 구성하며 요오드(I)는 갑상샘호르몬인 타이록신의 성분으로 각각 중요한 생리기능을 담당하고 있다. 주요 무기질은 다음 〈표 2-1〉과 같다.

〈표 2-1〉 인체에 필요한 주요 무기질의 종류와 생리작용

무기질 성분	생리적 기능	과부족시 증상		급원식품
		결핍증	과잉증	
칼슘 Ca	뼈와 치아의 구성성분, 심장박동, 근육운동, 혈압조절, 신경전달기능, 효소의 형성	뼈의 약화, 구루병, 골연화증	신경기능 저하, 신장결석 우려	말린새우, 우유 야채, 콩,치즈, 달걀노른자
나트륨 Na	신경과 근육의 정상생리보조, 삼투압조절, 수분의 과잉소실방지, 심장박동수 조절	신경통유발	고혈압, 부작용이 나타날 수 있음	쇠고기, 식염, 치즈, 젓갈 시금치
철 Fe	헤모글로빈 생성, 산소운반 및 조직호흡에 관여, 근육에너지 생성, 해독작용, 감염증에 대한 저항력 증가, 피로방지, 빈혈방지	철결핍성 빈혈, 두통, 호흡곤란, 피로	간장, 신장, 췌장에 부담	새우, 간, 김, 쇠고기, 달걀 노른자, 콩
인 P	어린이 성장촉진, 뼈와 치아의 구성에 관여, 지방과 탄수화물대사를 촉진, 근수축에 관여	구루병, 치조농루	철이나 망간의 흡수를 저해	달걀노른자, 육류, 어류, 곡물류, 치즈
칼륨 K	정상발육 및 근육의 기능유지, 혈압저하작용, 항 알레르기작용, 체내 노폐물 배설촉진	부종, 저혈당증	신장이상, 심한탈수현상 등의 부작용	감귤류, 녹황색 야채, 감자 고기류
요오드 I	갑상샘 호르몬의 성분, 기초대사량의 조절, 과잉의 지방연소촉진, 머리를 맑게 해줌	갑상선종, 갑상선기능 저하증	갑상선기능 항진증	다시마 등의 해조류, 양파, 야채, 간유
마그네슘 Mg	근육의 활성조절, 효소의 활성에 관여, 신경안정, 심장혈관계 기능 강화, 조직혈관벽 칼슘침착 예방	신경계이상, 심장질환	설사 등의 부작용	다시마 등의 해조류, 양파, 야채, 간유

여러 가지 무기질의 기능 중 혈액의 삼투압을 일정하게 유지하는 것이 중요하다. 이는 혈액과 피부 사이의 수분균형을 유지하는 바탕이 되기 때문으로 특히 나트륨, 칼륨의 영향을 크게 받는다.

칼륨이 적어지면 피부의 수분량이 증가하여 부종이 나타난다. 일반적으로 나트륨은 동물성 식품에 많고 칼륨은 식물성식품에 많다. 또한 칼슘이 부족하면 신체의 저항이 약해지고 신경계가 흥분하기 쉬워 피부가 불안정해진다. 칼슘이 체내에 흡수되려면 비타민 D의 작용이 중요하다.

7장 비타민 Vitamin

비타민은 탄수화물, 지방, 단백질의 효율적인 이용을 가능하게 하는 유기화합물로 생존에 필수적인 물질이다. 비타민은 소량으로만 신체기능을 조절한다는 점에서 호르몬과 비슷하지만 호르몬은 신체의 내분비기관에서 합성되며 비타민은 외부로부터 섭취해야만 한다. 섭취한 비타민은 종류에 따라 지용성 비타민과 수용성 비타민으로 구분한다.

지용성 비타민은 지방이나 지방을 녹이는 유기용매에 녹은 비타민으로 비타민 A, D, E, K가 해당되며 수용성 비타민보다 열에 강하며 체내에서 지방과 함께 흡수되므로 지방의 흡수율이 떨어지면 지용성 비타민의 흡수도 지장을 받는다.

수용성 비타민은 물에 녹는 비타민으로 비타민 B복합체, 비타민 C, 비오틴, 폴산 등이 속한다. 건강과 미용에 관련하여 비타민의 기능과 효능을 생각할 때 어떤 종류의 비타민도 모두 직간접적으로 필요한 요소들이므로 필수 영양소이다. 즉 비타민은 신체 건강과도 밀접하지만 피부관리에 있어서도 섭취가 필수적이다.

1. 비타민 A(레티놀)

비타민 A는 추위에 대한 저항력을 강하게 하는데 결핍되면 땀샘, 기름샘, 각화이상으로 인해 건성피부로 기울며 각질층이 두꺼워지고 세균감염을 일으키기 쉽고 손톱이나 털도 약해져 부러지거나 파열되기 쉽다. 또한 눈이 나빠져 각막이 건조해지거나 야맹증이 되기고 한다.

2. 비타민 B군

비타민 B군 중 가장 미용과 관계가 깊은 것은 비타민 B_2로 우유에 많이 포함되어 있다. 몸 전체 피부의 신진대사를 왕성하게 하여 피부가 생기있게 한다. 게다가 혈관, 특히 피부의 모세혈관을 튼튼하게 하여 혈액순환을 좋게 한다. 비타민 B_2가 부족하면 구순염, 구각염, 세균감염을 일으키기 쉽고 혀점막이 부으며 결막과 각막에 영향을 미친다. 피부는 일광에 예민하게 되는 광선과민증이 유발되기도 한다. 비타민 B_1은 당질의 영양화에 필요하며 탄수화물을 다량으로 섭취하는 한국인에게 필요하다.

3. 비타민 C

비타민 C는 수용성으로 과일, 야채에 많이 포함되어 있고 3대 영양소의 대사와 관계가 있으며 비타민 C가 부족하면 괴혈병이 되는데, 비타민 C는 멜라닌을 환원하여 색을 퇴색시키는 작용을 하며 부신피질의 작용을 좋게 하는데 멜라닌 세포 자극호르몬의 작용을 억제한다. 이러한 작용으로 피부의 멜라닌 증가를 억제하거나 예방한다. 피부의 결합조직 재생에 필요하며 피부의 건강에 중요한 혈관벽을 튼튼히 하여 미용에 간접적으로 도움을 주고 있다.

4. 기타

비타민 D는 일광 중 자외선을 받아 프로비타민 D를 비타민 D로 바꾸어 주는 기능을 한다. 비타민 D가 부족하면 뼈의 발육이 제대로 이루어지지 않아 골연화증이나 구루병등이 발생한다. 비타민 E는 토코페롤이라 하며 피부의 혈액순환을 도와주고 피부노화방지 작용을 하며 결핍시에는 유산, 불임증 등이 발생한다.

그밖에 영양소와는 전혀 관계가 없지만 자주 먹는 식품으로 기호식품이 있는데 알코올, 음료, 담배, 커피, 차 등이 그것이다. 이를 자주 과다 복용하면 인체에 건강상 위해를 줄 뿐만 아니라 특히 카페인이나 니코틴 성분은 피부미용에 치명적인 해가 되므로 섭취를 제한하는 것이 필요하다.

〈표 2-2〉 비타민의 종류

비타민		생리적 기능	결핍증상	함유식품
지용성비타민	A retino	어두운 곳에서의 시력유지, 생체막 및 상피조직의 건강 유지, 정상적인 성장, 피부점막 보호, 생식기능 유지	각막건조증, 야맹증	레티놀–간, 난황, 카로틴–녹황색 채소
	D calciferol	칼슘과 인산염의 흡수촉진, 뼈의 성장유지	구루병, 부갑상샘기능항진	우유, 유제품, 계란, 간, 버섯
	E tocopherol	항산화기능, 항불임비타민, 피부노화 방지	빈혈, 적혈구 용혈, 월경불순, 불임	곡류의 배아, 식물류
	K phytonadione	혈액의 응고에 관여	프로트롬빈결핍, 혈액응고시간 지혈	곡류, 양배추 등 야채
수용성비타민	B1 thiamine	열량소에서 에너지 대사관여 말초신경기능 관여	각기병, 신경마비, 근육실조, 발육장애	식물의 배아부 동물의 내장
	B2 riboflavin	세포의 에너지 대사에 참여 피부점막 보호	세포산화대사장애, 구순각막염, 각막염, 백내장	간, 우유, 난류 육류 녹색야채
	B6 pyridoxine	단백질대사반응에 참여	경련, 안근염, 구각염, 결막염, 피부병, 부종	동식물계분포
	B12 cyanocobalamin	수소운반체로 이용	악성빈혈, 신경장애	간, 신장, 굴, 우유
	C ascorbic acid	항산화작용 및 콜라겐 합성, 아미노산대사 및 철흡수 촉진	괴혈병, 점상출혈, 관절통	신선한 야채와 과일
	Niasin 나이아신	탈수소효소의 조효소	펠라그라, 치매, 설사, 피부염	간, 신장, 땅콩 감자, 야채
	Vitamin H Biotin비오틴	열량소의 대사를 정상으로 유지하는데 관여	대사이상, 성장정지 피로감, 습진, 피부염	간, 신장, 효모
	Vitamin M folic acid 폴산, 엽산	조효소를 형성	성장이상, 빈혈	육류, 계란, 곡류
	판토텐산 pantoten acid	열량소의 에너지생산, 분해 및 지방산 합성	burning feet(발에 화상과 같은 통증)	간, 난류, 두류

5 피부와 호르몬

피부는 내분비물질인 호르몬에 의해 많은 영향을 받는데 남성, 여성 모두에게 양성의 호르몬(남성호르몬, 여성호르몬)이 모두 분비되어 균형을 유지하고 있다. 다만 남자에게서는 남성호르몬이, 여자에게서는 여성호르몬이 더 많이 분비될 뿐이다. 그러나 이런 호르몬분비의 균형이 깨어지기 쉬운 사춘기, 임신과 출산, 갱년기 등의 시기에는 호르몬분비의 변동과 관련된 많은 피부의 변화들이 발생한다.

1장 여성호르몬과 피부

1. 생리주기와 피부

여성의 경우 여성호르몬인 에스트로겐, 프로게스테론의 분비량 변동에 따른 생리주기로 인해 피부변화의 폭도 매우 크다. 생리주기 4주를 생리직후 일주일, 배란직후 일주일, 생리직전 일주일, 생리를 하는 일주일의 기간으로 나누어 살펴보면 다음과 같다.

생리가 끝난 직후 일주일동안은 배란일 직전이므로 에스트로겐의 작용이 활발해지고 피부에 좋지 않은 영향을 주는 프로게스테론의 활동이 미약하기 때문이 피부는 촉촉해지며 혈색이 가장 좋다. 그러나 배란 직후의 일주일은 에스트로겐의 작용은 그런대로 활발하지만 프로게스테론의 양이 늘어나는 시기로 서서히 피부가 나빠지기 시작한다. 프로게스테론이 활발히 활동하면 할수록 각질층이 두터워져 피부색이 어둡게 된다.

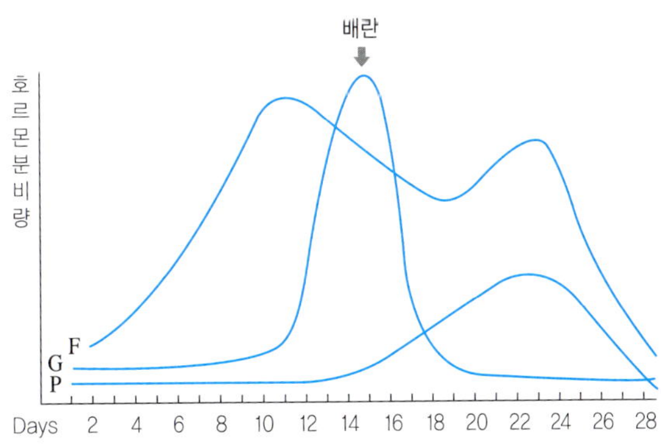

G : 성선 자극 호르몬 F : 난포호르몬(에스트로겐) P : 황체 호르몬(프로게스테론)

〈그림 2-8〉 생리주기에 따른 호르몬 분비변동(여성)

생리직전 일주일은 황체호르몬과 난포호르몬이 모두 줄어들고 피부의 상태가 가장 안 좋아질 때이다. 피부의 방어작용이 강해지기 때문에 여드름과 기미가 생기는 등 트러블이 심해지며 신체의 대사가 활발하지 못해 얼굴이 붓는 경우도 있다. 생리를 하는 일주일 동안은 여성들이 신체적 뿐만 아니라 정신적으로도 침체되는 기간이다. 몸이 차가워지고 혈액순환도 원활하지 못하기 때문에 눈밑에 그늘이 생기거나 얼굴이 전체적으로 어두워지는 시기이다. 이러한 시기별 차이는 여성호르몬 분비에 기복이 있기 때문에 피부변화를 가져오는 것이다. 임산부들의 피부상태가 안 좋아지게 되는것도 임신으로 인한 양 호르몬의 균형이 깨어졌기 때문이다.

2. 갱년기와 피부

갱년기의 피부변화도 마찬가지로 에스트로겐, 프로게스테론의 분비와 관계가 있다. 폐경기를 맞이한 여자에게서는 생리가 중단됨에 따라 난소기능이 정지하는데 뇌하수체에서는 성선자극호르몬의 분비가 증가하고 남성호르몬의 분비는 계속되어 상대적으로 여성호르몬과의 균형이 깨어져 피부의 급격한 변화가 일어난다.

2장 남성호르몬과 피부

남성에게서 분비되는 남성호르몬은 고환에서 분비되는 테스토스테론이며 여자의 부신피질에서 분비되는 부신성 안드로겐이다. 여자의 부신피질기능이 항진되어 안드로겐의 과다분비가 일어나면 여성의 남성 체형화, 체모분포의 남성화 증상이 나타나게 된다. 사춘기에는 남성호르몬의 영향에 의해 기름의 분비가 왕성하기 때문데 지방성 피부가 되기 쉬우며 따라서 지루증, 여드름 등의 피부문제를 나타낸다.

3장 부신피질호르몬과 피부

피부의 색소침착과 밀접한 관계가 있어 부신이 손상되는 등의 원인으로 부신피질호르몬의 분비가 줄어들면 이로 인해 각종 자극에 대해 예민해지면서 전신의 피부와 더불어 뺨의 점막도 검어지는 등 피부의 색소침착이 강하게 일어나는 애디슨병이 생기게 된다.

6 피부와 광선

피부에 영향을 주는 광선은 크게 자외선과 적외선을 들 수 있다. 이러한 광선들은 기미나 주근깨를 증가시키거나 진하게 하며 피부세포에 장해를 주어 매끄러움이나 윤기를 잃게 하고 피부의 노화를 촉진한다.

1장 자외선 Ultraviolet ray

1. 자외선의 분류

피부에 가장 손상을 많이 주는 자외선은 피부노화와 피부손상에 영향을 미치며 파장의 길이에 따라 UV A, B, C로 나뉜다. 가장 단파장 자외선인 UV C는 원래 상공에 있는 오존층에 흡수되어 지상에는 닿지 않았던 광선이나 환경오염으로 인한 오존층 파괴등으로 인해 현재 지구상에서 피부와 관련된 많은 질환을 유발하고 있다. 중파장 자외선은 UV B로 선번(일광화상)과 선탠을 동시에 일으킨다. 가장 장파장인 UV A는 일상생활에서 쉽게 접할 수 있으며 선탠을 일으킨다. 홍반을 유발하는 능력은 UV A가 UV B의 1/1000 정도이지만 일광내의 UV A의 양이 UV B보다 10배에서 100배나 많기 때문에 일상생활시에도 자외선 차단에 유의하여야 한다.

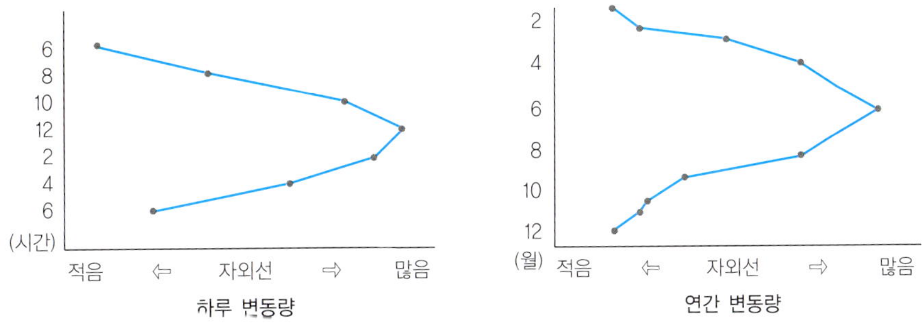

〈그림 2-9〉 자외선 강도변화 – 하루 변동량과 연간 변동량

2. 피부에 미치는 자외선의 영향

피부는 직접 햇볕에 노출될 때 자외선으로부터 피부를 보호하기 위하여 자외선을 반사 산란시키거나 흡수하여 방어한다. 자외선은 살균작용을 하며 체내에서 비타민 D를 형성해 저항력을 증강시키나 표피의 기저층 아래까지 침투하여 손상을 주기도 한다.

또한 피부노화를 촉진하고 기미주근깨 등의 잡티가 늘어나며 피부색이 검어지고 피부 표면조직을 파괴하기도 한다. 또한 햇볕에 노출된 피부에서는 멜라닌 세포에 의해 멜라닌이 과다하게 생성되어 이로 인해 평상시보다 빠른 속도로 신진대사가 이루어져 피부표면에서 떨어져 나가게 된다. 이는 피부 및 신체조직을 보호하기 위해 성장과정이 빠르게 진행되기 때문이다.

3. SPF(자외선차단지수)

SPF란 sun protection factor의 약자로 자외선차단지수라 한다. 이는 피부가 자외선으로부터 보호되는 정도 및 시간을 지수로 나타낸 것이다. 각 회사제품마다 조금씩 차이는 있으나 SPF 1은 약 10~15분 정도 자외선이 차단되는 것을 의미한다. 그러므로 차단지수가 높을수록 자외선에 대한 차단능력이 높다는 것을 의미한다.

2장 적외선 Infrared ray

적외선은 열선으로 체온을 상승시키지 않고 열로써 피부를 이완시키며 신진대사를 원활하게 하여 피부세포 내의 화학적 변화를 촉진시킨다. 또한 혈관확장으로 혈류가 증가되며 이로 인해 영양분의 흡수를 도와주고 림프의 순환을 원활하게 해주어 병에 대한 저항력을 높여주는 좋은 점이 있다.

그러나 사용시 주의해야 할 점은 적외선 등과 인체와의 간격이 너무 바짝 붙여서 사용하면 안 되고 조사시간도 20분 정도가 적당하다. 특히 얼굴부위 사용시 눈에는 마스크를 꼭 착용하여 눈을 보호해야 한다.

7 피부의 이상현상

1장 피부요인

1. 피부에 문제를 일으키는 요인

피부에 여러 문제를 일으키는 요인들을 살펴보면 다음과 같다. 먼저 생리적 요인으로는 기름분비의 이상과다 또는 부족, 호르몬분비 이상, 대사활동 이상, 혈액순환 부진 또는 과잉, 혈액요소의 결핍으로 오는 순환계 이상 등이 작용한다. 두 번째 영양학적 요인으로는 피부세포의 영양결핍과 함께 잘못된 식습관, 즉 지방질 · 육류 · 자극성 식품의 과다섭취, 비타민결핍, 편식, 탄수화물 · 단백질 섭취불균형, 식사량의 과다과소, 음주, 수분섭취결핍, 패스트푸드 과잉섭취 등에 기인한다. 세 번째 외부환경적 요인으로는 자외선, 방사선, 공해로 오염된 공기, 바람, 기온변화, 저온과 고온, 건조한 공기와 다습한 공기를 들 수 있다. 네 번째 내과적 요인으로는 소화기계, 순환계, 신경계, 내분비계, 간 등의 이상상태 또는 임신과 출산이 크게 영향을 미친다. 그밖에 스트레스로 인한 심리적 요인, 수면부족, 피로, 잘못된 다이어트, 운동부족 등을 가져오는 생활습관적 요인, 잘못된 피부관리요인(알칼리비누의 과용, 화장품성분, 잘못 처리된 필링)으로 인해 피부에 많은 문제를 야기하고 있다.

2. 피부의 유형에 영향을 미치는 요인들

피부는 일반적으로 정상피부, 건성피부(일반건성, 표피건성, 진피건성), 지성피부(지성피부, 지루성피부, 여드름피부), 복합피부, 예민피부, 노화피부 등으로 분류된다. 이러한 유형을 결정하는 주요한 요인으로 땀샘, 기름샘의 기능감소와 증가에 따라 결정된다는 것이다. 그리고 피부각질화의 진행상태에 따라 두꺼운 피부, 얇은 피부(예민피부) 등으로 분류할 수 있다. 피부표면의 피부입자가 어떻게 보이는가, 모공의 상태, 피부의 투명도 등에 따라 분류할 수 있다. 피부의 엘라스틴 섬유조직의 상태에 따라 피부의 탄력성이 좌우되고 모세혈관의 상태에 따라서도 피부의 유형구분에 있어서 한 요인으로 작용한다. 그밖에 개인, 연령, 유전인자, 신체조건, 심리상태, 계절 등에 따라 피부의 유형은 다르게 변화한다.

2장 피부이상 현상

1. 피부의 노화현상

피부는 인간의 노화현상을 가장 쉽게 알 수 있는 부분이다. 노화는 자연발생적으로 진행되는 한 과정이지만 적절한 시기에 제대로 된 관리만 해 준다면 어느 정도 노화가 진행되는 속도는 늦출 수 있다. 피부관리 또한 한참 노화가 진행되고 나서 관리가 시작되면, 이는 노화가 진행되는 초기에 관리를 수행한 사람과 비교해 볼 때 어느 정도 개인차는 있지만 관리를 늦게 시작한 시점에 훨씬 노화가 빠르게 진행된다.

노화한 피부는 표피자체도 얇게 되고 진피의 물결모양도 없어지며 세포내의 수분 및 탄력섬유질 등이 감소된다. 이로 인해 주름이 생기게 되는 것이다. 모발 또한 노화가 진행되면 색소가 없어지거나 탈모가 일어난다. 기름샘과 땀샘의 기능이 축소되고 또한 샘자체의 수도 줄어들어 기름과 땀의 분비가 감소하게 된다. 이로 인해 노화가 진행되면서 대부분 건성피부로 진행되어 간다. 기름분비량 감소에 따라 피부의 보호기능 중의 하나인 기름막에 의한 중화능력이 저하되어 pH도 알칼리성으로 변화된다. 특히 이러한 기름분비량의 변화가 현저하게 나타나는 것은 여성으로 30대 이후부터 저하되기 시작하여 남성보다 여성에게서 노화가 빨리 진행되는 경향을 보인다.

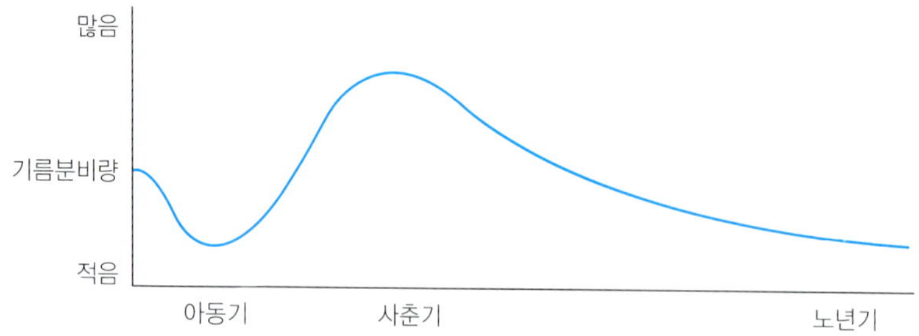

〈그림 2-10〉 연령별 기름분비 변동량

이밖에 피부노화를 촉진하는 요인으로는 지나친 햇볕에 노출되었을 때, 한냉자극이나 부적당한 화장품의 사용, 피부염증, 세균이나 바이러스, 진균 등의 감염, 혈액순환기능의 저하, 영양부족 등을 들 수 있다.

2. 이상각화현상

표피의 각화과정에 이상이 생겨 발생하는 질환을 총칭하여 이상각화현상 또는 각화이상현상이라 한다. 그중 비듬은 머리의 피부각화가 촉진되어 각질층이 정상이상으로 벗겨지는 현상을 말한다. 특히 건성비듬은 피지의 분비가 적고 피지선이 위축하여 일어나는 것으로 각질이 과잉생산되어 비듬으로 떨어지는 것이다. 피지가 부족하여 각질표면의 각질세포를 상호간에 밀착시키는 힘이 약해지는 것도 하나의 원인이다.

지성비듬은 끈적이고 축축한 비듬으로 지성피부인 사람에게서 보이는 비듬이다. 이로 인해 두피가 가려워져 긁다보면 심해져 세균감염을 유발할 수도 있고 또한 탈모현상도 일어난다. 비듬은 비타민 A 결핍증이나 영양실조 특히 단백질결핍, 부신피질 기능저하 등의 경우에 생기는데 비듬을 예방하려면 올바르게 머리를 감고 신체의 건강상태 특히 위장, 간장기능이 제대로 기능하도록 노력해야 한다.

3. 색소침착현상

1) 색소증가현상

(1) 기미

자외선을 받게 되면 색소형성세포에서 만들어진 멜라닌이 신진대사에 의해 피부표면으로 움직여 피부색이 짙어지는데 이 과정에 이상이 생겨 과잉색소침착이 일어난 것을 기미라고 하며 간반이라고도 한다. 기미는 보통 피부색과 다르게 경계가 비교적 확실한 진한색을 띠며 불규칙한 형태로 좌우대칭으로 생기는 경향이 있다.

기미는 내분비적인 원인으로 특히 임신시 여성호르몬의 불균형, 멜라닌세포자극호르몬의 과잉분비 등에 의해 형성되며 자외선, 정신적인 불안과 스트레스로 인해 생성되는 경우가 있다. 기미가 생기지 않게 하기 위해서는 되도록 자외선 특히 UV A를 피하고 균형있는 식사, 규칙적인 생활, 스트레스를 해소하고 기분을 밝게 가지도록 노력해야 한다.

(2) 주근깨

자외선을 주근깨는 자외선을 받으면 더욱 색상이 짙어지는데 보통 5~6세부터 나오기 시작하여 20대에 진해지고 나이가 많아지면서 없어진다. 원인으로는 유전적 원인과 자외선에 의한 것을 들 수 있으며 주근깨의 손질로는 자외선차단제를 사용하여 자외선으로부터 피부를 보호하고 비타민 A, C를 함유한 식품을 많이 섭취하며 혈액순환을 촉진하기 위해 기초 피부손질을 충분하게 해준다.

2) 색소결손

선천적으로 피부일부에 색소세포의 기능이 없거나 피부에 병이 있어서 색소세포가 파괴 혹은 손상된 경우 색소의 결손이 일어난다. 백반은 여러 가지 크기와 형태의 백색 반점들이 생기는 현상으로 선천적인 원인과 후천적인 신체내부기관의 이상이 원인이 된다. 자외선치료를 받거나 전문의의 치료를 요하는 경우가 많다.

4. 여드름(Acne, Pimple)

1) 여드름

여드름은 지성피부의 사람들에게서 생기기 쉬운데 호르몬 분비가 왕성한 사춘기의 남녀에게서 많이 나타난다. 여드름의 직접적인 원인은 기름의 분비가 많아지는 것인데 호르몬분비의 불균형이 대부분이다. 특히 남성호르몬인 안드로겐과 밀접한 관계가 있다.

이 안드로겐은 남성에게만 분비되는 것이 아니라 여성의 경우에도 부신피질과 난소에서 분비되고 남성의 경우는 부신피질과 고환에서 분비된다. 이 호르몬의 분비량이 많아지게 되면 기름이 과잉으로 분비된다. 주로 얼굴, 가슴 등 기름샘이 많은 부위에 일어나며 염증을 일으키고 있는 피부주변의 진피에도 2차적인 염증성 변화를 일으킨다.

이밖에 세균, 유전, 식품, 변비, 스트레스, 피부나 털의 불결 등이 원인이 되기도 한다. 기름의 분비가 많으면 각질층의 세포에 기름이 많아져 세균이 증식하기 쉽고 또한 털구멍이 좁아져 막히기 쉬워지는데 털구멍이 막혀도 기름의 분비량은 계속 분비되어 밖으로 나오기 어려워진 기름에 세균이 증식하여 여드름이 생기는 것이다.

2) 여드름의 예방

우선 피부를 청결하게 해야 한다. 털구멍이 막히는 원인이 되는 더러움이나 화농의 원인이 되는 세균을 깨끗하게 닦아내어 피부를 청결하게 유지해야 한다. 또한 당질을 과다하게 섭취하면 분비되는 기름의 양도 많아지므로 초코렛, 과자, 탄산음료, 버터 등의 음식은 적게 섭취하여야 한다.

또한 충분한 비타민의 섭취에도 신경을 써야 하고 편식하지 않는 균형있는 식생활을 해야 한다. 카페인, 담배, 알코올섭취를 삼가해야 한다. 야채나 과일을 많이 섭취하여 변비가 생기지 않도록 주의해야 하고 간장의 기능을 강화하여야 한다. 간기능이 저하되면 기름샘에서의 기름분비가 많아지고 해독작용도 약해져 피부세포에 대한 저항력이 약화되기 때문이다. 여드름의 치료시에도 곪기전에 손톱을 대거나 해서는 안 되는데 이는 자국을 남기는 큰 원인이 된다.

5. 알레르기(Allergy)

알레르기란 선천적 또는 후천적으로 특정한 물질에 민감하게 반응하는 특이한 체질적인 피부현상이다. 공해와 같은 환경적인 요인으로도 많이 발생하는데 피부의 발적, 변색, 반점의 접촉성 피부염이나 화농성 피부질환으로 나타난다. 반응은 알레르기 유발항원이 피부에 닿은 후 몇 초 또는 몇 분안에 일어나는 급성반응과 몇 시간 혹은 몇 일후에 일어나는 만성반응이 있으며 그중 외부로부터 피부에 접촉하는 것으로 일어나는 외인성의 것을 접촉성 피부염이라 한다.

피부의 알레르기성 변화를 피하려면 알레르기를 유발하는 물질에 대한 충분한 이해를 가지고 이를 제거하거나 피하도록 해야 한다. 특히 화장품이나 약품(파마약, 염색약 등)의 경우 피부표면에 소량 발라 그 국소에서 어떠한 반응여부를 나타내는지를 검사하는 피부실험(patch test)-패치테스트를 실시하여 알레르기를 사전에 예방하여야 한다.

◉ 기출 및 예상문제

1. 진피 속에 유두에 대한 설명 중 틀린 것은?

① 유두에 있는 부분을 유두층이라고 한다.
② 유두는 혈관이나 신경이 풍부하다.
③ 유두는 피부의 작용에 중요한 역할을 한다.
④ 유두에는 색소 세포가 있다.

2. 피부의 각질, 털, 손톱, 발톱의 주성분이 가장 많이 함유된 식품은?

① 동물성 단백질　② 동물성 지방질
③ 진분　④ 맥아당

3. 말기피(malphigy)세포에 대한 설명 중 틀린 것은?

① 표피의 95%를 차지하고 있다.
② 표면으로부터 각질층, 과립층, 유극층의 4개층으로 구성되어 있다.
③ 각화는 말기피 세포의 가장 중요한 작용이다.
④ 각질(세포)층의 수분이 10% 이하가 되면 거친 피부가 된다.

4. 다음 피부밑조직에 대한 설명 중 맞는 것은?

① 표피와 진피 사이에 있다.
② 피하지방이 저장되는 부위는 남녀에 따라 다르다.
③ 손바닥과 발바닥 사이에는 항상 일정량의 지방이 있다.
④ 지방은 항상 제거해야 한다.

5. 각질(세포)층에 대한 설명 중 틀린 것은?

① 케라틴이라는 단백질과 10~20%의 수분을 포함하고 있다.
② 산이나 알칼리 등의 화학약품에 약하다.
③ 티눈과 관계가 있다.
④ 케라틴은 물을 흡착하는 기능이 강하다.

6. 카로틴은 비타민 A의 주원료로서 이것이 포함된 음식물을 많이 먹으면 피부가 노랗게 된다. 카로틴을 포함한 식품은?

① 사과, 배　　② 바나나, 파인애플
③ 귤, 밀감, 당근, 호박　　④ 소, 닭, 돼지고기

7. 손톱에 대한 설명 중 맞지 않는 것은?

① 표피의 각질층이 변형된 것이다.
② 손톱의 성분은 케라틴이다.
③ 비타민 A가 결핍되면 손톱이 얇고 무르게 된다.
④ 손톱에는 수분, 지방이 없다.

8. 피부에 관한 다음 설명 중 틀린 것은?

① 표피는 혈관과 신경이 없는 조직이다.
② 진피는 표피보다 얇다.
③ 진피에는 신경, 혈관, 림프관, 피지선이 있다.
④ 피하지방은 신체의 곡선미와 깊은 관계가 있다.

9. 대한선(큰땀샘-아포크린선)에 대한 설명 중에서 맞는 것은?

① 대한선의 한선체는 소한선의 한선체보다 작다.
② 대한선에서 분비되는 땀은 소한선에서 분비되는 땀보다 농도가 짙고 독특한 냄새가 난다.
③ 대한선이 존재하는 분위는 입과 입술의 부위이다.
④ 내한선은 표피층에 있다.

10. 털의 횡단면을 확대해 보면 바깥쪽으로 부터 털표피, 털피질, 털수질의 3부분으로 되어 있다. 다음 설명 중 틀린 것은?

① 모표피는 털의 가장 표면에 있다.
② 모피질은 멜라닌을 함유하고 있어서 털의 색을 만들어 준다.
③ 모수질은 수질세포로 되어 있는데 건조하여 내용이 미세한 과립모양으로 보인다.
④ 모피질과 모수질이 두꺼우면 털이 부드럽다.

11. 다음 기름(피지)에 대한 설명 중 옳지 못한 것은?

① 피지의 분비는 청춘기(16~20세)에 왕성하게 된다.
② 일반적으로 남자는 여자보다 피지의 분비가 적다.
③ 피지의 분비는 외계의 온도가 상승하면 높아진다.
④ 손바닥과 발바닥에는 피지가 분비되지 않는다.

12. 피부의 변성물에 속하지 않는 것은?

① 털　② 손톱　③ 발톱　④ 피지

13. 다음 피부의 PH에 대한 설명 중 틀린 것은?

① 상피 자체의 PH를 말한다.
② 피부표면의 증류수를 아주 적게 첨가하여 측정한다.
③ 인종, 성별, 연령, 시기, 부위 등에 따라서 다르다.
④ 온도와는 관계가 없다.을 희게 하려면 비타민C를 많이 섭취해야 한다.

14. 표피층에서 광선을 인지하는 층은?

① 각질층　② 투명층　③ 과립층　④ 유극층

15. 땀샘(汗膳)에 대한 설명 중 맞지 않는 것은?

① 아포크린선(apocrincrine gland)을 큰 땀샘(大汗膳)이라 한다.
② 아포크린선은 반드시 모발에 부속되어 있다.
③ 에크린선(작은 땀샘)은 겨드랑이나 젖꼭지 등에 많다.
④ 에크린선(eccrin gland)은 얼굴이나 손바닥 등에 많다.

16. 피부를 희게 하고 혈액순환을 잘 되게 하려면?

① 비타민 A　② 비타민 B
③ 비타민 C　④ 비타민 D

17. 피부의 구조에서 멜라닌 색소에 의해서 피부색을 좌우하는 층은?

① 각질층　② 유극층　③ 기저층　④ 투명층

18. 비듬이나 때가 되는 층은?

① 표피의 기저층
② 표피의 각질층
③ 표피의 과립층
④ 진피의 유두층

19. 피부에 관한 다음 설명 중 틀린 것은?

① 표피는 진피와 피하조직 사이에 있다.
② 피부의 주성분은 단백질이다.
③ 피부영양은 진피의 유두층에서 피를 통하여 공급된다.
④ 표피의 각화작용으로 비듬이나 때가 떨어져 나간다.

20. 다음 설명 중 틀린 것은?

① 얼굴을 희게 하려면 비타민 C를 많이 섭취해야 한다.
② 혈색을 좋게 하려면 헤모글로빈의 원료인 철분이 많아야 한다.
③ 살찌려면 칼로리의 공급을 많이 해야 한다.
④ 날씬해지려면 지방분을 많이 섭취해야 한다.

21. 피부의 색소와 관계가 없는 것은?

① 에크린(eccrin)
② 멜라닌(melanin)
③ 카로틴(carotene)
④ 산화 헤모글로빈(hemoglobin)

22. 피지선(기름샘)이 전혀 없는 곳은?

① 손바닥 ② 팔 ③ 이마 ④ 코

23. 피하조직에 대한 설명 중 틀린 것은?

① 지방을 다량 함유하고 있어 피하지방 조직이라 한다.
② 두께는 성별, 부위, 연령에 따라 차이가 심하다.
③ 뼈나 근육을 외부 압력으로부터 보호한다.
④ 핏줄이 없고 말초신경이 퍼져 있다.

24. 진피의 구성층이 아닌 것은?

① 유두층 ② 유극층 ③ 망상층 ④ 유두하층

25. 다음 설명 중 진피에 관한 사항은?

① 표피의 최하층에서 일렬로 줄지은 원주형, 세포의 층
② 표피와 피하조직 사이의 부분
③ 모발의 피부표면에 나와 있는 부분
④ 탈락된 각질 세포와 피부 표면에 분비된 피지, 즙(진액)같은 것이 티끌과 먼지와 같이 합쳐진 것

26. 액취증과 관련이 있는 것은 다음 중 어는 것인가?

① 지선 ② 에클린선 ③ 아포크린선 ④ 모선

27. 다음 중 피지의 작용이 아닌 것은?

① 수분증발 억제작용 ② 살균작용
③ 유화작용 ④ 신축력 에너지 공급 작용

28. 피부색 및 멜라닌 색소에 관한 설명으로 잘못된 것은?

① 멜라닌 색소는 표피의 투명층에 가장 많이 분포한다.
② 멜라닌 색소는 갈색, 황갈색, 흑갈색을 보인다.
③ 유전성, 환경성 및, 호르몬성이 멜라닌 색소의 양 및 활성을 지배한다.
④ 자외선을 받으면 흑색으로 변하여 이의 체내 침투를 차단 내부를 보호한다.

29. 피하조직(hypodermis)의 설명으로 잘못된 것은?

① 근육 · 골격 사이에 다량의 지방분을 갖고 있다.
② 남성호르몬과 유관하다.
③ 열의 부도체이다.
④ 내부기관의 보호 완충 역할을 한다.

30. 다음 중 피부의 탄력 및 신축력에 가장 중요한 역할을 하는 것은?

① 표피 돌기 및 진피유두 ② 피하지방
③ 망상층 ④ 과립층과 유두층

31. 다음 중 대한선이 가장 많이 분포하는 곳은?

① 이마 ② 겨드랑이 ③ 손바닥 ④ 어깨

32. 피부의 탄력과 신축성에 대한 설명 과정 중 잘못된 것은?

① 진피와 표피 사이에 파상형의 돌출부위가 있으며 이를 표피돌기라 한다.
② 이 표피 돌기가 피부전체의 탄력과 신축력을 갖게 된다.
③ 파상형의 표피 돌기의 돌출부위가 무뎌지면 탄력을 잃어가고 심하여 평형화 되어지면 무기력해진다.
④ 한 번 무뎌진 표피 돌기는 어떤 경우에도 다시 파상이 재생되지 아니한다.

33. 기저층에 관한 잘못된 것은?

① 표피 중 가장 깊은 층이다.
② 원주상의 세포로 단층이다.
③ 각질형성 세포와 색소형성 세포가 있다.
④ 기저층 임파관이 분포되어 피부관리에 중요한 대상이 된다.

34. 피부의 색이 검게 되는 것은 어떤 색소에 기인하는가?

① 카로틴(carotene)색소　② 멜라닌(melanin)색소
③ 헤모글로빈(hemoglobin)색소　④ 크산토필(xanthophyl)색소

35. 다음 설명 중 옳은 것은?

① 피부는 표피, 중피, 피하조직의 3개의 층으로 되어 있다.
② 표피에는 각질층, 투명층, 과립층, 유극층, 기저층의 5개 층이 있다.
③ 각질층을 형성하는 세포의 성분은 멜라닌이다.
④ 피하조직에는 색소세포라고 불리는 세포가 있다.

36. 피부에 여드름이 생기는 것은 다음 중 어느 것이 직접 관계되는가?

① 한선구가 막혀서　② 피지의 분비가 순조롭지 않아서
③ 땀의 발산이 순조롭지 않아서　④ 혈액 순환이 좋아서

37. 진피층에서 가장 두터운 피부층은?

① 유두층　② 망상층　③ 유두하층　④ 기저층

38. 다음 설명 중 얼굴 피부의 특징을 나타낸 것은 어느 것인가?

① 두껍고 강하게 고무와 같이 질기고 탄력을 지니고 있다.
② 얇고 피하조직이 적으며 피하 지방은 전혀 볼 수가 없다.
③ 두껍고 특히 각질층이 두꺼워 털이 없다.
④ 부위에 따른 두께의 차이가 심하고 일반적으로 얇고 부드럽다.

39. 피부표면에 있는 지방막의 성질은 다음 중 어느 것인가?

① 산성 ② 중성 ③ 알칼리성 ④ 이상성

40. 다음 설명 중 옳은 것은?(표면으로부터)

① 인체의 피부는 표피, 피하조직, 진피의 순으로 되어 있다.
② 인체의 피부는 진피, 피하조직, 표피의 순으로 되어 있다.
③ 인체의 피부는 표피, 진피, 피하조직의 순으로 되어 있다.
④ 인체의 피부는 피하조직, 진피, 표피의 순으로 되어 있다.

41. 피부에 관한 다음 설명 중 틀린 것은?

① 진피의 유두층에는 피부혈관과 피부신경이 존재한다.
② 피하조직 중의 피하지방은 신체의 곡선미와 깊은 관계가 있다.
③ 피지는 피지선에서 분비되어 진피표면에 피지막을 형성한다.
④ 피지가 필요 이상으로 분비되면 지방성 피부가 된다.

42. 비듬이나 때가 되는 피부의 층은?

① 표피의 각질층 ② 표피의 기저층
③ 진피의 유두층 ④ 진피의 망상층

43. 피부가 얇고 창백하여 탄력성이 적고 약한 피부는?

① 지방성 피부 ② 중성피부
③ 이상성 피부 ④ 민감성 피부

44. 인체의 피부를 크게 나누었을 때 가장 두터운 층은?

① 표피 ② 진피 ③ 피하조직 ④ 기저층

45. 피부에는 땀선이 두 가지 있다. 그 중 큰땀샘은 다음 어느 부위에서만 볼 수 있는가?

① 얼굴과 손발 ② 배와 등
③ 겨드랑, 젖꼭지, 음부 ④ 팔과 다리

공중위생관리학

Public Hygiene Management

PUBLIC HYGIENE MANAGEMENT

III

PART

소독학 및 감염병학

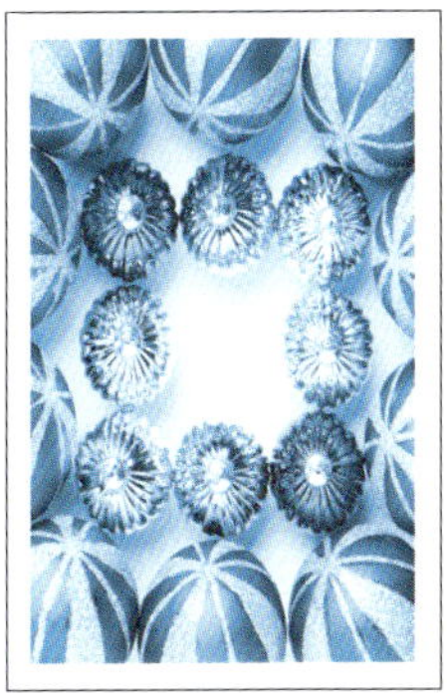

핵심요약정리

1. 소독학

❖ **신벌설** → 미애즈머설(장기설, 나쁜 공기설) → 접촉감염설 → 미생물병인설
↑
현미경 발견(레벤후크)

❖ **병원성 미생물의 분류**

- 진핵생물
  - 진균
    - 곰팡이
    - 버섯
    - 효모
  - 원생동물
- 원핵생물
  - 활주성세균
  - 나선균군
  - 진정세균군
    - 단세포형
      - 기생형
      - 자유생활형 : 모양에 따라 구균, 간균, 나선균
    - 균사체형
  - 마이코 플라즈마
- 극미생물
  - 바이러스
  - 리케치아
  - 클라미디아

❖ **미새물의 증식환경** : 영양원, 수분, 온도, pH, 산소

❖ **소독** : 병원균의 감염력을 제거하는 것을 총칭한다. 비교적 약한 살균력으로 병원성 미생물의 성장을 저지하거나 파괴함으로써 감염의 위험성을 제거하는 것이다.

❖ **멸균** : 완전히 병원균을 제거하는 것

❖ **살균** : 생활력을 가지고 있는 미생물을 여러 가지 물리, 화학적 작용에 의해 급속하게 죽이는 것

❖ **방부** : 병원성 미생물의 발육과 그 작용을 억제하거나 정지시켜 음식물의 부패나 발효를 방지하는 것

❖ **소독법**

- 자연소독법　희석, 태양광선, 한냉
- 물리적 소독법
  - 건열이용법 : 화염멸균법, 건열멸균법, 소각소독법
  - 습열이용법 : 자비소독법, 저온소독법, 고압증기멸균법, 간헐멸균법
  - 자외선 소독법
- 화학적 소독법 : 알코올, 계면활성제, 중금속화합물, 할로겐화합물, 페놀화합물, 과산화수소수

❖ **금속제품** : 가위, 레이저, 란셋, 아이론, 니퍼, 클리퍼, 족집게, 면도날 등 깨끗이 비눗물에 닦은 후 70% 알코올, 크레졸 수, 역성비누액으로 닦아낸 후 자외선 소독기에 넣어 소독하여 보관한다.

❖ **플라스틱, 고무제품** : 빗, 솔 종류, 브러시, 롯드 등 열에 의한 소독은 부적당하다. 역성비누액을 묻혀 닦은 다음 자외선 소독기에 넣어 자외선이 닿지 않는 곳이 없도록 위치를 돌려가며 소독한다.

❖ **천제품** : 가운, 타올, 침구류, 염색보, 커트보, 퍼머보, 샴프보 등 매번 사용한 후 세탁하고 삶아서 사용하도록 한다.

❖ **손의 소독** : 석탄산수 1~2%, 크레졸수 1~2%이나 역성비누용액을 사용한다.

❖ **나무제품** : 지압봉, 오렌지우드스틱 등 사용 후 비누로 세척후 자비소독이나 자외선 소독기로 소독한다.

❖ **일반실내소독** : 3% 크레졸용액, 역성비누로 바닥과 베드, 의자 등을 닦아준다.

2. 역학 및 감염병관리

❖ **역학** : 질병의 발생을 연구하는 학문 즉 유행병의 원인을 규명하는 학문

❖ **질병발생의 3요소** : 병인, 숙주, 환경

❖ **삼각형 모형** : 질병을 유발하는 3요소인 병인, 숙주, 환경의 상호작용이 균형을 잘 유지하여야 건강이 성립되는데 질병은 이러한 요소들의 균형이 깨어질 때 발생하는 것이다.

❖ **감염병생성과정 6요소**

병원체 → 병원소 → 병원소로부터 병원체 탈출 → 전파 → 병원체의 신숙주내 침입 → 숙주의 감수성

❖ **병원소** : 인간병원소, 동물병원소, 토양병원소

❖ **병원체의 탈출** : 호흡기계통, 소화기계통, 비뇨기계통, 생식기계통, 개방병소로의 탈출, 기계적 탈출

❖ **전파**

- 직접전파
- 간접전파
  - 활성전파 : 절족동물(모기, 진드기, 파리, 이, 벼룩 등)
  - 비활성전파
    - 물, 우유, 식품, 공기, 토양
    - 개달물에 의한 전파

❖ **면역**

- 선천적 면역
- 후천적 면역
  - 능동면역
    - 자연능동 : 병후면역
    - 인공능동 : 예방접종 후 면역
  - 수동면역
    - 자연수동 : 모체전달면역
    - 인공수동 : 면역물질 주사

❖ **감염성 질환의 예방과 관리대책** : 전파과정의 차단 환경위생관리, 숙주의 면역증강, 예방되지 못한 환자의 관리

1 소독학

1장 미생물

1. 미생물의 역사

미생물이란 일반적으로 눈으로 볼 수 없는 0.1 mm 이하의 미세한 생물체를 총칭하는 것이다. 일반적으로 미생물하면 생물에 해로운 병원균 등이 떠오르지만 실제로는 인간에게 유용한 역할을 하는 미생물(유산균, 발효균 등)도 많다. 인간은 항상 수많은 미생물들과 함께 살고 있는데 이들은 인간에 아무런 해를 끼치지 않으면서 상재하여 인간과 균형을 유지하면서 공존하고 있다.

고대에는 미생물을 경험적으로 인식하였으며 질병을 신이 내리는 벌로 여겼다. 히포크라테스 시대에는 페스트, 콜레라, 홍역 등의 질병이 유행하는 원인을 나쁜 공기가 병을 운반해 온다고 하며 그후 수백 년 동안 눈에 보이지 않는 존재를 믿어왔었다. 실제 세균의 존재를 발견한 사람은 중세 네덜란드의 안톤 반 레벤후크(Leewenhoek)로 그가 미생물을 볼 수 있는 확대경을 발견함으로써 획기적인 발전이 이루어졌다. 그 이전까지는 눈으로 볼 수 없었던 것에 대한 다양한 의견들이 있었으나 현미경 발명 이후 인간에게 병을 일으키는 원인에 대한 과학적인 연구가 시행될 수 있었다. 그후 미생물의 존재를 질병과 결부시켜 생각하게 된 사람은 프랑스의 파스퇴르(Pasteur)와 독일의 로버트 코흐 (Koch)였다. 그 이전까지 많은 사람들은 질병이 자연히 발생한다는 자연발생설을 믿어왔으나 파스퇴르는 소위 백조목 플라스크 실험 결과 균이 침입하지 않으면 미생물이 발생하지 않는다는 것을 입증하여 자연발생설을 부정하였으며 이를 응용하여 저온멸균법을 발명하였다. 또한 코흐는 탄저병의 병원체를 실험에 의해 증명하여 세균연구법의 기초를 확립하였고 그 이후 미생물의 순수배양과 분리를 위한 방법들을 개발하였다. 이로 인해 여러 가지 화학요법제가 나타나게 되었으며 예방접종 백신의 개발도 이루어졌다.

2. 미생물의 분류

생물학자들에 의하면 단일세포로 되어 있는 것과 여러 개의 세포로 되어 있더라도 분화되어 있지 않는 생물을 구분하기 위해 식물계, 동물계와는 별도로 원생생물계를 독립시켰다.

원생생물은 구조의 진화정도에 따라 보다 복잡한 구조를 나타내는 고등 원생생물(진핵생물) 및 하등 원생생물(원핵생물)로 분류된다. 인간에게 병을 일으키는 병원성 미생물은 다음과 같이 크게 분류된다.

1) 진핵생물(고등 원생생물)

고등식물이나 동물의 구성세포와 같이 고도로 진화된 구조를 가진 세포를 진핵세포라 한고 이러한 세포를 가진 미생물을 진핵생물이라 하며 진균, 점균, 원생동물 및 조류 등이 이에 속한다.

(1) 진균

진균류는 형태에 의해 곰팡이, 효모, 버섯으로 나누어지며 주로 생식방식에 근거를 두고 분류된다. 곰팡이는 미세한 사상의 균사를 본체로 하여 번식하는데 내열성이 약하여 일반적으로 습열에 사멸하는 것이 대부분이다.

생육조건은 다소 건조한 환경에서 발육증식이 나타나며 사체 기생성이 대부분이다. 항생물질 생산균으로 유명한 푸른곰팡이도 있지만 병원성을 가지고 있는 균으로는 누룩곰팡이, 지오트리쿰, 트리코스포론, 알트나리움 등 종류가 매우 많다. 효모는 단세포이며 출아법에 의해 증식하며 내열성이 약하여 보통 60℃에서 15분 동안 가열에 의해 거의 사멸한다.

(2) 원생동물

운동방식에 따라 분류되는데 운동형식으로는 위족, 섬모, 편모 등이 있다. 말라리아 원충, 아메바성이질균 등이 이에 속한다.

2) 원핵생물(하등 원생생물)

단세포로 분화되어 있지 않는 생물로 세포의 구조가 극히 간단하여 세균, 박테리아 등이 이에 속한다.

(1) 활주성 세균

활주성의 운동기전을 가지고 있는 세균으로 세포벽은 매우 얇은데 활주성세균군에 속하는 세균 중 인체에 병원성을 나타내는 세균은 아직 보고된 바 없다.

(2) 나선균군

세포벽이 얇고 탄력성이 있는 나선상의 간균으로 파상운동에 의해 균체가 이동한다. 인체에 병원성을 나타내는 주요 세균으로는 매독균속, 재귀열속, 렙토스피라속 등이 있다.

(3) 진정세균군

진정세균군의 여러 종류 중 병원성을 가지고 있는 세균은 단세포성 세균과 균사체형 세균이 대부분이다. 단세포형세균군은 기생형태별로는 기생형과 자유생활형으로 나누어지며 자유생활균 중에서는 세균의 모양에 따라 구균, 간균, 나선균으로 분류되기도 한다. 포도상구균, 용혈성연쇄구균, 파상풍균 등이 이에 속한다.

① 구균

세균의 형태가 구상이며 포도상구균, 연쇄상구균, 수막염균, 임균, 폐렴구균 등이 있다.

② 간균

세포의 형태가 간상(곤봉상)인 것으로 백일해균, 가스괴저균, 디프테리아, 장티푸스, 결핵, 탄저병 등이 있다.

③ 나선균

나선은 세포의 형태가 가늘고 길게 구부러져 있는 것으로 장염비브리오, 재귀열속, 콜레라, 매독 등이 이에 속한다.

(4) 마이코플라즈마

균의 형태가 매우 다양하고 사람의 점막 조직 특히 생식기, 요도, 호흡기, 구강 감염을 일으킨다.

3) 극미생물

(1) 바이러스(Virus)

바이러스는 그 크기가 세균보다 작아 세균여과기의 구멍을 통과하므로 세균여과기로는 바이러스를 제거하기가 어렵다. 크기가 가장 큰 바이러스는 수두 바이러스이고 가장 작은 바이러스는 소아마비 바이러스이다. 일반적으로 바이러스는 간염 바이러스를 제외하고는 60℃에서 30분 이상 가열하게 되면 불활성화를 초래한다. 포르말린, 페놀 등과 같은 세균용 소독제로도 일반적으로 바이러스를 불활성화시킬 수 있다. 바이러스의 가장 큰 특징은 독립적인 대사기능이 없기 때문에 생세포 내에서만 증식이 가능한 것이며 자가증식을 하는 특성이 있다. 그러나 바이러스는 항생제, 설파제 등의 약물을 먹어도 효과가 없으므로 예방접종을 하거나 감염원을 피하여 예방하는 것이 최선의 방법이다.

(2) 리케치아

바이러스와 마찬가지로 살아있는 세포 내에서만 증식이 가능한 특징을 가지고 있는데 리케치아를 보유하는 동물은 절지동물과 포유동물류가 있다. 주로 절지동물(진드기, 벼룩, 이 등)이 사람의 혈액을 흡혈할 때 인체 내로 감염된다. 주요 질환으로는 발진티푸스, 발진열, 양충병 등이 이에 속한다.

(3) 클라미디아

리케치아와 동일하게 세균과 유사한 특성을 갖지만 대사계를 갖지 않으며 이분열로 증식한다. 사람에게 질환을 일으키는 것은 두 가지가 있는데 이들 균은 감염되어도 강한 면역은 형성되지 않으므로 지속감염, 재감염이 일어난다. 클라미디아 트라코마는 사람의 눈이나 생식기 점막에 국소감염을 일으킨후 다른 사람에게 전파된다.

3. 미생물의 증식환경

미생물은 적당한 환경과 충분한 영양을 주면 분열에 의해 증식한다. 미생물의 성장과 사멸에 영향을 주는 요소들은 영양원, 온도와 산소농도, 수분, pH 등을 들 수 있다.

1) 영양원

최상의 조건에서 미생물을 발육시키기 위해서는 에너지원을 필요로 하는데 이를 영양원이라 한다. 대부분의 병원성 세균은 화학영양성과 기생영양성으로 화학영양성은 화학반응 에너지를 이용하는 세균이며 기생영양성 세균은 자체에너지 생산능력이 없어 숙주세포의 에너지를 이용하는 세균들이다.

2) 수분

세균의 80~90%를 구성하고 있는 것은 수분이며 대부분의 미생물은 상대습도가 낮은 건조상태에서는 생장할 수 없다. 건조에 민감한 세균으로는 임질균과 수막염균이 있으며 반대로 건조에 내성을 가지는 세균으로는 호흡기계의 결핵균이 대표적이다.

3) 온도

미생물이 생장할 수 있는 최고온도는 사멸을 초래하고 최저온도는 신진대사를 멈춘 휴면상태를 일으키는데 미생물의 종류에 따라 발육에 적합한 온도가 매우 다르다. 최적온도에 따라 저온(16~20℃)에서 가장 발육이 잘되는 저온성균, 중온(30~40℃)에서 가장 발육이 잘되는 중온성균, 고온(50~65℃)에서 가장 왕성하게 발육을 하는 고온성균이 있다. 대부분 인체 질병의 원인이 되는 세균은 인간의 체온과 유사한 온도가 최적인 중온성균이다.

4) pH(수소이온농도)

일반적으로 세균은 pH 6~8 사이에서 최적의 발육을 보이는데 대부분 병원성세균들은 pH 5 이하의 산성과 pH 8.5 이상의 알칼리에서 파괴되며 중성에서 잘 자란다.

5) 산소

세균의 생장에 중요하게 작용하는 요소는 산소의 존재인데 산소요구량에 따라 호기성균, 혐기성균, 통성혐기성균으로 구분된다. 호기성균은 산소가 있을 때에만 생장할 수 있는 균이며 결핵균, 백일해, 디프테리아균 등이 속한다. 혐기성균은 산소가 없이도 생장할 수 있는 균으로 보툴리누스균, 파상풍균 등이 있다. 통성혐기성균은 산소의 존재 유무에 관계없이 증식하는 균으로 살모넬라, 포도상구균 등이 있다.

2장 소 독

1. 소독의 개념

대부분 청결과 소독을 같은 개념으로 이해하고 있으나 청결과 소독은 같은 개념이 아니며 명백히 구분되어져야 한다. 청결은 한 표면으로부터 관련없는 물질이나 물건을 제거하는 것이며 소독작업은 질병의 원인이 되는 세균의 수를 안전한 수준으로 감소시키는 것이다. 이를 바탕으로 소독에 대한 개념을 살펴보면 다음과 같다.

소독의 대상은 병원성미생물로 소독이란 병원균의 감염을 제거하는 것을 말한다. 비교적 약한 살균력으로 병원성 미생물의 성장을 저지하거나 파괴함으로써 감염의 위험성을 제거하는 것이다. 일반적으로 소독과 함께 혼동하여 쓰이는 용어로는 멸균, 살균, 방부 등이 있다. 멸균은 주로 열을 이용하여 병원균을 완전히 사멸시키는 것을 말한다. 그러나 소독은 멸균처럼 아포까지 사멸시키는 것이 아니라 감염력을 없애는 것이다. 이에 비해 살균은 생활력을 가지고 있는 미생물을 여러 가지 물리, 화학적 작용에 의해 급속하게 죽이는 것을 말한다. 방부라는 것은 병원성미생물의 발육과 그 작용을 제거하거나 정지시켜서 음식물의 부패나 발효를 방지하는 것을 말한다.

2. 소독시 고려사항

소독방법을 결정할 때 고려하여야 하는 사항은 감염방법이 직접전파인지, 간접전파인지를 확인해야 하며 어떠한 경로를 통해, 즉 호흡기를 통해 전파되는지, 소화기계를 통해 전파되는지, 또는 곤충이 매개하는지를 확인해야 하며 소독대상물은 무엇이며 그 성질은 어떠한지를 알아야 한다.

3장 자연소독법

1. 희석

희석자체에 의한 살균의 효과는 없으나 세균이 수가 적을 때는 많은 효소를 분비할 수 없게 됨에 따라 주위환경으로부터 영양물질의 흡수가 지연된다. 따라서 어떤 감염원을 희석시켜주는 행위 자체만으로도 균수를 감소시킬 수 있게 된다.

2. 태양광선

태양광선 중 가장 강력한 살균작용이 있는 파장은 2900~3200Å 정도의 파장인 도르노선이다. 자외선은 내부침투력이 약하기 때문에 공기를 통과하는 동안 그 강도가 약화되어진다. 그러므로 미용실에서 사용되어진 소독 대상물에 분비물, 약제, 수분 등이 들어가는 경우 태양광선에 의한 살균시간은 지연되며 살균 효과도 떨어진다.

3. 한냉

한냉에 의한 자연소독법은 저온상태를 이용하는데 저온은 세균의 신진대사 기능에 필요한 효소의 촉매속도를 지연시키게 되므로 세균발육이 저지되기는 하나 사멸되지는 않는다.

4 장 물리적 소독법

물리적인 소독법은 이화학적 소독법으로 열과 광선을 이용한 소독법이다. 대부분 열을 이용하는 방법이 가장 간단하고 사용하기 쉽고 효과도 확실하다.

1. 건열 이용방법

건열을 이용한 살균법에는 화염멸균법과 건열멸균법, 소각소독법이 있다.

1) 화염멸균법

멸균하고자 하는 물체를 알코올버너나 램프를 이용하여 화염에 직접 접촉시켜 피멸균물의 표면에 붙어 있는 미생물을 태워서 멸균시키는 방법이다. 이 방법은 백금루프, 유리봉, 도자기 등 내열성이 있는 제품의 멸균에 이용한다.

2) 건열멸균법

건열을 이용하여 180℃에서 30분간 미생물을 산화 또는 탄화시켜 멸균하는 방법으로 건열멸균기가 대표적인 기계이다. 사용시에는 멸균기에 넣기 전에 이물질을 충분히 제거한 후 넣어야 하며 내열성이 있는 제품만 이용 가능하다. 미용분야의 대부분의 기구들은 플라스틱 종류가 많으므로 건열을 이용하는 방법은 부적절하다.

3) 소각소독법

소각은 일종의 화염멸균법으로 환경미생물에 의해 오염된 가운, 수건 등을 담았던 용기나 재생가치가 없는 것을 불에 태워 멸균시키는 가장 쉽고 안전한 방법이다. 그러나 소각물품이 대량일 때, 또는 태우는 장소, 배기가스로 인한 대기오염 등의 문제가 유발된다.

2. 습열이용방법

습열에 의한 방법은 건열멸균법에 비하여 열의 전도가 빠를 뿐만 아니라 모든 부분에 골고루 열이 전달된다. 수분의 존재로 인하여 미생물 단백질의 응고가 촉진되어 멸균효과가 커지게 된다. 종류에는 대표적인 자비소독법과 저온소독법이 있다.

1) 자비소독법

물을 끓여서 하는 소독방법으로 100℃의 끓는 물속에 소독할 물품을 직접 담궈서 20분 이상 끓이는 방법이다. 완전한 멸균은 기대할 수 없으나 영양형세포는 수분 이내 사멸한다. 이때 끓이는 물에 2% 탄산나트륨, 석탄산 혹은 크레졸비누액을 가해주면 세척작용, 소독력을 높이고 금속성 기자재가 녹스는 것을 방지할 수 있다.

자비소독을 행할 때는 소독대상물이 충분히 물속에 담가지도록 유의하여야 한다. 주사기, 란셋, 유리제품, 금속성 식기, 면종류의 의류나 타올, 도자기 등의 소독에 적합하다.

2) 저온소독법

프랑스의 파스퇴르에 의해 고안된 것으로 일반적으로 62~63℃에서 30분 정도 소독하는 방법으로 기구보다는 주로 음식물에 더 효과가 있다. 저온소독법은 영양성분 파괴방지나 맛의 변질을 막고 세균의 감염방지 목적으로 이용된다.

3) 고압증기멸균법

100~135℃의 고온의 수증기를 미생물, 포자 등과 접촉하여 가열처리하는 법이다. 포자를 포함한 모든 미생물을 거의 완전하게 멸균시키는 가장 좋은 방법이다. 주로 이미용기구, 의류, 고무제품 등의 멸균에 이용된다.

4) 간헐멸균법

고압증기멸균법에 의한 가열온도에서 파괴될 위험이 있는 물품을 멸균할 때 이용하는 방법으로 보통 3회 정도 가열 처리한다. 첫 번째 가열에서는 영양형 세포들을 사멸시키고 가열 후 20℃의 실온에 24시간 방치시켜 포자를 발육시켜 저항력이 약한 영양형으로 변화되어 두 번째 내지는 세 번째 가열에 의해 사멸시키는 방법으로 유통증기멸균법이라고도 한다. 금속성 재료, 사기제품 등의 멸균에 적당하다.

5장 화학적 소독법

화학적 소독법이란 미생물에 대해 살균력을 가지고 있는 약제를 사용하는 방법이다. 물리적 살균법으로 적절한 효과를 얻을 수 없는 대상물에 실시할 수 있는 소독방법이다.

소독약품은 많은 종류의 약품이 있다. 각각의 소독제는 장 · 단점이 있으며 현재 쓰이고 있거나 알려져 있는 소독제를 들어보면 알코올, 계면활성제, 할로겐류(염소제, 요오드제), 페놀, 과산화수소 등이 있다.

1. 소독제의 조건

미생물을 사멸시키는 것을 살균작용이라 하는데 소독에 이용되는 약제는 살균력이 강해야 하고 인체에 무해하며 취급방법이 안전, 간단해야 한다. 또한 값이 싸고 살균하고자 하는 대상물을 손상시키지 않는 것이 기본적으로 갖추어야 할 조건이다.

2. 살균작용의 기전

살균은 미생물을 구성하고 있는 세포벽, 세포막, 핵산 등의 세포내 함유물 등의 작용을 저해하거나 파괴함으로써 작용한다. 균체단백의 응고작용, 효소의 불활성화, 세포벽 및 세포막의 파괴작용, 가수분해, 탈수작용, 산화작용 등의 기전을 통해 미생물을 살균할 수 있다. 각종 살균제의 소독효과는 여러 가지 기전에 의해 복합적으로 작용하여 살균효과를 나타낸다.

주요 각종 멸균 및 소독약의 살균기전은 다음과 같다.

1) 산화작용 : 과산화수소, 오존, 염소
2) 균체의 단백응고작용 : 석탄산, 알코올, 크레졸, 포르말린
3) 균체효소의 불활성화작용 : 알코올, 석탄산, 중금속
4) 핵산에 작용 : 자외선, 방사선
5) 세포막의 삼투성 변화작용 : 석탄산, 역성비누

3. 소독에 필요한 인자

1) 물

물리적 소독법에서 건열보다는 습열이 더 소독의 효과가 높은 것처럼 화학적 소독법에서도 물은 중요한 의미를 가지고 있다. 살균작용은 일종의 화학반응으로 건조된 상태에서는 반응이 진행되기 어려우며 소독약은 먼저 물에 젖어 있는 균체와 접촉하고 균막을 통해 균체에 용해되어 들어가 단백질을 변성시키기 때문에 물에 용해되는 성질과 균체에 침입하는 성질을 모두 갖추어야 한다.

2) 온도

일반적으로 온도가 상승하면 반응속도가 빨라지며 균체내에 확산되어 침입하는 속도도 함께 빨라져 살균력이 증가된다. 소독대상에 따라 특성이 모두 다르므로 적절한 온도를 선정하여야 한다.

3) 시간

물리적 소독법과 화학적 소독법 모두 일정시간 이상의 작용시간이 필요하다. 되도록 소독법마다 권장하는 시간보다 되도록 긴 시간을 작용시키는 것이 좋으나 지나치게 시간을 오래 작용시키면 소독대상물이 손상될 우려가 있으며 비경제적이다.

4) 농도

화학적 소독법에서는 특히 약물의 작용농도가 중요한 역할을 한다. 모든 소독약은 농도가 묽어짐에 따라 살균력이 감소한다. 반대로 높은 농도에서는 소독의 효과는 좋으나 동시에 부작용도 심하게 된다. 소독하고자 하는 대상물에 따라 약품의 농도가 정해져 있는데 작용온도, 작용시간에 따라 적당히 조절하여야 한다.

4. 화학적 소독약품

1) 알코올류

알코올류 중 살균제로 이용되어 지는 것은 에탄올과 이소프로판올이다. 이들은 에틸알코올 또는 이소프로필알코올이라 불리며 실제 70~90%로 사용되는데 미생물의 단백질 변성이나 용균, 대사기전에 저해작용을 하여 소독작용을 나타낸다. 그러나 이들은 영양형 세포에 대해서만 살균작용을 가져 세균포자 및 사상균에 대해서는 효과가 없다. 또한 완전한 멸균을 시키는 것이 아니라 세포활동을 정지시키는 소독으로 일반적으로 소독력은 약하다. 알코올은 가격이 저렴하고 살균력이 있으며 쉽게 증발되어 잔여량을 남기지 않는 특징이 있다. 대상자의 피부에 닿는 시술재료나 면도날 같은 것의 소독에 사용이 가능하며 손소독과 피부소독에 많이 쓰인다.

2) 알데히드류

세균포자에 대해 살균력을 가지고 있는 유일한 소독제로 이용되는데 포름알데히드, 글리옥시살, 글루타르알데히드 등이 있다. 이 중 가장 많이 사용되는 포름알데히드는 35~38%의 포름알데히드 수용액인 포르말린이다. 포름알데히드는 그람음성, 양성, 결핵균, 세균포자, 바이러스 및 사상균 등에 이르기까지 광범위한 미생물이 대해 강한 살균작용을 가지고 있다. 주로 금속제품, 고무제품, 플라스틱, 의류, 물품 등의 소독에 사용된다.

3) 계면활성제

계면활성제란 계면장력을 저하시키는 능력을 갖고 있는 화합물의 총칭이다. 계면활성제는 유화, 침투, 세척, 분산 및 기포 등의 특성을 가지고 있으며 미생물에 대해 발육저지 또는 살균작용을 나타내기도 한다. 살균작용을 나타내는 계면활성제는 양이온, 음 이온 및 양성계면활성제가 이에 속하고 이 중 양이온 계면활성제의 살균력이 가장 우수하다. 양이온 계면활성제는 손소독에 사용하며 실내소독 목적으로는 100~200배 희석용액으로 닦아준다. 역성비누액은 무취이고 자극이 적어 손, 기구, 식품소독에 적당하며 미용방면에서도 널리 사용되고 있다.

4) 중금속화합물

모든 중금속은 살균력이 미약하지만 항균작용을 가지고 있다. 이들 중 수은이나 은화합물의 살균력은 다른 중금속에 비하여 크다. 많은 유기수은화합물은 국소살균제, 외과용 기구의 살균 및 일반 방부제로 이용되나 독성이 문제시되고 있다. 은화합물은 살균작용의 기전으로 세포막 장해가 이용되고 있으며 녹농균 및 변형균 등에 유효하다. 금속은을 이용한 살균법은 물의 살균, 약품 또는 음료수 등에 이용되는 물의 공업적 살균제로 이용된다.

5) 할로겐화합물

할로겐은 반응성이 큰 화합물질로 주로 염소, 요오드계가 살균제로 이용되어왔다. 할로겐의 살균력은 강력한 산화능력에 의한 것이고 이것은 모든 세포내의 단백질활성을 파괴시킨다. 염소와 요오드는 의료분야에 이용되어 현재 물의 살균, 공중위생 및 식품분야에서 널리 이용되는 살균제이다. 염소계 화합물 중 정수장 물의 소독에 사용되는 차아염소산나트륨은 바이러스, 포자를 형성하지 않는 세균, 세균포자, 사상균, 조류 및 원충류와 같은 광범위한 미생물에 모두 유효하다. 독성이 약하고 값이 저렴한 장점이 있으나 금속부식성 및 피부자극성을 가지고 있는 단점이 있다.

요오드화합물에는 요오드, 요오드포르 등이 있는데 요오드도 염소와 마찬가지로 바이러스, 세균, 세균포자, 원충류, 조류 등과 같이 광범위한 미생물에 의해 살균력을 가지고 있고 요오드증기는 공기살균에도 유효하다. 요오드는 피부에 대한 자극이나 금속부식성과 같은 부작용에 주의하여야 한다. 요오드는 주로 피부나 상처의 소독에 이용되며 시판되고 있는 형태로는 2% 요오드수용액, 2% 요오드팅크의 제품이 있다.

6) 페놀화합물(석탄산화합물)

소독제로 쓰이는 페놀화합물로는 페놀, 크레졸 등이 있으나 현재는 독성이 문제시되어 사용빈도가 크게 떨어졌다. 페놀은 석탄산이라고도 하며 사용되는 농도에 따라 정균적 혹은 살균적으로 작용되나 세균포자나 바이러스에 대해서는 작용력이 거의 없다. 금속기구의 소독에는 부적당하나 녹스는 것을 방지할 목적으로 0.5% 탄산수소나트륨을 가한다. 기구류의 소독에는 1~3%, 기구 및 실내소독에는 1~3% 용액으로 닦는다.

크레졸은 바이러스의 소독효과가 적으나 세균에는 소독효과가 큰 것으로 알려져 있다. 경제적이며 소독력이 강하나 강한 냄새가 결점이다. 석탄산보다 2~3배 살균력은 강하나 물에 잘 녹지 않아 비누액에 혼합한 크레졸 비누액을 사용한다. 크레졸 비누액은 크레졸을 42~52% 함유하고 있고 세균은 1% 용액에서 2분 이내 살균되지만 포자는 저항력이 강하다. 1% 용액은 손, 피부소독에 유효하며 의류, 고무제품, 플라스틱제품, 금속 및 도자기 등도 1% 용액에 담그어 소독한다.

7) 과산화수소

과산화수소는 강력한 산화력에 의하여 미생물을 살균할 수 있는 소독약제이다. 과산화수소의 분해에 의해 발생하는 발생기 산소가 강력한 산화력을 나타내며 표백, 탈취, 및 살균 등의 작용을 하기도 해 상처, 소독 등의 분야에서 오래전부터 이용되어 왔다. 시판 과산화수소수제품은 2.5~3.5%의 과산화수소를 함유하고 있으며 무색투명하고 발포작용에 의해 상처 표면을 소독한다. 3~10배 희석하여 기구세척 등에 이용될 뿐만 아니라 식품의 살균이나 보존, 표백제 및 모발의 탈색제로 이용된다.

5. 소독약품사용시 주의사항

1) 소독약은 의약품으로 약사법에 의해 취급되고 있으며 시판품이 대부분 사용농도보다 고농도이므로 취급에 주의를 요한다.
2) 보존용기에는 약품명, 농도, 조제날짜 등을 정확히 표시하여야 한다.
3) 소독약병 자체도 세균오염원이 될 수 있다. 소독약 사용시 하나의 용기에 보존되어 있는 것으로부터 덜어서 희석시켜 사용하여야 한다.
4) 소독약품 자체의 성질이 고온, 산소, 빛의 존재와 같이 일정한 조건에서 불안정한 경우가 있다. 이러한 약제는 각각 저온, 차광용기, 어두운 곳, 밀봉 등에 의한 보존 방법이 필요하다.
5) 환경오염 문제와 관련하여 소독약품을 폐기처리할 때 분해 혹은 중화처리가 가능한 것은 폐기 전에 가능한 범위까지 처리하여 배출하여야 한다. 소독약품은 생물에 대한 작용이 강한 화학약품이 주종을 이루므로 일정한 온도 이상의 배수 중에 포함되면 여러 가지 환경오염을 일으킬 수 있다.

6장 미용분야에서의 소독

1. 미용인을 위한 소독

미용인은 고객의 인체에 직접 접촉하여 다양한 서비스를 제공하고 있다. 그러나 고객에게 시술을 제공하는 동안 또는 시술후 정리하고 다음 고객을 위한 준비단계 때 소독처리를 하지 않는다면 미용인과 고객 모두가 감염될 우려가 있다. 특히 도구나 기자재로 쓰이는 가위, 레이저, 니퍼, 각종 도구, 시술대, 용품들은 더욱 많은 병균으로부터 노출될 수 있다. 청결과 감염예방은 고객과 미용인 모두를 보호하는 가장 필수적인 방법이며 미용인들은 위생, 소독에 대한 전반적이고 구체적이며 실제적인 지식이 있어야 하며 이에 대한 책임감을 가져야 한다.

2. 미용업소의 소독대상물

미용업의 세부 종류에 따라 약간씩 다르겠지만 업소에서 질병감염이 우려되어 소독을 해야 하는 오염원으로는 삼푸대, 빗, 가위, 브러시, 볼, 니퍼, 파일, 각탕기 등이 있으며 냉방과 난방시설도 오염원이 될 수 있다. 병원균의 전파형태로는 미용업의 특성상 피부 대 피부의 직접전파형태가 가장 많으며 실내공기의 오염으로 군집독을 유발할 수도 있다.

- 헤어분야 : 빗, 가위, 브러시, 클리퍼 등
- 피부관리분야 : 종합미안기, 란셋, 보울 등
- 네일 및 발관리분야 : 니퍼, 파일, 각탕기, 압력봉 등
- 기타 : 실내공기, 화장실, 작업복, 미용사 개인위생

3. 대상별 소독방법

소독은 대부분 한 가지 방법보다는 물리적 소독법, 화학적 소독법이 병행되어 사용될 때 더욱 좋은 살균효과를 볼 수 있다. 미용업에서는 자외선소독기와 화학적 소독제가 가장 많이 쓰인다.

1) 실내환경

(1) 미용인은 전문인으로서의 단정하고 깨끗한 복장을 착용해야 한다.
(2) 미용실은 온도가 잘 조절되어야 하고 조명이 잘 되어야 하며 환기와 통풍이 잘 되어야 한다.
(3) 바닥, 창문, 가구들, 작업장, 정리대, 화장실, 싱크세면대 등이 오염되지 않게 청결해야 한다.
(4) 해충, 파리, 쥐, 벌레들이 있어서는 절대로 안 된다.
(5) 깨끗한 수건과 가운 및 침대보 등은 폐쇄된 장에 보관되어야 하며 사용된 것은 깨끗한 것과 분리하여야 한다.
(6) 매번 시술 전 후에 손을 항균비누로 깨끗이 씻고 화장실을 다녀온 후나 식사 후 꼭 손을 항균비누로 씻는다.

(7) 바이러스성 질환이나 감염성 질환을 앓고 있을 때 절대로 일해서는 안 된다.
(8) 응급처치를 위한 상비 구급용품을 살롱 내에 준비해 둔다.

2) 도구나 기자재

(1) 모든 도구나 기자재들은 매번 사용후 소독되어야 하며 일회용 소모품은 철저히 폐기하며 재사용하지 않는다.
(2) 더러워진 빗, 브러시 등은 즉시 사용후 소독해서 쓴다.
(3) 헤어시술시 어깨보는 한 사람에게만 사용하고 다음 고객에게는 새것을 쓴다.
(4) 소독제는 반드시 사용설명서를 잘 읽은 후 그에 따라 사용한다.

3) 금속제품류

가위, 레이저, 란셋, 아이론, 니퍼, 클리퍼, 족집게, 면도날 등에 해당되는 소독으로 금속제품은 화학약품을 사용하면 부식이 되는 경우가 있으므로 주의하여야 한다. 깨끗이 비눗물에 닦은 후 70% 알코올, 크레졸수, 역성비누액으로 닦아내고 자외선 소독기에 넣어 소독하여 보관한다. 자비소독의 경우 날이 무디어질 수 있으므로 날에 거즈를 감아 끓이면 무디어지는 것을 방지할 수 있다.

4) 플라스틱, 고무 제품류

빗, 솔 종류, 브러시, 롯드 등 플라스틱제품이나 고무제품은 열이나 약액에 의해 쉽게 변형된다. 약품에 담그어 두었을 때 소독약 냄새가 배는 경우가 있으므로 주의하고 소독시간을 짧게 해야 하며 열에 의한 소독은 부적당하다. 역성비누액을 묻혀 닦은 다음 자외선 소독기에 넣어 자외선이 닿지 않는 곳이 없도록 위치를 돌려가며 소독한다. 고무제품도 마찬가지로 세제로 깨끗이 잔여물을 제거한 후 완전히 건조시킨 후 자외선 소독기에 넣어 20분간 소독한다.

5) 천제품류

가운, 타올, 침구류, 염색보, 커트보, 퍼머보, 샴프보 등은 제품에 얼룩이 묻는 일이 많으므로 매 번 사용한 후 세탁하고 삶아서 사용하도록 한다. 스팀타월이나 목면류는 삶아서 세탁한 후 일광에 건조시킨다.

6) 손의 소독

손을 소독할 때는 피부조직에 자극이 적은 소독액을 선택한다. 석탄산수 1~2 %, 크레졸수 1~2%나 역성비누용액을 사용한다.

7) 나무제품류

지압봉, 오랜지우드스틱 등은 사용 후 비누로 세척 후 자비소독이나 자외선 소독기로 소독한다.

8) 일반 실내소독

청소를 깨끗이 한 후 3% 크레졸용액, 역성비누로 바닥과 베드, 의자 등을 닦아준다.

2 역학 및 감염병관리

1장 역 학

1. 역학의 정의

앤더슨은 역학을 질병의 발생을 연구하는 과학이라고 하였는데 유행병의 원인을 규명하는 학문이라는 뜻이다. 역학이란 공중보건 측면에서 볼 때, 여러 병을 유발하는 인자들이 어떠한 결과를 가져왔는지를 연구하여 질병발생의 예방이나 질병근절에 기여하는 데 그 목표가 있으며 이는 질병발생을 찾아내는 역할과 예방의학의 발전에 활용되고 있다.

2. 질병발생의 3요소

생태계에서 발생하는 질병은 대부분 한 가지 요인에 의한 것이 아니라 적어도 두 가지 이상의 여러 요인이 복합적으로 작용하여 발생하게 된다. 그 중 가장 많은 영향을 미치는 요인으로 3가지를 드는데 병인, 숙주, 환경으로 구분된다.

개인 혹은 지역사회의 건강상태는 병인(병원체), 숙주, 환경요인들이 평형을 이루면 건강상태를 유지할 수 있는 것이고 이 중 어느 한 가지라도 변동을 일으켜 평형이 무너져 한쪽으로 기울어진 상태가 되면 질병이 발생한다는 이론으로 구체적인 내용은 다음과 같다.

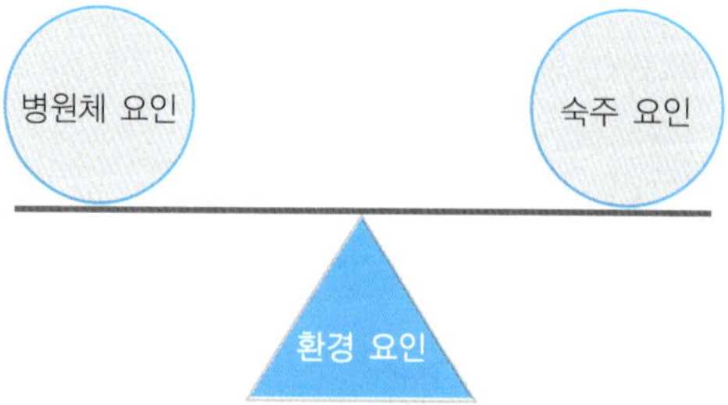

〈그림 3-1〉 질병발생 3요소

1) 병인

질병이 발생하는데 없어서는 안 되는 요소를 질병의 원인인 병인이라 한다. 영양소, 외인성 화학물질(자극성물질, 독물질 등), 내인성화학물질(신체대사이상물질, 호르몬이상 등), 유전적 소인, 물리적 요인, 생물병원체 등이 이에 해당된다.

2) 숙주

동일한 병인과 동일한 환경하에서도 숙주의 감수성에 따라 질병발생과 양상이 다양하게 나타난다. 생물학적 요인(연령, 성별, 종족, 면역 등 선천성 유전적 요인), 행태요인(직업, 개인위생, 생활습관, 과거 환경폭로, 성격 등), 체질적 요인(선천적 저항력, 후천적 저항력, 건강 및 영양상태 등)이 이에 해당된다.

3) 환경

환경은 병원체뿐만 아니라 숙주를 외적으로 완전히 둘러싸고 있으며 병인에 작용, 숙주에 작용 또는 병인숙주관계에 작용하여 질병발생에 직간접적으로 영향을 미친다. 물리 · 화학적 환경(기후, 지형, 직업, 주거 등 인간생활관련 환경, 온도, 습도, 열, 빛, 외상성 재해 등), 생물학적 환경(동식물과 같은 영양원, 유해공충, 병원성미생물, 매개물 등), 사회경제적환경(의식주, 도시, 농촌, 산업, 정치, 문화, 경제, 교육 등 인간집단의 생활양상) 등으로 구분할 수 있다.

2장 감염병관리

1. 감염병의 개념

건강에 장애가 되는 질병의 종류도 많지만 유행이나 감염방법도 다양하다. 각종 질병 중 감염병이란 병원체나 그 독성산물로 인하여 일어나는 질환이며 감염된 사람 또는 동물로부터 직접적으로 혹은 생물 또는 무생물의 매개체를 통하여 감염되는 질환의 총칭이다.

2. 감염성질환의 변천

최근엔 새로운 종류의 감염병이 나타나기도 하면서 크게 유행하였던 감염병의 발생빈도가 낮아지기도 하고 사라진 질병도 있다. 1970년대만 해도 환경위생불량 등으로 인한 각종 수인성감염병, 호흡기계 감염병이 많이 발생하였지만 현재는 경제발전과 생활환경의 개선에 따라 그 발생양상이 많이 달라지고 있다.

〈표 3-1〉 감염성질환의 변천양상

사라져가는 질환	감소되어가는 질환	변모되어가는 질환	증가하고 있는 질환	새로문제되는 질환
뇌염 발진티푸스 트라코마	말라리아 일본뇌염 홍역 소아마비 디프테리아 아메바성 이질	인플루엔자 세균성이질 콜레라 장티푸스 폐렴	감염성간염 신증후군성출혈열 살모넬라증 비브리오식중독 성병	아폴로눈병 레지오넬라증 렙토스피라증 후천성면역결핍증 헤르메스 중동호흡기증후군

3. 감염병 생성과정

감염병은 질병의 종류와 관계없이 공통적인 과정을 거치는데 감염병의 생성과정은 병원체, 숙주, 환경의 3가지 요인이 서로 작용하여 질병을 일으키게 된다. 이 3가지 요인을 좀더 자세히 설명하면 다음과 같은 6가지 과정을 거쳐 질병이 발생한다. 이들 6개 요소 중 어느 한 가지라도 결여되면 감염병은 발생하지 못하게 되므로 감염병발생을 막으려면 어느 곳에서든지 한 과정만 차단하면 가능하다.

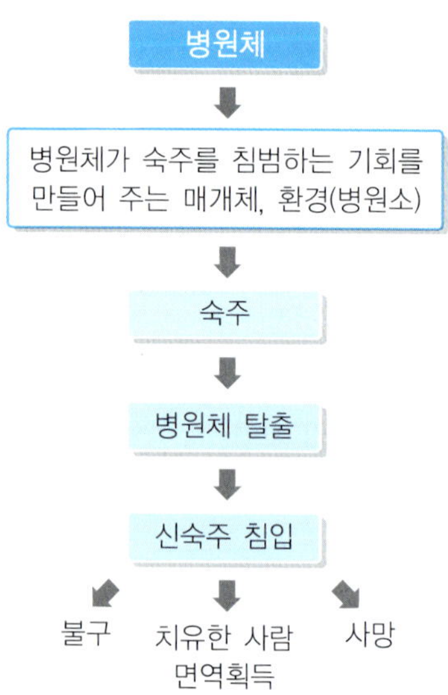

〈그림 3-2〉 감염병의 생성과정

1) 병원체

병원체란 숙주에 침입하여 특정한 질병을 일으키는데 필요한 미생물을 말한다. 병원체의 작용양식에 따라 감염자에게 나타나는 병의 양상은 각기 다르다.

2) 병원소

병원체가 번식하면서 살 수 있는 곳으로 병원소로는 인간병원소, 동물병원소, 토양병원소를 들 수 있다.

(1) 인간병원소

뚜렷한 임상증상을 나타내는 현성감염자와 임상증상이 아주 미미한 불현성감염자, 임상증상이 없는 보균자 등이 있다. 이 가운데 불현성감염자와 보균자는 병균을 배출하는 병원소이지만 신체적으로는 아무런 변화가 나타나지 않기 때문에 상대적으로 주의를 소홀히 하기 쉬워 균을 배출하는 병원소로서 매우 중요한 보건학적 의의를 가지고 있다.

(2) 동물병원소

동물이 병원소가 되어 인간에게 감염을 일으키는 질병을 인수공통감염병이라 한다. 이 때 대부분의 가축(소 · 말 · 돼지 · 닭)과 쥐 등이 동물 병원소가 된다. 감염질환으로는 결핵(우형결핵), 파상풍(소, 말, 양, 돼지), 일본뇌염(돼지, 조류), 광견병(개) 등이 있다.

(3) 기다 병원소

자연환경 특히 흙과 먼지 속에는 파상풍을 일으키는 혐기성균과 사상균이 아포형태로 존재하면서 병원소의 역할을 한다.

3) 병원소로부터의 병원체 탈출

병원체가 병원소로부터 탈출하여야만 질병의 전파가 가능하다. 탈출경로는 대개 병원체의 침입경로와 일치하며 다음과 같다.

(1) 호흡기 계통으로 탈출

코, 비강, 기도, 기관지, 폐 등에서 증식한 병원체가 대화, 기침, 재채기 등을 통해 전파된다. 폐결핵, 폐렴, 백일해, 홍역, 수두, 천연두 등.

(2) 소화기계통으로 탈출

위장관을 통한 탈출로 소화기계 감염병이나 기생충 질환의 경우 분변이나 구토물에 의해 배출된다. 이질, 콜레라, 장티푸스, 파라티푸스, 폴리오.

(3) 비뇨기 · 생식기계통으로 탈출

주로 소변이나 성기 분비물에 의해 탈출한다.

(4) 개방병소로 직접탈출

신체표면의 상처, 피부병 등의 상처 부위에서 병원균이 직접 탈출하며 나병 등이 이에 속한다.

(5) 기계적 탈출

흡혈성 곤충이나 주사기 등에 의한 탈출을 말하며 발진열, 발진티푸스, 말라리아 등이 있다.

4) 전파

병원소로부터 탈출한 병원체는 다른 숙주로 침입하기까지 생존해야만 하는 전파과정을 거치는데 감염성 질환의 전파경로는 크게 직접전파와 간접전파로 구분된다.

(1) 직접전파

직접전파란 신체적 접촉 혹은 비말과 같이 병원소와 새로운 숙주간의 매우 밀접한 상태에서 전파되는 것으로 호흡기계 질병이나 신체적 접촉에 의해 발생하는 피부병, 성병 등의 질병이 이에 속한다.

(2) 간접전파

간접전파는 공기, 매개체를 통한 전파로 나눌 수 있는데 매개체는 생물체인 매개체에 의한 활성전파가 있으며 물, 식품, 완구, 서적 등의 비활성매개체에 의한 전파로 분류할 수있다.

비활성전파 중 물, 우유, 식품, 공기, 토양을 제외하고 병원체를 운반하는 수단으로만 작용하는 손수건, 의복, 책 등의 비활성매개체를 개달물이라 한다. 전파동물에는 절족동물(모기, 진드기, 파리,이 등)이 대표적이다.

5) 병원체의 신숙주내 침입

병원체의 침입방식은 병원체의 탈출방식과 대체로 일치하여 주로 호흡기 계통, 소화기 계통, 피부 등을 통해 침입한다. 병원체에 따라 침입경로가 정해져 있다.

6) 숙주의 감수성

(1) 감수성

감수성이란 숙주에 침입한 병원체에 대하여 감염이나 발병을 막을 수 없는 상태를 말한다. 병원체가 새로운 숙주에 침입하면 반드시 발병되는 것이 아니고 병원체의 독성과 신체 저항의 균형이 파괴됨에 따라 발병되거나 면역이 형성된다.

(2) 면역

면역이란 이물질이나 다른 유기체의 침입에 대한 인체의 특정한 방어반응을 뜻한다. 즉 신체의 방어기전으로 항체를 말하며 질병에 대한 감수성을 저하시킨다. 일반적으로 한 가지 감염병에 대한 면역은 다른 감염병에 대해서는 효과를 발휘하지 못한다.

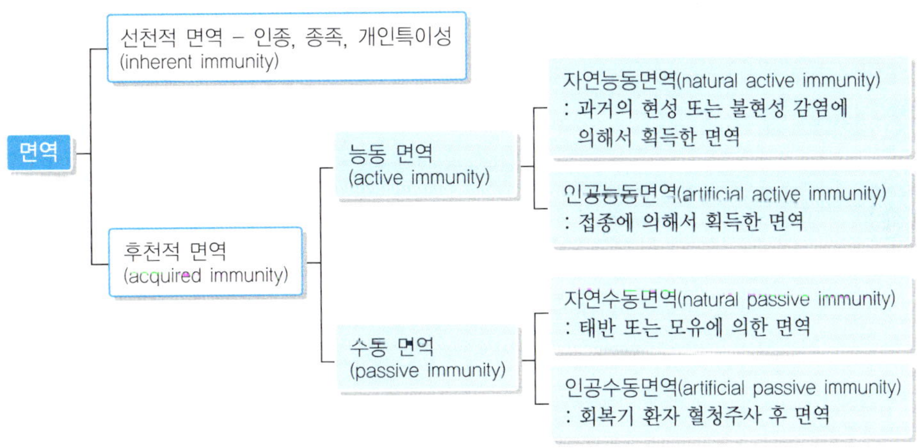

〈그림 3-3〉 면역의 분류

① 선천적 면역

사람이 타고날 때부터 갖고 있는 면역으로 전반적인 질병에 대한 저항력을 의미한다.

② 후천적 면역

후천적으로 획득된 면역은 출생시 없던 면역반응이 살아가는 동안 획득되는 것을 말한다. 일반적으로 면역은 후천적 면역을 말하는 것으로 항체가 어디서 유래되었느냐에 따라 능동 면역, 수동면역으로 구분된다. 또한 어떠한 방법으로 얻어졌느냐에 따라 인공면역이나 자연면역의 방법으로 구분된다. 능동면역은 병원체 또는 독소에 의해 생체의 세포가 스스로 활동하여 생기는 면역으로 어떤 항원의 자극에 의해 항체가 형성되는 상태를 말한다. 수동면역은 피동면역이라고도 하며 이미 면역을 가지고 있는 개체가 가지고 있는 항체를 다른 개체가 받아서 면역력을 지니게 되는 경우이다. 수동면역은 능동면역에 비해 면역효과는 빨리 나타나는 반면 체내에서 빨리 파괴되어 면역의 지속기간이 짧은 것이 특징이다.

3장 감염성질환의 예방과 관리책

감염병의 관리는 감염병의 생성과정 6요소 중 한 요소만을 제거하여도 그 전파의 연쇄작용이 이루어지지 않아 감염병이 발생하지 못하게 하는데 그 원칙이 있다. 일반적으로 감염성 질환의 예방과 관리의 접근방안은 전파과정의 차단, 환경위생, 숙주의 면역증강, 예방되지 못한 환자의 관리로 정리할 수 있다.

1. 전파과정의 차단

1) 차단과정

동물병원소의 도살이나 인간병원소인 환자나 보균자를 없애는 등의 병원소제거를 한다. 적당한 치료를 하면서 감염력을 감소시킨다. 또한 환경위생을 개선하여 전파과정을 차단한다. 환자의 주위환경, 병원체의 오염우려가 있는 것은 철저히 소독하고 깨끗이 한다. 감염병 매개동물이나 곤충을 철저히 박멸한다. 손발의 청결, 양치질 등에 의해 개인위생을 철저히 한다. 또한 병원체가 확산되는 것을 막기 위하여 감염력이 있는 동안 감염된 사람과 동물을 건강한 사람에게서 떼어놓아야 하는데 이를 격리라 한다.

2) 검역

국외에서 외래 감염병이 국내로 들어오는 것을 막기 위해 검역을 실시하여야 한다. 검역이란 감염병이 유행하고 있는 지역에서 환자와 접촉했거나 접촉했다고 의심되는 사람이나 동물이 다른 지역으로 들어가는 것을 막기 위해 감염되지 않았다는 것으로 확인할 때까지 수용하여 감시하는 것을 말한다. 특히 검역은 국제공항이나 항구 등에서 자주 실시하고 있다.

검역감염병은 평상시 우리나라에는 존재하지 않는 감염병으로 주로 항공기나 선박을 통하여 유행지인 외국으로부터 유입되는 감염병으로 이의 유입을 막기 위해 실시하는 것이 검역이다. 검역법에 의한 감염병은 콜레라, 장티푸스, 황열이며 감시시간은 각 질병의 잠복기로 콜레라는 120시간, 페스트 144시간, 황열 144시간이며 이를 초과할 수 없다.

2. 환경위생관리

병원체가 병원소를 탈출하여 새로운 숙주로 전파되기까지 상당기간 생활환경 속에서 생존해야 하므로 환경조건을 개선하여 전파과정을 차단하는 것이 효과적인 감염병 관리방법이다.

3. 숙주의 면역증강

예방접종에 의한 인공면역을 길러주며 영양관리, 적절한 휴식과 운동, 충분한 수면 등 평소 생활습관을 개선하여 저항력을 증강시켜야 한다.

4. 예방되지 못한 환자의 관리

전파과정의 차단, 면역증강의 방법으로도 예방하지 못하고 질병이 발생하였을 때 가능한 최소의 피해로 막도록 노력해야 한다. 조기진단, 조기치료로 경과를 가볍게 하며 합병증을 줄이고 회생자를 적게 하는 예방대책이 필요하다. 이를 위해서는 적절한 진단시설과 치료시설 제도가 필요하다.

5. 법정 감염병 관리

우리나라의 감염병은 “감염병의 예방 및 관리에 관한 법률”에 의거 제1군감염병, 제2군감염병, 제3군감염병, 제4군감염병, 제5군감염병, 지정감염병, 세계보건기구 감시대상 감염병, 생물테러감염병, 성매개감염병, 인수(人獸)공통감염병 및 의료관련감염병 등으로 분류하여 규정하고 있다. 그러나 2020년 1월 1일 부터는 국가 감염병 분류체계가 제1급감염병, 제2

급감염병, 제3급감염병, 제4급감염병, 기생충감염병, 세계보건기구 감시대상 감염병, 생물테러감염병, 성매개감염병, 인수(人獸)공통감염병 및 의료관련감염병 등으로 변경된다. 이들 감염병에 대해서는 국가나 지방자치단체가 환자의 발생신고의무, 예방접종실시, 방역사업 등의 규정을 두어 발생과 유행을 방지하기 위한 행정적 관리를 하고 있다.

(1)-1 감염병의 분류

감염병의 분류에는 제1군감염병, 제2군감염병, 제3군감염병, 제4군감염병, 제5군감염병, 지정감염병, 세계보건기구 감시대상 감염병, 생물테러감염병, 성매개감염병, 인수(人獸)공통감염병 및 의료관련감염병 등이 있다.

① "제1군감염병"이란 마시는 물 또는 식품을 매개로 발생하고 집단 발생의 우려가 커서 발생 또는 유행 즉시 방역대책을 수립하여야 하는 감염병으로 ① 콜레라 ② 장티푸스 ③ 파라티푸스 ④ 세균성이질 ⑤ 장출혈성대장균감염증 ⑥ A형 간염병을 말한다.

② "제2군감염병"이란 예방접종을 통하여 예방 및 관리가 가능하여 국가예방접종사업의 대상이 되는 감염병으로서 ① 디프테리아 ② 백일해 ③ 파상풍 ④ 홍역 ⑤ 유행성이하선염 ⑥ 풍진 ⑦ 폴리오 ⑧ B형간염 ⑨ 일본뇌염 ⑩ 수두 ⑪ b형헤모필루스인플루엔자 ⑫ 폐렴구균을 말한다.

③ "제3군감염병"이란 간헐적으로 유행할 가능성이 있어 계속 그 발생을 감시하고 방역대책의 수립이 필요한 감염병으로서 말라리아, 결핵, 한센병, 성홍열, 수막구균성수막염, 레지오넬라증, 비브리오패혈증, 발진티푸스, 발진열, 쯔쯔가무시증, 렙토스피라증, 브루셀라증, 탄저, 공수병, 신증후군출혈열, 인플루엔자, 후천성면역결핍증(AIDS), 매독, 크로이츠펠트-야콥병(CJD) 및 변종크로이츠펠트-야콥병(VCJD), C형간염, 반코마이신내성황색포도알균(VRSA) 감염증, 카바페넴내성장내세균속균종(CRE) 감염증을 말한다.

④ "제4군감염병"이란 국내에서 새롭게 발생하였거나 발생할 우려가 있는 감염병 또는 국내 유입이 우려되는 해외 유행 감염병(보건복지부령으로 정하는 감염병)으로서 ① 페스트 ② 황열 ③ 뎅기열 ④ 바이러스성 출혈열 ⑤ 두창 ⑥ 보툴리눔독소증 ⑦ 중증 급성호흡기 증후군(SARS) ⑧ 동물인플루엔자 인체감염증 ⑨ 신종인플루엔자 ⑩ 야토병 ⑪ 큐열 ⑫ 웨스트나일열 ⑬ 신종감염병증후군 ⑭ 라임병 ⑮ 진드기매개뇌염 ⑯ 유비저 ⑰ 치쿤구니야열 ⑱ 중증열성혈소판감소증후군(SFTS) ⑲ 중동호흡기 증후군(MERS)을 말

한다.

⑤ "제5군감염병"이란 기생충에 감염되어 발생하는 감염병으로서 정기적인 조사를 통한 감시가 필요하여 보건복지부령으로 정하는 감염병으로서 ① 회충증 ② 편충증 ③ 요충증 ④ 간흡충증 ⑤ 폐흡충증 ⑥ 장흡충증을 말한다.

⑥ "지정감염병"이란 제1군감염병부터 제5군감염병까지의 감염병 외에 유행 여부를 조사하기 위하여 감시활동이 필요하여 보건복지부장관이 지정하는 감염병을 말한다.

⑦ "세계보건기구 감시대상 감염병"이란 세계보건기구가 국제공중보건의 비상사태에 대비하기 위하여 감시대상으로 정한 질환으로서 보건복지부장관이 고시하는 감염병을 말한다.

⑧ "생물테러감염병"이란 고의 또는 테러 등을 목적으로 이용된 병원체에 의하여 발생된 감염병 중 보건복지부장관이 고시하는 감염병을 말한다.

⑨ "성매개감염병"이란 성 접촉을 통하여 전파되는 감염병 중 보건복지부장관이 고시하는 감염병을 말한다.

⑩ "인수공통감염병"이란 동물과 사람 간에 서로 전파되는 병원체에 의하여 발생되는 감염병 중 보건복지부장관이 고시하는 감염병을 말한다.

⑪ "의료관련감염병"이란 환자나 임산부 등이 의료행위를 적용받는 과정에서 발생한 감염병으로서 감시활동이 필요하여 보건복지부장관이 고시하는 감염병을 말한다. 우리나라에서 발생되는 의료관련감염병에는 VRSA/VISA, VRE, MRSA, MRPA, MRAB, CRE 등이 있다.

(1)-2 감염병의 분류(2020년 1월 1일부터 시행)

감염병의 분류에는 제1급감염병, 제2급감염병, 제3급감염병, 제4급감염병, 기생충감염병, 세계보건기구 감시대상 감염병, 생물테러감염병, 성매개감염병, 인수(人獸)공통감염병 및 의료관련감염병 등이 있다(감염병의 예방 및 관리에 관한 법률 제2조).

① "제1급감염병"이란 생물테러감염병 또는 치명률이 높거나 집단 발생의 우려가 커서 발생 또는 유행 즉시 신고하여야 하고, 음압격리와 같은 높은 수준의 격리가 필요한 감염병으로서 다음 각 목의 감염병을 말한다. 다만, 갑작스러운 국내 유입 또는 유행이 예견되어 긴급한 예방 · 관리가 필요하여 보건복지부장관이 지정하는 감염병을 포함하며 다음과 같다.

가. 에볼라바이러스병 나. 마버그열 다. 라싸열 라. 크리미안콩고출혈열 마. 남아메리카출혈열바. 리프트밸리열 사. 두창 아. 페스트 자. 탄저 차. 보툴리눔독소증 카. 야토병 타. 신종감염병증후군 파. 중증급성호흡기증후군(SARS) 하. 중동호흡기증후군(MERS) 거. 동물인플루엔자 인체감염증 너. 신종인플루엔자 더. 디프테리아

② "제2급감염병"이란 전파가능성을 고려하여 발생 또는 유행 시 24시간 이내에 신고하여야 하고, 격리가 필요한 다음 각 목의 감염병을 말한다. 다만, 갑작스러운 국내 유입 또는 유행이 예견되어 긴급한 예방 · 관리가 필요하여 보건복지부장관이 지정하는 감염병을 포함하며 다음과 같다.

가. 결핵(結核) 나. 수두(水痘) 다. 홍역(紅疫) 라. 콜레라 마. 장티푸스 바. 파라티푸스 사. 세균성이질 아. 장출혈성대장균감염증 자. A형간염 차. 백일해(百日咳) 카. 유행성이하선염(流行性耳下腺炎) 타. 풍진(風疹) 파. 폴리오 하. 수막구균 감염증 거. b형헤모필루스인플루엔자 너. 폐렴구균 감염증 더. 한센병 러. 성홍열 머. 반코마이신내성황색포도알균(VRSA) 감염증버. 카바페넴내성장내세균속균종(CRE) 감염증

③ "제3급감염병"이란 그 발생을 계속 감시할 필요가 있어 발생 또는 유행 시 24시간 이내에 신고하여야 하는 다음 각 목의 감염병을 말한다. 다만, 갑작스러운 국내 유입 또는 유행이 예견되어 긴급한 예방 · 관리가 필요하여 보건복지부장관이 지정하는 감염병을 포함하며 다음과 같다.

가. 파상풍(破傷風) 나. B형간염 다. 일본뇌염 라. C형간염 마. 말라리아 바. 레지오넬라증 사. 비브리오패혈 아. 발진티푸스 자. 발진열(發疹熱) 차. 쯔쯔가무시증 카. 렙토스피라증 타. 브루셀라증 파. 공수병(恐水病) 하. 신증후군출혈열(腎症候群出血熱) 거. 후천성면역결핍증(AIDS) 너. 크로이츠펠트-야콥병(CJD) 및 변종크로이츠펠트-야콥병(vCJD) 더. 황열 러. 뎅기열 머. 큐열(Q熱) 버. 웨스트나일열 서. 라임병 어. 진드기매개뇌염 저. 유비저(類鼻疽) 처. 치쿤구니야열 커. 중증열성혈소판감소증후군(SFTS) 터. 지카바이러스 감염증

④ "제4급감염병"이란 제1급감염병부터 제3급감염병까지의 감염병 외에 유행 여부를 조사하기 위하여 표본감시 활동이 필요한 다음 각 목의 감염병을 말하며 다음과 같다.

가. 인플루엔자 나. 매독(梅毒) 다. 회충증 라. 편충증 마. 요충증 바. 간흡충증 사. 폐흡충증아. 장흡충증 자. 수족구병 차. 임질 카. 클라미디아감염증 타. 연성하감 파. 성기단

순포진 하. 첨규콘딜롬 거. 반코마이신내성장알균(VRE) 감염증 너. 메티실린내성황색포도알균(MRSA) 감염증 더. 다제내성녹농균(MRPA) 감염증 러. 다제내성아시네토박터바우마니균(MRAB) 감염증머. 장관감염증 버. 급성호흡기감염증 서. 해외유입기생충감염증 어. 엔테로바이러스감염증 저. 사람유두종바이러스 감염증

⑤ "기생충감염병"이란 기생충에 감염되어 발생하는 감염병 중 보건복지부장관이 고시하는 감염병을 말한다.

⑥ "세계보건기구 감시대상 감염병"이란 세계보건기구가 국제공중보건의 비상사태에 대비하기 위하여 감시대상으로 정한 질환으로서 보건복지부장관이 고시하는 감염병을 말한다.

⑦ "생물테러감염병"이란 고의 또는 테러 등을 목적으로 이용된 병원체에 의하여 발생된 감염병 중 보건복지부장관이 고시하는 감염병을 말한다.

⑧ "성매개감염병"이란 성 접촉을 통하여 전파되는 감염병 중 보건복지부장관이 고시하는 감염병을 말한다.

⑨ "인수공통감염병"이란 동물과 사람 간에 서로 전파되는 병원체에 의하여 발생되는 감염병 중 보건복지부장관이 고시하는 감염병을 말한다.

⑩ "의료관련감염병"이란 환자나 임산부 등이 의료행위를 적용받는 과정에서 발생한 감염병으로서 감시활동이 필요하여 보건복지부장관이 고시하는 감염병을 말한다. 우리나라에서 발생되는 의료관련감염병에는 VRSA/VISA, VRE, MRSA, MRPA, MRAB, CRE 등이 있다.

(3) 감염병 감염시의 조치

① 환자

신체의 이상이 생기면 즉시 의사의 진단을 받거나 가까운 사람에게 상의하여 의사의 진단을 받도록 한다.

② 보호자

의사의 지시에 따라 환자의 격리와 구호에 최선을 다하고 확대방지를 위하여 환자의 주위환경과 병원체의 오염우려가 있는 것을 철저히 소독한다.

③ 의사

진단결과 감염병에 감염되었다고 판단되면 환자를 격리조치토록 하고 치료에 최선을 다하며 보건당국에 즉시 신고를 한다.

④ 보건당국

의사로부터 감염병발생의 보고를 받으면 행정계통을 통한 단계적인 보고, 발생원인 및 감염경로조사, 환자주위의 일반인 접촉통제, 예방접종, 환경소독 등을 행한다.

⑤ 일반인

환자와의 접촉을 피하고 예방접종을 받으며 주위환경을 깨끗이 하고 손과 발의 청결, 양치질, 개인 위생을 철저히 한다.

⑥ 이 · 미용업소

종업원의 건강진단을 실시하며 예방접종을 받도록 하고 업소내의 소독을 행한다.

4장 급만성감염병 관리

1. 급성감염병 관리

1) 소화기계 감염병

환자나 보균자의 분변으로 배설되어진 병원체가 음식물이나 식수에 오염되어 경구침입함으로써 감염이 성립하는 수인성질병을 말한다.

〈표 3-3〉 소화기계 감염병

	질병명	특장	병원소 및 감염원	전파방법	예방대책
소화기계전염병	장티푸스	1종 감염병 중 가장 많이 발생 하는 감염병	병 : 환자, 보균자 전 : 환자나 보균자의 대 소변 및 오염된 음식물	환자의 토물, 대소변 탈출, 오염된 음료수 및 음식물 등의 간접전파	환자 및 보균자의 색출과 격리, 철저한 환경위생관리, 예방접종 철저, 보건교육강화
	콜레라	검역 감염병 감시기간 : 5일	병 : 환자 전 : 대변 및 토시물에 의한 오염수, 오염음식 물, 오염된 식기 등	환자 보균자의분변, 구토물 등의 탈출, 오염수 및 오염음식물로 전파	검역관리, 환자의 신속한 보고와 격리, 음료수의 정수와 위생적 하수처리, 철저한 소독관리, 예방접종실시
	파라티 푸스	병원체 : 살모넬라균	병 : 000 전 : 환자, 보균자	환자 또는 보균자 배설물 통해 직 · 간접전파	환자 및 보균자의 색출과 격리, 철저한 환경위생관리, 예방접종 철저, 보건교육강화
	세균성 이질	불량위생상태 인구밀집지역	병 : 환자 전 : 환자의 분변	환자분변으로 탈출하여 파리의 매개 및 불결한 손, 식품 등에 의함	환자의 분변, 식품, 음용수의 위생적 관리
	폴리오	급성회백수염 소아마비	병 : 환자 및 불현성 감염자 전 : 환자 및 불현성 감염자의 호흡기 분비물과 분변	환자 및 불현성 감염자와의 직접접촉이나 비말감염으로 전파	예방접종이 가장 중요하며 효과가 확실하다.
	유행성 간염	A, B, C 형	병 : 환자 전 : 환자의 분변	환자분변탈출, 식품오염, 오염된 손을 통해 침입	개인위생, 환경위생개선, 식품의 위생적 관리

2) 호흡기계 감염병

호흡기계로 감염되는 감염병은 환자나 보균자의 객담, 토물, 재채기 등으로 배출되어 전파하는 비말감염이나 오염된 먼지로 전파한다. 소화기계 감염병과는 달리 환경개선으로 효과를 보기 어려우므로 감염원 및 감수성보유자의 관리가 중요하다.

〈표 3-4〉 호흡기계 감염병

	질병명	특징	병원소 및 감염원	전파방법	예방대책
호흡기계감염병	디프테리아	1종법정감염병, 보균자감염이 많음	병 : 환자, 보균자 전 : 환자, 보균자의 콧물, 인후분비물, 비말	환자보균자의 비말이 호흡기나 피부상처 등을 통해 직접전파	환자의 격리소독, 예방접종이 중요(DPT)
	백일해	심한 발작성 기침	병 : 환자, 경증환자	감염자 직접접촉, 호흡기통한 비말감염, 먼지감염 등의 간접전파	예방접종이 가장 효과적(DPT)
	홍역	감염력 강함	병 : 환자 전 : 환자의 상기도 분비물	환자객담, 비인후분비물의 비말감염, 환자 직접 접촉전파	예방접종(MMR)
	유행성 이하선염	볼거리	병 : 환자 전 : 환자의 비말	비말 공기전파, 타액배출	환자격리, 예방접종
	풍진	임신초기이환시 풍진증후군	병 : 환자 전 : 인후배출 비말	비말 공기전파	예방접종
	성홍열	발열, 인후염, 편도선염	병 : 환자, 보균자 전 : 상 기도감염부위 분비물	환자 · 보균자 상기도 손상부위, 중이부 상처부위 탈출, 호흡기, 외상부위 침입	환경위생개선, 환자색출 및 격리
	인플루엔자	유행성 감기	병 : 환자 전 : 환자비말	비말에 의한 직접전파	유행시 대중밀집장소 제한, 예방접종

3) 절족동물 매개 감염병

절족동물은 많은 종류가 지구상에 존재하지만 인간에게 절족동물에 의해 전파되는 주요 질병은 발진열(벼룩), 발진티푸스(이), 일본뇌염(모기), 말라리아(모기), 사상충증(모기), 황열(모기), 양충병(진드기), 유행성출혈열(진드기) 등이 대표적이다.

4) 동물 매개 감염병

사람과 동물이 병원소로 되어 있는 인수공통감염병으로 광견병, 탄저병, 렙토스피라증, 결핵, 브루셀라증,살모넬라증 및 돼지단독 등이 대표적이다.

〈표 3-5〉 절족동물매개감염병과 동물매개감염병

	질병명	특징	병원소 및 감염원	전파방법	예방대책
절족동물매개전염병	페스트	흑사병 검역질병	야생설치류, 집쥐, 쥐, 벼룩, 환자	쥐벼룩, 비위생적환경, 비말감염으로 직접전파	검역철저, 구서작업, 벼룩구제, 환자배출물소독, 예방접종
	발진티푸스	리케치아	환자	환자 이흡혈, 타인의 피부상처전파, 먼지감염	예방접종, 개인위생, 생활환경 개선
	말라리아	학질, 하루거리	환자, 보균자	학질모기 매개전파, 수혈, 오염된 주사기	모기구제, 환경위생
	일본뇌염	유행성 뇌염	돼지	뇌염모기 매개전파	신속보고, 모기구제, 예방접종
	양충병	쯔쯔가무시병	들쥐, 털진드기 (양충)	감염들쥐, 털진드기 매개전파	산림지역, 목초지 피부노출피함
동물매개전염병	유행성 출혈열	한탄바이러스	들쥐	들쥐배설물, 들쥐 기생 좀진드기	들쥐구제, 노숙 · 들에서 피부노출금지,예방접종
	광견병	공수병 치사율 높음	광견병 감염개, 고양이, 여우, 늑대, 감염동물의 타액	감염된 개타액에 존재하는 병원체 침입	상처소독, 면역혈청접종, 예방접 종, 개예방접종, 동물수입시 검역
	렙토스피라증	와일씨병 논농부병	들쥐, 감염동물의 배설물	들쥐배설물 배출병원체 사람상처침입	논밭작업시 피부노출금지, 고인물 사용금지
	비브리오 패혈증	괴사, 패혈증, 치사율 50%	갯벌서식 어패류, 오염바닷물	어패류 생식, 감염균 피부상처 침입	어패류생식금지, 피부 상처있는 사람 바닷물출입금지

2. 만성감염병 관리

만성감염병의 종류에는 상당히 많이 있으나 공중보건학에서 문제가 되는 것은 결핵, 나병, 성병, 트라코마, 기생충 질환 등이 있다.

〈표 3-6〉 만성감염병 관리

질병명	특징	병원소 및 감염원	전파방법	예방대책
결핵	폐결핵	환자, 오염된 음식물, 감염된 우유	개방성환자로부터 탈출, 비말(공기), 우유, 식품	환자의 발견, 격리, 치료 예방접종사업 집단검진사업 : 투베르쿨린반응
나병	한센병	환자	환자비강분비물, 배설물 통해 피부, 호흡기계탈출, 직 · 간섭 전파	환자발생신고, 격리, 즉각적인 치료, 접촉자관리, 소독관리, 환자격리

5장 접촉성 감염병 질환관리

1. 성병

성병은 일반적으로 매독, 임질, 성병성 임파육아종 등을 말하는데 성병은 경제, 문화, 정치 등 사회적 여건과 밀접한 관계가 있어 일종의 사회질병으로 여겨지고 있으며 근래 증가추세를 보이고 있다. 과거에는 대도시, 빈민촌과 남성에게 많았던 것이 최근에는 모든 연령과 사회계층에 만연하는 등 문제가 심각하다. 이에 대한 관리대책으로는 분별있는 성행위와 보건교육의 강화, 전파의 위험이 높은 윤락여성을 중심으로 한 관리가 요구되며 가치관, 향락산업 등 사회적인 요소의 관리방법도 중요하다.

2. 트라코마

각막과 결막의 급만성 감염병인 안과질환으로 미용사 건강진단항목에 들어있는 질병이다. 주로 감염된 환자로부터 직접접촉 혹은 수건, 세숫대야 등의 개달물에 의해 간접전파된다. 예방대책으로는 환자중심으로 전반적인 소독을 실시하며 가족과 접촉자의 개인위생에 주의한다.

3. 에이즈(AIDS)

에이즈는 후천적으로 면역기능이 상실되어 결국 죽게 되는 질병으로 그 자체가 병은 아니나 면역결핍 때문에 인체가 각종 병균에 대해 무방비 상태가 되는 것이며 그렇게 되면 평소 활동을 하지 않던 병원균들까지 활동을 시작하여 끝내는 사망에 이르게 된다. 에이즈 병원체인 HIV는 주로 성교, 수혈, 모자감염의 3가지 경로를 통해 감염된다.

우리나라 에이즈 감염경로의 대부분이 성접촉에 의한 것이므로 건전한 성생활을 영위할 때 에이즈 확산은 막을 수 있을 것이다. 에이즈는 현재 치료약이 없으므로 치사율 100%의 가장 무서운 질병인 반면 개인의 건전한 성생활 개선 등을 통해 가장 손쉽게 근절할 수 있는 질병이기도 하다.

4. 진균성 피부질환

대표적인 진균성 피부질환으로는 백선을 들 수 있다. 백선은 그 발병 부위별로 족부백선, 수

부백선, 두부백선, 체부백선으로 나눌 수 있다. 그 중 전체의 30~40%를 차지하는 것이 족부백선인데 특히 목욕탕, 수영장 등 사람이 많이 모이는 곳에서 감염될 수 있다. 그리고 다른 신체부위의 진균증을 가진 환자의 약 40% 가량에게서 손톱백선이 나타나는데 다른 백선균 병소를 긁을때 진균이 손톱끝각질에 붙어있다가 손톱으로 침입하여 발생하기도 한다.

6장 기생충질환 관리

1. 기생충질환

일시적으로 혹은 지속적으로 생체에 붙어 있어 그 숙주생체에서 영양을 섭취하여 생활하고 있는 동물류를 기생충이라고 한다. 기생충은 숙주에 기생하므로 숙주자체를 죽이지는 않으나 기생충감염으로 인한 전신증상으로 가장 흔한 증상은 발열, 체중감소, 빈혈, 위장장애, 알레르기에 의한 피부증상이다. 그밖에 영양분의 손실, 기생충 유충의 이동에 따른 조직의 파괴와 장폐색증 등의 기계적 장애, 통증 등이 있다.

인체와 관련있는 기생충은 그 매개물에 의해 채소 및 토양 매개성 기생충(회충, 십이지장충, 편충, 구충 등), 어패류 매개기생충(간흡충증, 폐흡충증, 요코가와 흡충증), 육류 매개기생 충증(유구조충, 무구조충), 모기매개기생충(사상충증), 접촉감염기생충증(요충, 질크리코모나스 등) 등으로 분류할 수 있다.

2. 기생충질환 예방

기생충질환을 예방하려면 과일, 야채 등의 섭취시에는 철저한 세척이 요구되며 육류, 어패류는 충분히 익혀야 하고 조리에 사용한 도마나 칼도 열소독을 해야 안심할 수 있다. 매년 정기적으로 구충을 해도 안심할 수 없는 것은 식생활에서 생식습성 때문이다.

기생충질환에 대한 예방원칙은 다음과 같다.

① 분변을 완전처리하여 기생충란을 사멸시킨다.
② 정기적으로 구충약을 복용하여 구충한다.
③ 육류, 어패류 등은 충분히 가열조리한 것을 섭식한다.
④ 야채류는 흐르는 물에 충분히 씻는다.
⑤ 손은 항상 깨끗이 씻는다.

〈표 3-7〉 기생충질환

분류	병명	특징	전파방법	예방대책
채소토양 매개기생충	회충	가장 높은 감염율	분변탈출, 오염된 야채, 불결한 손, 파리의 매개에 오염된 음식물	분변관리, 청정채소섭취, 정기적 구충제복용, 파리구제 및 환경개선, 위생적 식생활 보건교육실시
	구충	십이지장충	오염된 식품, 경구침입, 경피침입	감염원 제거, 인분위생적 처리, 오염지역피부노출삼가, 야채세척
	편충	세계적 분포, 감염율 높은 기생충	오염된 야채나 불결한 손, 파리매개, 오염된 음식물	야채세척, 인분위생적처리, 개인위생유의
	이질 아메바증	이질을 일으키는 병원성 아메바	분변배출 식품, 물오염 경구침입	음료수 소독, 분변관리위생적, 파리곤충구제
어패류 매개기생충	간흡충증	간디스토마증, 민물고기	제1중간숙주 – 우렁이, 제2중간숙주 – 담수어 민물고기 생식	민물고기 생식금하고 조리기구소독철저, 생수음용금지, 수원지오염방지
	폐흡충증	폐디스토마	제1중간숙주 – 다슬기 제2중간숙주 – 가재, 게 객담, 기관지 기도배출	게, 가재생식금지, 환자객담의 위생적처리, 숙주동물의 관리 철저
	요코가와 흡충증	극동지방 분포	제1중간숙주 – 다슬기 제2중간숙주 – 은어 사람, 개, 고양이, 돼지	은어생식금지, 민물고기 생식금하고 조리기구소독 철저, 생수음용금지
육류 매개기생충	유구조충증	갈고리촌충 돼지고기 생식	분변배출, 오염된 풀 돼지 섭취, 감염돼지고기매개감염	돼지고기 충분히 익혀서 먹는다.
	무구조충증	민촌충 쇠고기 생식	분변배출, 오염된 풀 소 섭취, 감염쇠고기 매개 감염	쇠고기를 충분히 익혀먹는다.
모기 매개기생충	사상충증	상피병 감염자 희귀	모기, 감염자 흡혈시 감염	환경위생, 모기구제
접척 매개기생충	요충	집단감염이 잘 일어난다. 어린아이에게 많이 감염	불결한 손, 음식물 경구침입, 항문주위 산란	자가감염에 유의, 집단의 동시예방, 개인위생철저

7장 위생해충

1. 위생해충의 개념

위생해충이란 사람의 살기좋은 환경을 직접 또는 간접적으로 침해하는 충류 중에서 특히 위생상 해를 주는 곤충군을 말한다. 위생상의 해라는 것은 사람의 건강한 상태를 방해하는 것이다. 생활주변에 있는 위생동물 중에서 식품과 관련하여 사람에게 위해나 피해를 줌으로써 식품위생상 문제가 되는 대표적인 것은 쥐, 파리, 바퀴, 진드기 등이 있으며 매개하는 감염증은 다음과 같다.

〈표 3-8〉 위생해충과 감염병

동물의 종류	감 염 증
쥐	세균성식중독, 페스트, 렙토스피라증, 신증후성출혈열
파리	세균성소화기감염증(파라티푸스, 세균성이질, 콜레라, 장티푸스, 세균성 식중독, 소아마비, 결핵, 화농성질환)
바퀴	세균성소화기감염증, 아메바성이질, 세균성식중독, 소아마비, 결핵, 화농성질환
진드기	야토끼병, 진드기뇌염, 진드기열 등

2. 위생해충의 병해

위생해충에 의한 병해는 곤충의 종류에 따라 다르나 일반적으로 이질, 소아마비, 장티푸스, 파라티푸스, 살모넬라증 등 소화기계감염병을 비롯해서 각종 감염병을 매개 전파시키며 식품을 오염, 파손, 변질시켜 식품의 손실을 일으킨다.

직접적으로는 물거나 찌르면서 병적인 공포증, 곤충독증, 피부염, 알레르기 등의 피해를 준다. 간접적으로는 파리, 쥐, 고양이 등이 식품에 이물을 혼입시키거나 분뇨, 오물 등을 옮겨서 불결함을 유발하며 경제적 손실을 가져온다.

1) 모기

모기는 종류에 따라 차이가 있으나 대개 여름철에 많이 발생하며 모기에 의한 가장 큰 피해는 감염병의 전파로 모기가 매개하는 감염병은 말라리아, 일본뇌염, 피부교상, 흡혈 및 수면방해 등이 있다.

2) 파리

파리는 도처에 날아다니며 불결한 것과 자주 접촉하고 각종 음식물이나 기기류 등에 덤벼들므로 불쾌감이나 불결감을 준다. 그 뿐만 아니라 파리는 병원균을 기계적으로 전파시키는데 장티푸스, 파라티푸스, 이질, 콜레라, 회충, 십이지장충, 요충 등의 충란을 운반하기도 한다.

3) 바퀴

바퀴는 음식물에서부터 종이, 물만 먹고도 세달 정도를 견딜 수 있을 만큼 생식력이 강해서 죽이기가 무척 힘들다. 이질, 살모넬라, 소아마비 등을 감염시키는 해충이다. 야간활동성이 있고 잡식성이기 때문에 모든 음식물을 침해하므로 식생활 위생상 중요시 된다.

4) 쥐

쥐는 사람에게 혐오감을 주고 곡물이나 기타 작물, 건축물을 파손함으로써 경제적인 손실을 가져올 뿐 아니라 환경을 더럽히고 질병을 전파한다. 쥐에서 전파될 수 있는 질병으로는 페스트, 살모넬라증, 유행성 출혈열, 아메바성 이질 등이 있고 많은 종류의 내부, 외부 기생충을 가지고 있어 그 기생충이 사람에게 기생하거나 감염병을 매개하는 질병의 종류가 많다.

3. 위생해충의 방제

방제라고 하는 것은 해충의 세력을 해롭지 않을 정도로 억제하는 것을 의미한다. 먼저 화학적 방제방법으로는 살충제 이용, 물리적 방제는 기계적 방제, 기구사용(쥐덫 등), 환경방제는 환경정비, 시설개선, 환경위생 등이 있고 생물학적 방제는 천적을 이용한 방법 등이 있다.

◉ 기출 및 예상문제

1. 질병의 다발적 유행현상을 좌우할 수 있는 역학의 4대 현상이 아닌 것은?

① 과학적 현상　② 시간적 현상
③ 지리적 현상　④ 사회적 현상

2. 감염병의 유행주기가 10년 이상인 유행현상은?

① 추세변화　② 순환(주기)변화
③ 계절변화　④ 불규칙변화

3. 후천성면역결핍증(AIDS)은 다음 중 어느 법정 감염병에 속하는가?

① 제2군 감염병　② 제1군 감염병
③ 제3군 감염병　④ 제4군 감염병

4. 병원체의 침입구가 점막인 질병은?

① 일본뇌염　② 디프테리아　③ 성홍열　④ 인플루엔자

5. 병원체가 바이러스인 질병은?

① 인플루엔자　② 발진티푸스　③ 발진열　④ 양충병

6. 국민생활수준의 향상과 함께 감염병의 양상은 변화하는데, 증가일로의 경향을 나타내는 질환은?

① 뇌염, 말라리아　② 두창, 트라코마
③ 홍역, 디프테리아　④ 성병, 감염병 관련

7. 병후 보균자로서 감염력이 가장 큰 것은?

① 홍역　② 폴리오　③ 디프테리아　④ 두창

8. 다음 감염병 중 수인성이 아닌 종류는?

① 장티푸스　② 폴리오　③ 발진열　④ 콜레라

9. 선천성 면역에 대한 설명 중 틀린 것은?

① 태어날 때부터 감염병에 걸리지 않는 체질
② 인종, 종족, 개인차에 따라 저항력이 다르다.
③ 말은 결핵에 걸린다.
④ 사람이외의 동물은 매독에 걸리지 않는다.

10. 다음 중 세수수건의 공동사용으로 감염될 가능성이 가장 큰 감염병은?

① 이질 ② 장티푸스 ③ 일본뇌염 ④ 트라코마

11. 법정 감염병 환자의 발생신고를 의무화하는 이유와 관계가 먼 것은?

① 감염병의 확대방지 대책 ② 국내 방역대책의 기초자료
③ 의료구호대책을 받기 위함 ④ 감염병의 분포상황 파악

12. 보균자에 관한 설명 중 가장 옳은 것은?

① 병원균을 체내에 갖고 있으나 해가 없는 자
② 병원균을 체내에서 체외로 배출하는 자
③ 환자를 보살펴주는 자
④ 외견상 건강한 자

13. 다음 중 제2군 법정 감염병이 아닌 것은?

① 후천성면역결핍증 ② 파상풍
③ 만성 B형 간염 ④ 백일해

14. 병원체가 몸속에 침입하여 병원균이 증식하여 차츰 증상을 일으키게 되는 기간까지를 무엇이라고 하는가?

① 유행기 ② 이완기 ③ 감염기 ④ 잠복기

15. 우리나라 국제 검역감염병의 종류 중 격리기간이 가장 긴 감염병은?

① 황열 ② 페스트 ③ 콜레라 ④ 두창(천연두)

16. 다음 감염병 중 제2군 법정 감염병과 제3군 법정 감염병이 아닌 것은?

① 콜레라 ② 후천성 면역결핍증(AIDS)
③ 렙토스피라증 ④ 만성 B형 간염

17. 환자의 격리가 필요한 감염병은?

① 장티푸스 ② 파상풍 ③ 일본뇌염 ④ 트라코마

18. 백신(Vaccine)접종 후 면역성을 얻는 것은?

① 자연 피동면역 ② 백일해
③ 파상풍 ④ 페스트

19. 예방접종약인 D.T.P와 관계없는 감염병은?

① 디프테리아 ② 백일해 ③ 파상풍 ④ 페스트

20. 잠복기간을 결정하기 어려운 감염병은?

① 한센병(나병), 결핵 ② 일본뇌염
③ 장티푸스 ④ 천연두, 발진티푸스

21. 정기예방 접종을 받아야 하는 감염병은?

① 세균성이질 ② 백일해 ③ 파라티푸스 ④ 군집장소

22. 비말감염이 가장 잘 이루어질 수 있는 조건은?

① 영양실조 ② 피로 ③ 피부의 상처 ④ 군집상소

23. 감염병 발생시 일반인이 취해야 할 사항 중 틀린 것은?

① 의사는 특별시장, 시장, 군수에게 신고한다.
② 주위환경을 깨끗이 한다.
③ 적당한 약을 우선 먹인다.
④ 환자와의 접촉을 피한다.

24. 급성 감염병의 역학적 특성을 옳게 표현한 것은?

① 발병율과 유병율이 모두 높다. ② 발병율과 유병율이 모두 낮다.
③ 발병율은 높고 유병율은 낮다. ④ 발병율과 유병율은 항상 같다.

25. 감염병의 3대 요인이 아닌 것은?

① 증상발현 ② 감수성 ③ 감염원 ④ 감염경로

26. 역학의 4대 현상 중의 하나인 생물학적 현상에 대한 설명 중 틀린 것은?

① 숙주의 연령 · 성(性) · 인종에 따라 다르다.
② 연소층은 민성 감염병이 잘 발생한다.
③ 노년층은 고혈압, 심장병, 뇌졸증이 많이 발생한다.
④ 남자는 발진티푸스, 장티푸스가 여자에게는 백일해, 이질 등이 잘 걸린다.

27. 이 · 미용업소에서 옮겨질 수 있는 질병으로만 짝지어진 것은?

① 소아마비 ② 피부병, 뇌염 ③ 결핵, 소아마비 ④ 트라코마, 결핵

28. 투베르클린 반응이 양성이면?

① 결핵환자임을 알 수 있다. ② 결핵감염자임을 알 수 없다.
③ 결핵미감염자임을 알 수 있다. ④ 건강보균자임을 알 수 있다.

29. 다음 감염병 중 생후 제일 먼저 예방접종을 실시하는 것은?

① 백일해 ② 홍역 ③ 파상풍 ④ 결핵

30. 다음 검역감염병과 감시(검역) 기간의 연결이 틀린 것은?

① 콜레라 – 120시간 ② 페스트 – 144시간
③ 두창 – 120시간 ④ 황열 – 144시간

31. 감염병환자 발생시 당국에 보고할 의무가 있는 사람은?

① 환자 ② 보호자 ③ 약사 ④ 의사

32. 한 번 걸리면 두 번 걸리는 일이 거의 없는 감염병은?

① 폐렴 ② 뎅기열 ③ 두창 ④ 인플루엔자

33. 개달물(fomite)의 종류에 해당되는 것은?

① 음식물　　② 물, 우유
③ 의복, 침구, 완구　　④ 파리, 모기, 벼룩

34. 우리나라의 검역법에 규정된 검역질병이 아닌 것은?

① 페스트　　② 황열　　③ 콜레라　　④ 두창(천연두)

35. 다음 보균자 중 감염병 관리상 가장 어려운 사람은?

① 건강보균자　　② 병후보균자　　③ 회복기보균자　　④ 잠복기보균자

36. 근대 면역학의 아버지라고 불리우는 사람은?

① 파스퇴르　　② 히포크라테스　　③ 리스터　　④ 바이츠

37. 세균과 바이러스에 대한 설명 중 틀린 것은?

① 세균류는 인공배양기에서 발육하지만 바이러스는 살아있는 세포내에서만 발육한다.
② 세균은 모양에 따라 구균, 간균, 나선균 등이 있다.
③ 세균의 크기는 바이러스의 약 반정도로서 병원미생물 중에서는 가장 작다.
④ 세균이 분해호흡을 하는 경우 공기중의 산소가 필요없으며 오히려 해롭다.

38. 다음의 문장 중 A와 B에 들어갈 용어의 조합이 옳은 것은?

열과 자외선에 의한 소독법을 (A)라 하고 약품에 의한 소독법을 (B)라 한다.
① A – 비과학적 소독법, B – 과학적 소독법
② A – 화학적 소독법, B – 물리적 소독법
③ A – 물리적 소독법, B – 화학적 소독법
④ A – 미생화학적 소독법, B – 생화학적 소독법

39. 소독의 원리는 다음 중 어느 것에 기인하는가?

① 균체 원형질 중의 탄수화물 변성
② 균체 원형질 중의 단백질 변성
③ 균체 편모 중의 탄수화물 변성
④ 균체 편모 중의 단백질 변성

40. 다음 병원 미생물 중에서 소독약에 대해서 가장 저항력을 갖고 있는 균은?

① 탄저균 ② 결핵균 ③ 장티푸스균 ④ 콜레라균

41. 균의 내성이란?

① 약이 균에 대하여 저항력이 있는 것
② 인체가 약에 대하여 저항성이 있는 것
③ 균이 다른 균에 대하여 저항성이 있는 것
④ 균이 약에 대하여 저항성이 있는 것

42. 세균의 형태상 분류에 속하지 않는 것은?

① 구균(球菌) ② 아생균(芽生菌)
③ 간균(間菌) ④ 나선균(螺旋菌)

43. 섭씨 100℃에서도 죽지 않는 균은?

① 아포형성균 ② 콜레라균 ③ 장티푸스균 ④ 결핵균

44. 미생물의 종류에 해당되지 않는 것은?

① 세균 ② 효모 ③ 편모 ④ 곰팡이

45. 세균을 형태상으로 분류해 본 종류와 거리가 먼 것은?

① 구균 ② 간균 ③ 바이러스 ④ 나선균

46. 균체의 단백응고작용을 하는 소독약이 아닌 것은?

① 알코올 ② 크레졸 ③ 산, 알칼리 ④ 과산화수소

47. 세균에 대한 설명 중 틀린 것은?

① 세균은 일반적으로 중성과 알칼리성에서 발육할 수 없다.
② 균체가 분열하여 세균이 증식된다.
③ 건조에 대하여 약하고 몇 시간내에 죽는다.
④ 밝은 곳보다 어두운 곳을 좋아한다.

48. 소독작용에 영향을 주는 것이 아닌 것은?

① 청결 ② 농도 ③ 온도 ④ 조명

49. 다음 미생물에 대한 설명 중 틀린 것은?

① 홍역, 풍진, AIDS를 감염시키는 바이러스균도 있다.
② 높은 알칼리성 또는 산성에서는 일반적으로 죽게 된다.
③ 바이러스 증식에는 수소이온 농도와는 관계가 없다.
④ 대부분의 병원성균은 28~38。C의 최적온도를 갖는다.

50. 소독의 정의로서 옳은 것은?

① 세균을 죽이는 것
② 모든 미생물을 열과 약품으로 완전히 죽이거나 또는 제거하는 것
③ 병원 미생물을 죽이거나 또는 제거하여 감염력을 없애는 것
④ 균을 적극적으로 죽이지 못하더라도 발육을 저지하고 목적하는 것을 변화시키지 않고 보존하는 것

51. 소독법의 원리에 대한 설명 중 틀린 것은?

① 수분이 있어야 한다.
② 온도가 높을수록 소독력이 강하다.
③ 온도가 높을수록 소독력이 약하다.
④ 소독력의 침투와 세균과의 접촉이 충분해야 한다.

52. 물리적인 소독에 해당하는 것은?

① 증기 소독 ② 석탄산수 소독
③ 포르말린 소독 ④ 포름알데히드 가스 소독

53. 화학적인 소독법끼리만 짝지어진 것은?

① 가열소독, 자외선 소독 ② 염소 소독, 석탄산수 소독
③ 가열소독, 석탄산수 소독 ④ 염소 소독, 자외선 소독

54. 다음 기술한 A~D 중 옳은 항목만으로 된 조합은?

A. 열과 소독약에 대하여 저항성이 가장 강한 것은 파상풍균 등의 아포이다.
B. 저온 살균으로는 우유 중의 결핵균을 완전히 죽일 수 없다.
C. 물체가 병원체에 의해 오염된다는 것은 병원체가 물체의 표면에 붙거나 음식물과 물 속에 들어 간다는 것이다.
D. 크레졸은 바이러스에 대하여 강한 살균효과를 나타내나 역성비누는 바이러스에 효과가 없다.

① AB ② AC ③ BC ④ BD

55. 소독약을 취급하면 일차성 자극에 의한 접촉 피부염에 걸리기 쉽다. 그 일반적인 이유로서 틀린 것은?

① 약물의 농도가 낮을수록 일어나기 쉽다.
② 약물의 농도가 높을수록 일어나기 쉽다.
③ 크레졸수는 기구의 경우보다 저농도를 사용한다.
④ 에탄올은 자극성이 약하므로 기구 등과 같은 농도를 사용한다.

56. 바이러스에 대한 설명 중 틀린 것은?

① 세균여과기를 통과하고 인공배지(배양기)에서도 발육된다.
② 광학현미경으로 볼 수 없다.
③ 모든 바이러스는 열에 의해 쉽게 죽는다.
④ 특정 생세포속에서만 증식이 가능하다.

57. 혐기성균의 생육조건에 대한 다음 사항 중 틀리는 것은?

① 산소가 있어야 한다. ② 영양소가 있어야 한다.
③ 수분이 적당하여야 한다. ④ 수소이온 농도가 적당하여야 한다.

58. 미용실에서 많이 사용하는 가위, 면도날 같은 금속제품은 어떠한 소독방법을 쓰는 것이 가장 적절한가?

59. 미용실에서 사용하는 롯드, 판넬, 고무줄, 고무장갑 등의 고무, 플라스틱 제품들에는 어떠한 소독방법을 쓰는 것이 적절한가?

공중위생관리학

Public Hygiene Management

1996년 대한 해부학회에서 해부학 용어를 순수한 우리말로 개정하였기 때문에 우리만 해부학용어와 이전까지 사용하였던 예전 해부학 용어를 혼용하였음.

PART

Ⅳ

해부생리학

01 서론

02 인체의 구성

03 골격 및 관절계통

04 근육계통

05 내분비 계통

06 신경계통

07 순환기 계통

08 소화기 계통

PUBLIC HYGIENE MANAGEMENT

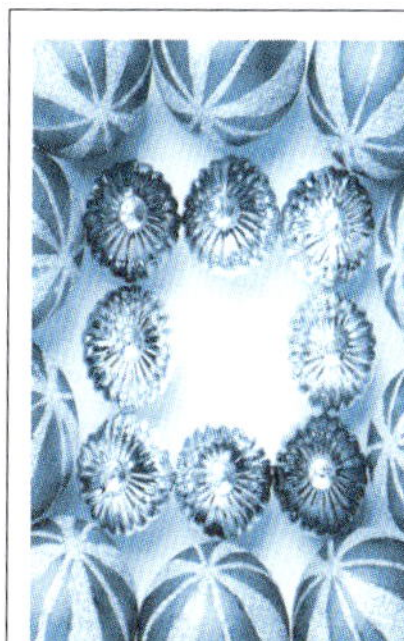

핵심요약정리

1. 서론

❖ 해부학 : 인체의 형태와 구조 연구

❖ 생리학 : 인체의 기능과 기능을 나타내게 하는 기전 연구

❖ 구간구분

- 구간부 : 머리(두개, 얼굴), 목, 몸통
- 사지부 : 팔, 다리

❖ 체강

- 등쪽체강 : 두개강, 척수강
- 배쪽체강 : 흉강, 복강, 골반강

❖ 인체의 생리적 특성 : 항상성 유지, 신진대사 기능, 성장과 번식

2. 인체의 구성

❖ 세포 → 조직 → 기관 → 기관계 → 개체

❖ 세포

- 세포막 : 이중막
- 세포질 : 미토콘드리아, 중심체, 리보솜, 리소좀, 소포체
- 핵

❖ 조직 : 상피조직, 결합조직, 근육조직, 신경조직

❖ 기관 : 중공성 기관, 실질성 기관

❖ 기관계통 : 골격계통, 근육계통, 순환기계통, 호흡기계통, 비뇨기계통, 생식기계통, 내분비계통, 신경계통 및 감각기계통 등

3. 골격 및 관절계통

❖ **뼈의 기능** : 인체 지지, 근육의 수축에 의한 운동, 인체내 체강 내부장기 수용,기계적인 자극으로부터 보호 역할, 조혈작용, 무기물질(칼슘, 인) 저장

❖ **관절** : 뼈와 뼈가 서로 연결되는 것, 관절연골, 관절머리, 관절오목, 관절강, 활액

❖ **두개골**

- 뇌두개 : 두정골(마루뼈), 측두골(관자뼈), 전두골(이마뼈), 후두골(뒤통수뼈), 접형골(나비뼈), 사골(벌집뼈)로 구성, 뇌와 시각, 청각 및 평형감각에 관계되는 기관들을 보호하고 지지
- 안면두개 : 비골(코뼈), 상악골(위턱뼈), 권골(광대뼈), 하악골(아래턱뼈) 등으로 구성

❖ **척추** : 경추 7개, 흉추 12개, 요추 5개, 천추5개, 미추 3~5개

❖ **발**에는 골격 구조상 발바닥에 일정한 아치가 형성되어 있는데 이는 체중을 지지하며 보행시 스프링작용을 한다.

4. 근육계통

❖ **근육의 종류** : 골격근, 심장근, 평활근

❖ **머리부위의 근육**

- 얼굴근육 : 머리덮개근(전두근, 후두근), 눈둘레근(안륜근), 입둘레근(구륜근), 볼근(협근), 입꼬리 당김근(소근) 등
- 저작근육 : 관자근(측두근), 깨물근(교근), 안쪽날개근(내측날개근), 가쪽 날개근(외측날개근)

5. 내분비 계통

❖ **신체의 내분비샘** : 뇌하수체, 갑상샘, 부갑상샘, 췌장의 랑게르한스섬, 부신, 고환, 난소

❖ **뇌하수체**

- 앞엽 : 성장호르몬, 갑상샘자극호르몬, 부신피질자극호르몬, 난포자극호르몬, 황체형성호르몬, 젖샘자극호르몬(프로락틴)
- 중엽 : 멜라닌세포자극호르몬
- 뒤엽 : 항이뇨호르몬(바소프레신), 분만촉진호르몬(옥시토신)

❖ **갑상샘** : 타이록신, 타이로칼시토닌

❖ **부갑상샘** : 부갑상샘호르몬

❖ **췌장의 랑게르한스섬** : 글루카곤, 인슐린

❖ **부신**

- 피질
  - 염류코티코이드 : 알도시테론
  - 당류코티코이드 : 코티손, 코티졸
- 수질
  - 부신성 안드로겐
  - 에피네프린
  - 노에피네프린

❖ **난소** : 에스트로겐(난포호르몬), 프로게스테론(황체호르몬)

❖ **고환** : 테스토스테론

6. 신경계통

❖ 형태상 분류

- 중추신경계
  - 뇌 : 대뇌, 소뇌, 뇌줄기(간뇌, 중뇌, 교뇌, 연수)
  - 척수 : 경수, 흉수, 요수, 천수
- 말초신경계

❖ 기능상 분류

말초신경계
- 체성신경계
  - 뇌신경 : 12쌍
  - 척수신경 : 31쌍, (경수신경8쌍, 흉슈신경 12쌍, 요수신경 5쌍, 천수신경 5쌍, 미수신경 1쌍)
- 자율신경계
  - 교감신경 : 척수의 흉수와 요수에서 시작
  - 부교감신경 : 뇌줄기와 척수의 천수에서 시작

❖ 얼굴과 목 부위 근육의 대부분을 지배하며 마사지에 영향을 많이 받는 신경은 삼차신경(5번 뇌신경), 얼굴신경(7번 뇌신경), 부신경(11번 뇌신경)을 들 수 있다.

7. 순환기 계통

❖ 순환계

- 혈관계
  - 전신순화 : 왼심실 → 대동맥 → 동맥 → 모세혈관
    정맥 → 대정맥 → 오른심방
  - 폐순환 : 오른심실 → 폐동맥 → 폐 → 폐정맥 → 왼심방
- 림프관계 : 조직액을 이동하여 혈액순환으로 운반하는 보조순환계의 일종
  모세림프관 → 림프관 → 림프질 → 정맥

8. 소화기 계통

❖ 소화기 계통 : 소화관과 소화샘을 총칭

❖ 소화관 : 구강 → 인두 → 식도 → 위 → 소장(십이지장 → 공장 → 회장) → 대장(맹장 → 오름결장 → 가로결장 → 내림결장 → S결장) → 직장 → 항문

1 서론

1장 인체 해부학과 생리학

1. 인체 해부학(human anatomy)

인체해부학은 인체의 형태와 구조를 연구하는 형태학으로 인체의 전체 또는 부분적인 형태와 구조를 익히고 각 부위의 기관이나 조직의 구조, 형태 그리고 그들 상호간의 위치 등을 이해해 나가는 학문이다.

2. 인체 생리학(human physiology)

생리학은 인체를 구성하고 있는 여러 세포, 조식, 기관, 기관계 등 생체에서 일어나고 있는 여러 활동 및 기능현상을 대상으로 하여 개체나 각 기관의 기능을 알아보고 그 기능을 나타내게 하는 기전(mechanism)에 대해 연구하는 학문이다.

2장 인체의 해부학적 구조

1. 구간 구분

인체는 외형상 구간부와 사지부로 크게 구분된다. 구간부는 다시 머리, 목, 몸통으로 구성되며 사지부는 상지, 하지 부분으로 구성된다. 머리 부위는 다시 뇌를 싸고 있는 부분인 두개 부분과 얼굴 부분으로 나누어진다.

2. 체강

인체 내부의 밀폐된 공간을 체강이라 하며 배쪽과 등쪽 체강들은 다시 몇 개의 작은 강으로 구성되며 그 속에 내장기관을 담고 있다. 등쪽 체강은 두개강과 척수강으로 구성된다. 배쪽 체강은 흉강, 복강, 골반강으로 구성되며, 흉강, 복강의 구분은 횡격막에 의해 구분된다.

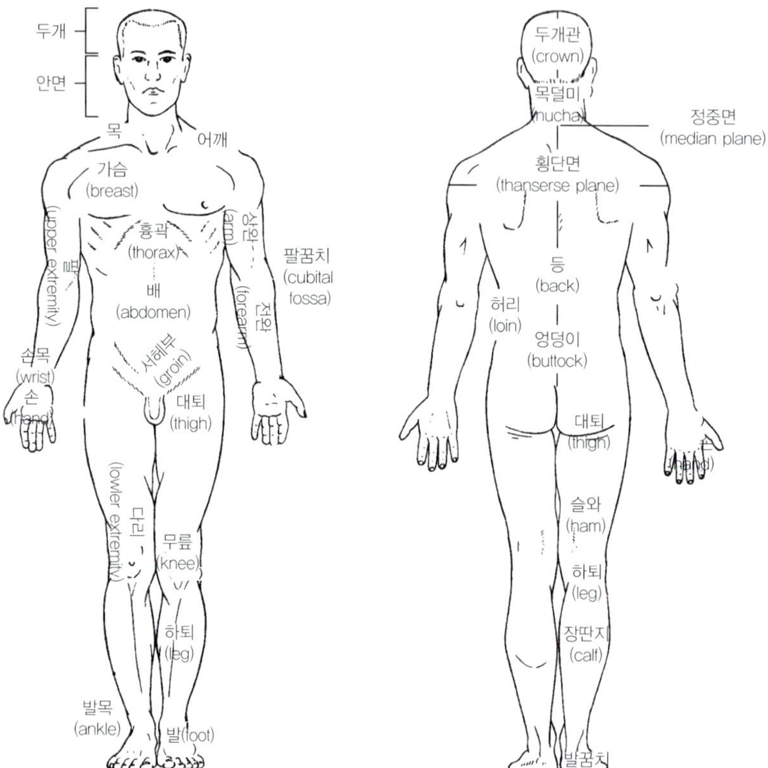

〈그림 4-1〉 신체 각 부위

3 장 인체의 생리적 특성

인체는 끊임없이 외부의 자극을 받으나 체내의 항상성(homeostasis)을 유지하려고 노력한다. 체내외의 변화에 대해 어느 정도는 적응이 가능하나 체내의 항상성이나 어떤 화학적 평형이 이루어지지 못할 때 그 개체는 생명을 이어가지 못한다. 이 항상성과 평형을 유지하기 위해서는 에너지가 필요하고, 일부 세포가 탈락되면 새로운 세포를 형성, 대체해야만 그 생물체는 존속할 수 있는 것이다. 그렇기 때문에 세포의 대사기능은 잠시도 중단하지 않고 계속되어야만 하며 세포내 미세소기관의 끊임없는 활동이 요구되고 이를 통해 개체의 성장과 번식이 일어나게 된다.

2 인체의 구성

인체는 무수히 많은 미세 부분으로 구성된 복잡한 구조단위로서 인체의 대부분은 세포, 조직, 기관, 기관계의 4종류의 보다 작은 단위로 이루어져 있다.

세포(cell) → 조직(tissue) → 기관(organ) → 기관계(organ system) → 개체(individual)

1장 세 포

세포(cell)는 살아 있는 생물체의 최소단위로서 모든 생물체의 구성, 기능, 유전상의 기본이 되는 단위이다. 스스로 증식하는 능력이 있으며 세포의 모양과 크기는 다양하다. 세포는 크게 세포막, 세포질, 핵의 3부분으로 구성되어 있다.

1. 세포막

세포벽이 없는 동물세포에서 원형질막을 세포막이라 하는데 세포가 생존하는 동안 영양물질과 산소 및 노폐물을 선택적으로 투과시키며 또한 생체의 외부환경사이에서 외부환경의 변화에 따른 내부환경을 일정하게 유지하는 항상성(homeostatis)의 역할을 한다.

2. 주요 세포 소기관

세포질은 세포내 원형질 부분으로 생체의 여러 기능을 담당하는 세포 소기관들과 그 사이를 채우는 세포 포함물로 구성되어 있다. 인체의 세포 소기관중 중요한 것을 들어보면 다음과 같다.

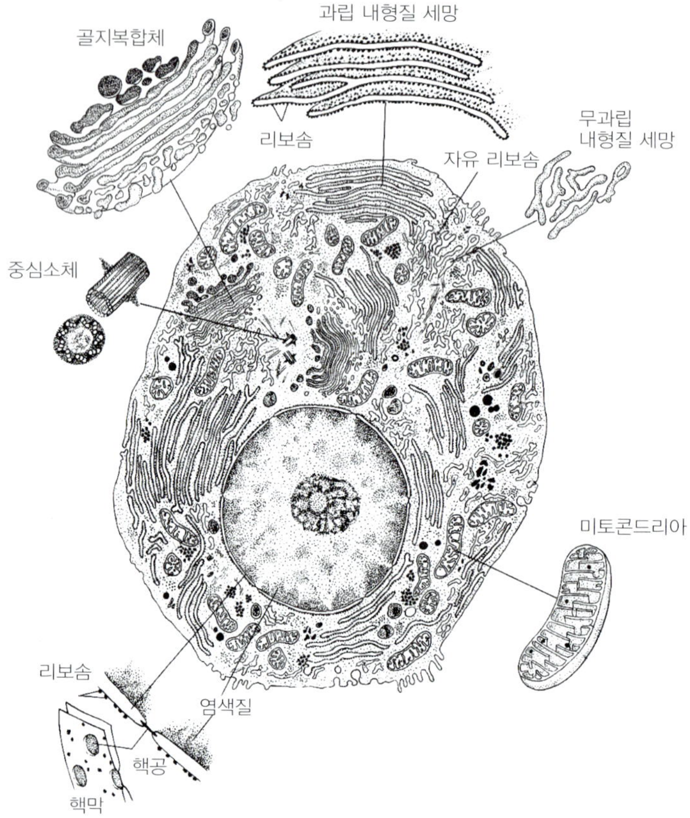

〈그림 4-2〉 세포의 구조

1) 미토콘드리아

미토콘드리아는 섭취된 음식물 중의 영양물질을 산화시켜 에너지를 발생키는 곳으로 세포내 주요한 에너지 대사장치이다.

2) 리보솜과 형질내세망(소포체)

리보솜은 단백질을 합성하는 장치로 형질내세망에 붙어 있거나 기질내에 떠다니는 형태로 존재한다. 형질내세망은 세포질 속에 퍼져있는 얇은 막으로 세포의 외부와 내부사이 교통로이며 물질 흡수, 수송, 배출에 관여하며 단백질을 합성하기도 한다. 리보솜이 붙어 있는 소포체를 과립형질내세망(조면소포체)이라 하며 리보솜이 없는 소포체는 무과립형질내세망(활면소포체)이라 한다.

3) 골지체와 중심체

골지체는 분비기능이 있는 세포로 리보솜을 형성하기도 하며 중심체는 세포분열의 중심적 역할을 수행하는 세포 소기관으로 핵 가까이에 2개가 접근하여 존재한다.

4) 리소좀(용해소체)

가수분해 효소를 가지고 있으며 불필요한 물질을 분해, 처리하는 기능을 가지고 있다.

3. 핵

핵은 세포내 대사를 조절하고 단백질 합성에 의한 성장과 분열에 관여한다. 또한 DNA를 가지고 있어 유전적 특질을 결정한다. 핵은 핵막, 염색체, 핵산으로 구성된다. 염색질이 분열하게 되면 염색체로 변화하게 되는데 염색질에는 유전자가 들어있어 유전적 특질을 결정한다. 사람의 세포에는 23쌍의 염색체 중 22쌍의 상염색체와 1쌍의 성염색체(XX, XY)가 있다.

4. 세포의 성장과 분열

1) 단백질의 합성

체내의 모든 세포는 필요에 따라 단백질을 합성하여 세포의 성장과 분비활동에 관여하고 있다. 단백질합성에 따른 모든 정보는 DNA 분자 내에 간직되어 있다. 유전자의 돌연변이는 단백질합성의 이상에서 온다.

2) 성장

주위환경으로부터 영양물질을 취하여 세포질의 작용을 동해 세포질 성분물질이 새로 만들어지면서 세포의 부피가 증가하거나 세포분열에 의해 세포의 수가 증가하는데 이를 세포분열이라 한다.

3) 세포분열

인체의 체세포는 유사분열 방법을 통하여 생식세포인 정자 난자는 감수분열 방법을 통하여 분열된다. 유사분열은 핵이 먼저 분열하고 이어서 세포질이 분열하는 방법이다. 딸세포의 핵은 이미세포의 핵과 똑같은 염색체를 가지게 되고 유전적인 특성을 넘겨받는다. 감수분열은 생식세포가 성적으로 성숙한 생식소(난소, 정소)에서 일어나는 분열로 1차분열에서는 염색체수가 반감되고 2차분열에서는 DNA의 양이 반감된다. 연속되는 2번의 분열을 통하여 4개의 딸세포가 형성되며 모든 정자, 난자는 22쌍의 보통염색체와 한 개의 X 또는 Y 의 성염색체만을 가지게 된다.

2장 조 직

조직은 개체내에서 구조와 기능이 비슷한 세포와 세포간질의 집합체로 구성된다. 형태와 기능을 기준으로 4종류의 기본형 – 상피조직, 결합조직, 근육조직, 신경조직으로 분류된다. 조직의 종류에 따라 그 구조와 기능은 매우 다양하며 세포의 크기, 형태, 배열이 다르다.

1. 상피조직

신체, 체강(흉강, 복강), 혈관 그리고 각 기관의 외표면과 내강면을 모두 덮는 막성조직으로 신체보호뿐 아니라 흡수, 분비 및 감각기능을 가지고 있다.

세포들이 밀집되어 층을 이루고 있기 때문에 세포 사이 물질은 거의 없고 혈액이나 림프관이 분포되어 있지 않아 영양공급은 그 아래 결합조직으로부터 확산에 의해 공급받는다.

2. 결합조직

전신에 널리 분포하는 조직으로 다른 조직과 기관사이 및 내외의 빈 곳을 채우고 있으며 이들을 연결하고 보호한다. 또한 혈관, 림프관 및 신경을 인도하여 필요한 장소에 분포시키는 역할도 한다.

3. 근육조직

근육은 신체나 기관의 운동을 담당하는 조직으로 구조와 기능에 의해 골격근, 심장근, 평활근 등의 세 종류가 있다. 골격근은 체중의 약 40% 정도를 차지하고 있어 일반적으로 근육이라 하면 골격근을 의미한다. 뇌척수신경의 운동신경의 지배를 받으므로 수의근이다. 수축은 빠르나 지속적인 운동이 어렵고 쉽게 피로를 느낀다.

4. 신경조직

신체 내외에 가해지는 자극을 받아 몸의 일정한 곳으로 전달하는 고도로 발달된 조직이며 신경세포와 신경세포를 지지하는 지지세포로 구분된다.

신경세포는 세포체와 돌기로 구성되며 이것을 신경원(뉴런)이라 한다. 뉴런(neuron)은 신경조직의 형태적, 기능적 최소단위이다. 수상돌기는 다른 뉴런의 수용기 세포로부터 자극을 받아 신경세포체에 전달하고 축삭돌기는 신경세포질로부터 길게 뻗어나온 것으로 세포체의 흥분을 말초부나 다른 뉴론에 전도시키는 작용을 한다.

그러므로 신경조직은 한쪽 방향으로만 자극을 전달하는 방향성의 특성을 가지게 되어 감각을 중추에 전하는 감각신경, 중추의 명령을 각 효과기관으로 전달하는 운동신경이 각각 따로 존재한다. 또한 종말 부위를 제외하고는 이들 지지세포에 의하여 빈틈없이 싸여서 주위의 결합조직에 직접 노출되는 것을 막아준다.

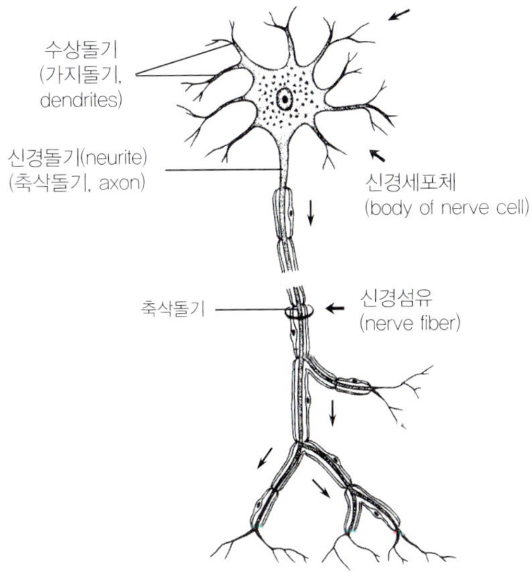

〈그림 4-3〉 신경세포의 기본적 형태(뉴런)

3장 기관과 기관계

기관은 기본적인 4가지 조직 즉, 결합조직, 상피조직, 근육조직, 신경조직으로 형성되며 이들은 각각 독립된 기능을 갖는다. 기관계는 신체의 구성단위 중 가장 복잡하며 동일한 기능을 갖는 여러 개의 기관들이 모여 생활기능의 일정 부분을 담당하고 있는 계통을 만들고 있다. 이러한 기관계들이 전체적으로 조화와 통일을 이루어야 개체가 형성된다.

1. 기관(Organ)

기관은 몇종류의 조직이 모여서 일정한 형태를 갖추고 일정한 기능을 수행하는 것을 말한다. 기관의 내부가 꽉 차있는지 비어있는지에 따라 실질성 기관(간, 콩팥 등)과 중공성 기관(위, 소장, 대장 등)으로 구분된다.

2. 기관계(Organ system)

한 개의 기관만으로는 완전한 기능을 수행할 수 없어 몇 개의 기관이 상호 연락하여 생활기능의 일부를 담당하는 기관의 그룹을 기관계통이라 한다. 사람의 몸을 구성하는 기관계통은 골격계통, 근육계통, 순환기계통, 호흡기계통, 비뇨기계통, 생식기계통, 내분비계통, 신경계통 및 감각기계통 등이 있다.

3 골격 및 관절계통

1장 뼈의 기능과 구조

1. 뼈의 기능

뼈는 인체의 지주역할을 하며 체중의 약 15%를 차지하고 있다. 단단한 구성과는 달리 각 뼈는 살아 있는 조직이다. 뼈는 신체를 지지하고 관절을 만들고 골격에 부착된 근육의 수축에 의해 각종 운동을 일으킨다. 또한 인체내 체강을 만들어 내부장기를 수용하고 기계적인 자극으로부터 보호하는 역할을 한다. 조혈작용으로 뼈의 골수에서 혈액세포가 만들어지며 특히 몸에 필요한 칼슘과 인 등의 무기물질을 저장했다가 적절하게 공급해준다.

2. 뼈의 분류와 구조

뼈는 생김새에 따라 긴 뼈, 짧은뼈, 납작뼈, 불규칙뼈, 공기뼈, 종자골 등으로 분류할 수 있다.

뼈의 외면은 뼈외막으로 덮여 있으며 뼈의 얕은 층은 단단한 치밀질로 되어 있다. 깊은 층은 엉성한 해면질로 되어 외력에 잘 견딜 수 있도록 되어 있다. 뼈 중심부에는 빈공간으로 되어 있어 골수강이라 하고 골수로 채워져 있으며 조혈작용에 관여한다. 골조직이 여러 층의 뼈층판을 형성하고 각 뼈층판 중심에는 신경과 혈관이 지나가는 세로관이 있는데 이를 하버스관(중심관)이라 한다. 이 하버스관은 뼈막으로부터 신경, 혈관을 도입하는 가로방향의 관인 볼크만관과 교통하고 있다. 이것으로 인해 골수강과 골외부는 서로 통해 있다.

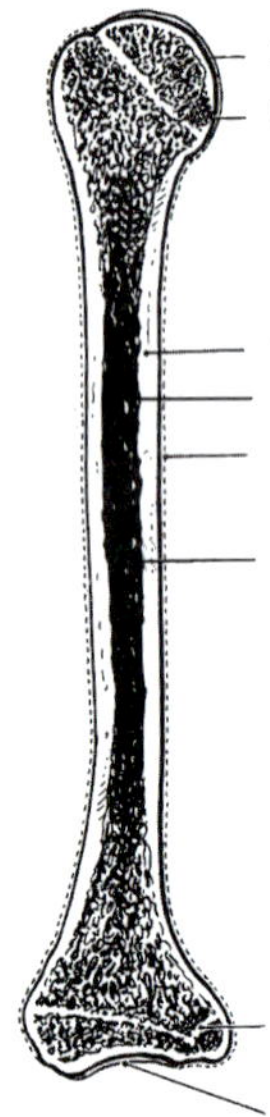

〈종단면〉

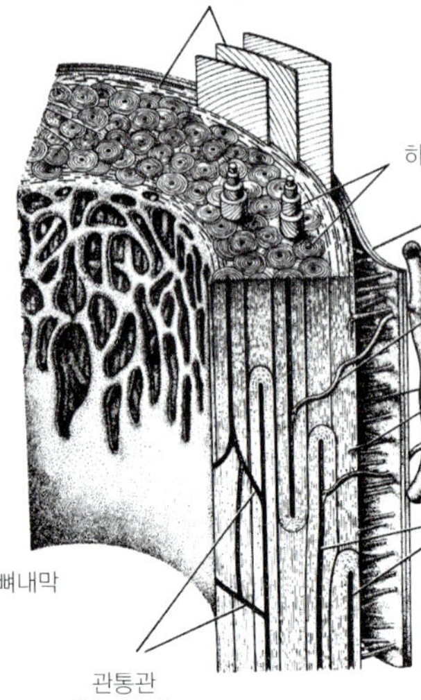

〈횡단면〉

〈그림 4-4〉 긴뼈의 단면도(종단면, 횡단면)

3. 뼈의 발생과 성장

성장기의 뼈는 뼈막에 의해 굵어지고 뼈끝이나 뼈끝선에서도 뼈가 형성되어 길이로 성장한다. 성인이 되면 뼈끝연골이 뼈로 대치되면서 뼈의 성장도 멈춘다. 뼈의 성장기에 영향을 미치는 성장호르몬이나 갑상선호르몬의 분비에 이상이 발생하면 난장이 또는 거인증이 되고 부갑상샘호르몬의 분비과잉이나 비타민 D 부족이 일어나면 뼈의 석회화가 잘 되지 않아 뼈가 변형되거나 기형이 될 수 있다.

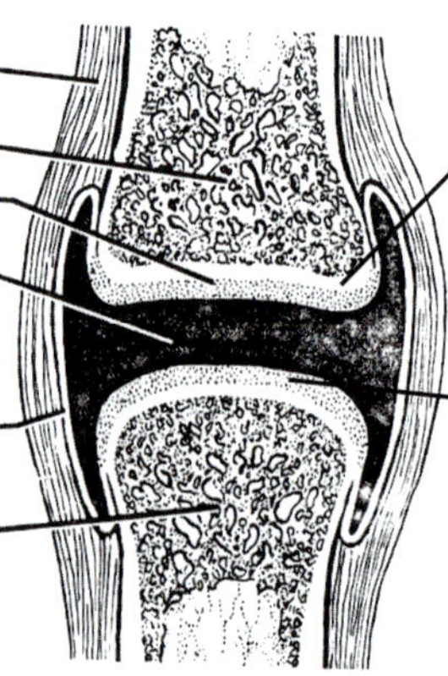

〈그림 4-5〉 관절의 구조

2장 뼈의 연결방식 : 관절

인체의 모든 뼈는 사로 연결되어 골격을 형성하는데 이처럼 뼈와 뼈의 연결을 관절 이라 한다. 관절에는 부동성과 가동성의 두 가지 양식이 있으나 대부분 움직임이 가능한 가동성 관절이다. 가동성관절은 2개 또는 3개의 뼈가 자유로이 움직일수 있도록 연결되어 있는 관절로 구조를 보면 관절을 형성하는 뼈의 표면은 관절연골로 덮여 있고 한쪽은 관절머리, 반대쪽은 관절오목으로 되어 있다. 두 면사이는 관절강이 있으며 속에는 활액이 들어있다.

3장 골격의 구성

성인의 경우 전신은 약 206개의 뼈로 구성되어 있다. 전체 골격은 머리, 목, 몸통을 이루는 체간골격과 사지를 이루는 사지골격으로 분류하며 그 구성은 다음과 같다.

1. 두개골(skull)

두개골은 15종 23개의 뼈로 구성되어 있으며 두개골의 외측면은 뇌두개와 안면두개로 나누어진다.

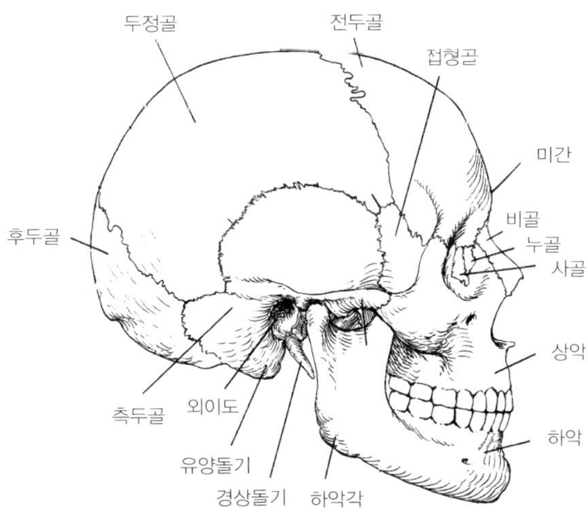

〈그림 4-6〉 두개골의 외측면

1) 뇌두개

뇌두개골은 두정골(마루뼈), 측두골(관자뼈), 전두골(이마뼈), 후두골(뒤통수뼈), 접형골(나비뼈), 사골(벌집뼈)로 구성되어 뇌와 시각, 청각 및 평형감각에 관계되는 기관들을 보호하고 지지한다.

2) 안면두개

안면두개골은 비골(코뼈), 상악골(위턱뼈), 권골(광대뼈), 하악골(아래턱뼈)과 그 외 누골, 구개골, 아래비갑개, 서골, 설골 등으로 구성된다.

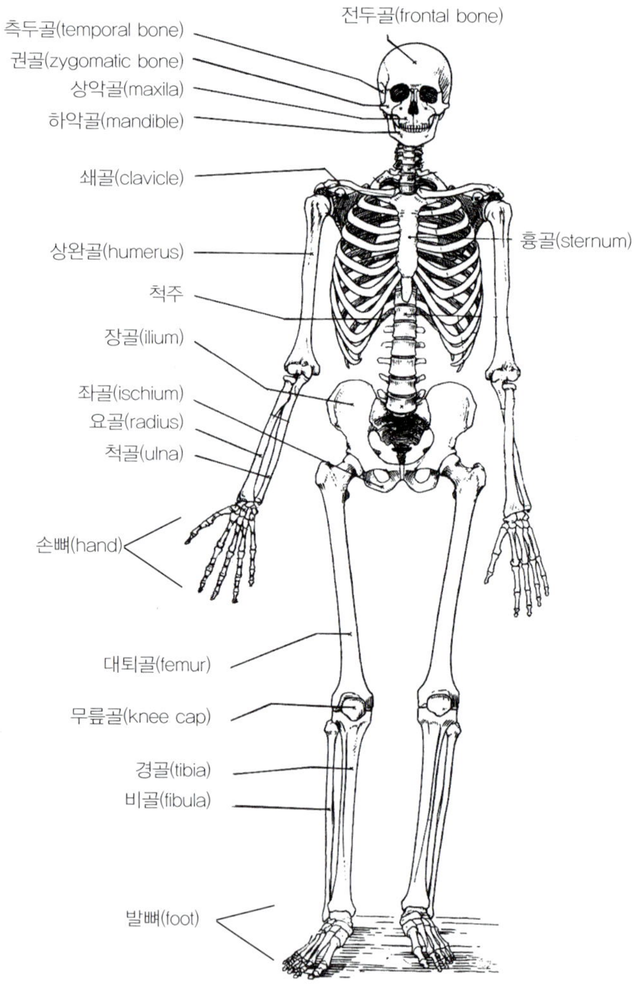

〈그림 4-7〉 전신 골격(앞)

2. 척주

1) 척주

척주는 몸통을 이루는 32~35개의 척추골과 척추골 사이 원반으로 구성되는데 척주의 길이는 성인이 72~75cm이며 이중 약 1/4은 척주사이원반이 차지한다. 척주는 7개의 경추, 12개의 흉추, 5개의 요추, 5개의 천추, 3~5개의 미추로 구성된다. 척주를 세로로 관통하는 척주관 속에 척수를 수용하고 이것을 보호하는 역할을 한다.

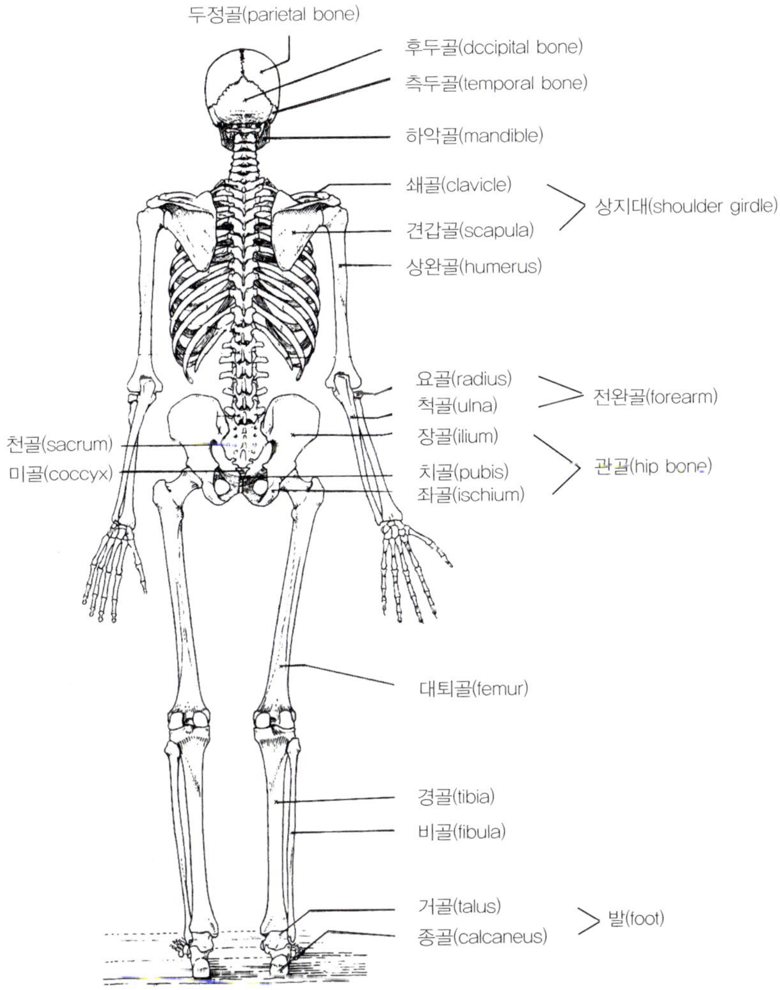

〈그림 4-8〉 전신 골격(뒤)

2) 척주만곡

몸통의 정중선상에 있으며 좌우방향으로는 거의 똑바르지만 앞뒤방향으로는 일정한 부위가 구부러져 있는데 이를 척주만곡이라 한다. 1차만곡과 2차만곡으로 구분하는데 1차만곡은 가슴부위, 천추부위로 선천성 만곡이라 하며 2차만곡은 목부위와 허리부위로 후천성 만곡이라 한다.

이와 같은 만곡으로 사람은 직립상태에서도 무거운 머리를 잘 가누고 몸의 균형을 쉽사리 잡을 수가 있고 동시에 발바닥에서 올라오는 충격을 완화시키는데도 도움을 주고 있다.

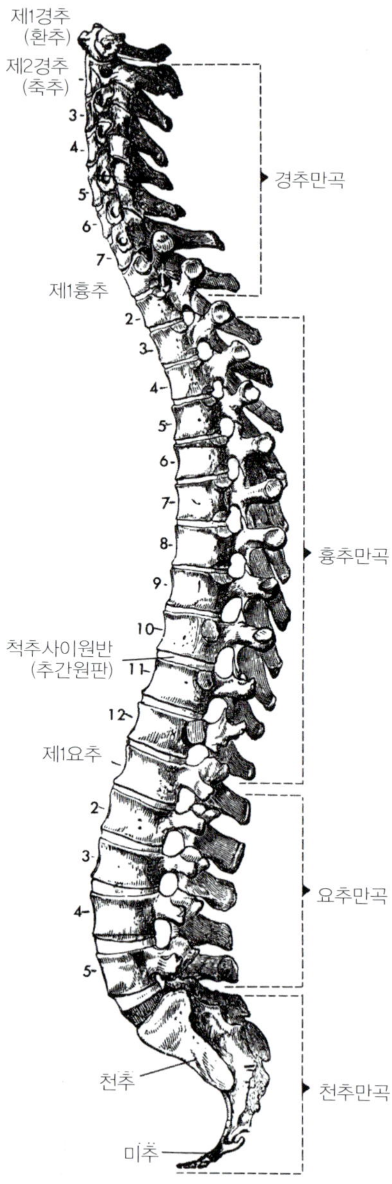

〈그림 4-9〉 척주

3. 발의 뼈

발의 뼈는 체중을 지탱하기 위해서 발목뼈 전체가 손목뼈에 비해 튼튼하다. 특히 목말골과 발굽골은 대부분의 체중을 지탱해야 하기 때문에 크기가 크다. 발의 인대도 손에 비해 훨씬 견고하게 발달되어 있다.

보행운동에 적응하기 위해서 발의 골격은 전체적으로 세로방향과 가로방향으로 아치를 형성하고 있다. 세로발바닥궁은 체중 지지를 위한 외측세로발바닥궁(발굽골 – 입방골 – 제4~5발바닥뼈)과 운동시 스프링작용을 하는 내측세로발바닥궁(발굽골 – 목말골 – 발배골 – 쐐기골 – 제1~3발바닥뼈)의 2개의 궁으로 형성된다.

발바닥의 만곡이 약한 것을 편평발(flat foot)이라고 하며 오랜시간 서있거나 걸어다니면 통증을 느끼게 된다.

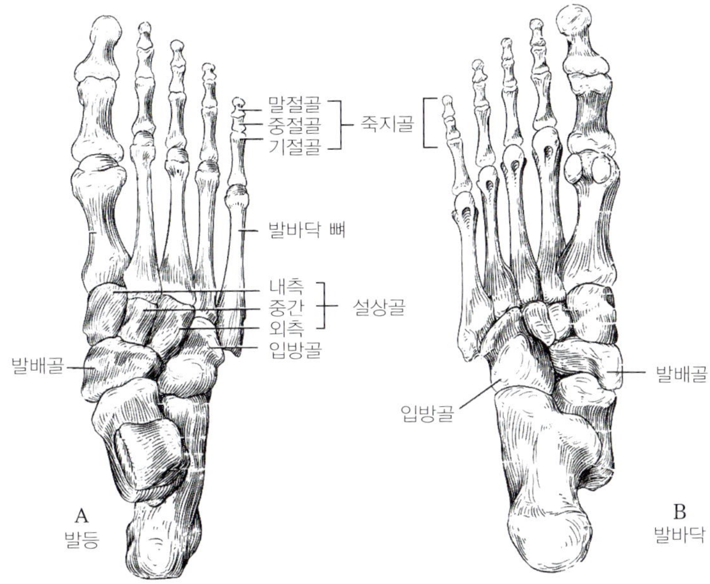

〈그림 4-10〉 발의 뼈(발등, 발바닥)

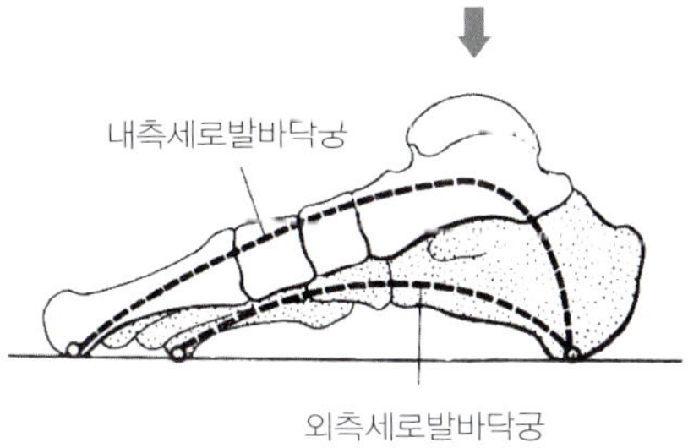

〈그림 4-11〉 발바닥궁

4 근육계통

근육은 신체나 기관의 운동을 담당하는 조직으로 구조와 기능에 따라 심장근, 평활근, 골격근의 세 종류가 있다. 심장근은 심장벽에서만 볼 수 있으며 가로무늬가 있으나 불수의근으로 수축과 이완을 동시에 하는 특성을 가지고 있다. 평활근은 내장근, 소화관, 요관, 난관 등의 관벽이나 혈관벽, 방광, 자궁 등 자율신경지배에 의한 불수의근에 속하며 작용은 의지와 관계없이 자동적으로 움직인다. 골격근은 인체조직 중 가장 수축성이 강하며 운동신경의 지배를 받아 의지적으로 움직일 수 있다. 골격근은 주로 골격에 부착되어 있으며 신체를 움직여서 위치를 이동하거나 자세를 변동하거나 중력에 대항하거나 체중을 지탱하는 역할을 한다. 골격근은 체중의 약 40% 정도를 차지하고 있어 일반적으로 근육이라 하면 골격근을 의미한다.

1 장 골격근의 일반적 기능

인체 각 부위의 운동은 1개의 근육에 의해 일어나는게 아니라 인체의 부위에 따라 여러 근육이 협동으로 작용하여 운동이 일어난다. 골격근은 수축과 이완에 의하여 신체의 전체 혹은 일부를 움직인다. 부분적인 수축을 계속하여 서기, 눕기, 앉기, 기대기 등의 신체의 자세를 유지하고 또한 모든 세포들은 신진대사에 의한 이화작용을 통해 열을 생산하여 체온을 유지하는 기능을 가지고 있다.

2 장 신체 각 부위의 근육

인체에서는 크고 작은 약 600여 개의 골격근이 신체 각 부위에서 수축과 이완을 함으로써 여러 가지 운동이 일어나고 있다. 근육분포부위에 따라 크게 머리부위 근육, 목부위 근육, 등부위 근육, 가슴부위 근육, 배부위 근육, 상지의 근육, 하지의 근육 등 7개의 근육으로 분류할 수 있다.

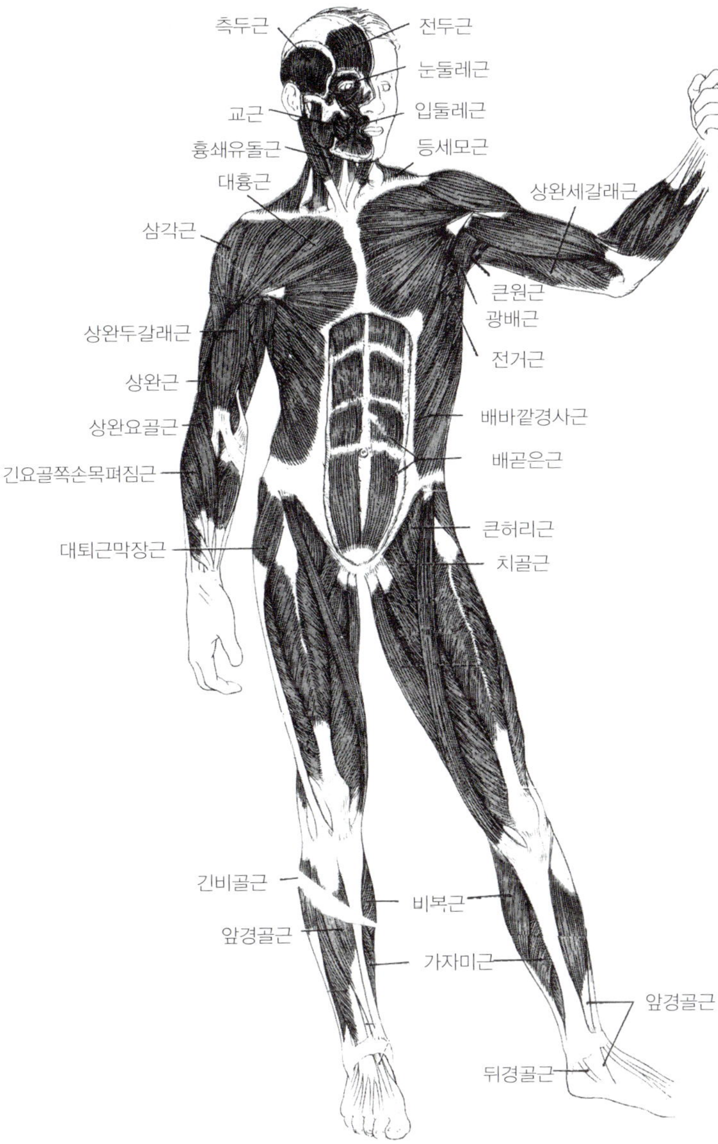
측두근
전두근
눈둘레근
교근
입둘레근
흉쇄유돌근
등세모근
대흉근
상완세갈래근
삼각근
큰원근
광배근
상완두갈래근
전거근
상완근
배바깥경사근
상완요골근
배곧은근
긴요골쪽손목펴짐근
큰허리근
대퇴근막장근
치골근
긴비골근
비복근
앞경골근
가자미근
앞경골근
뒤경골근

〈그림 4-12〉 전신근육(앞)

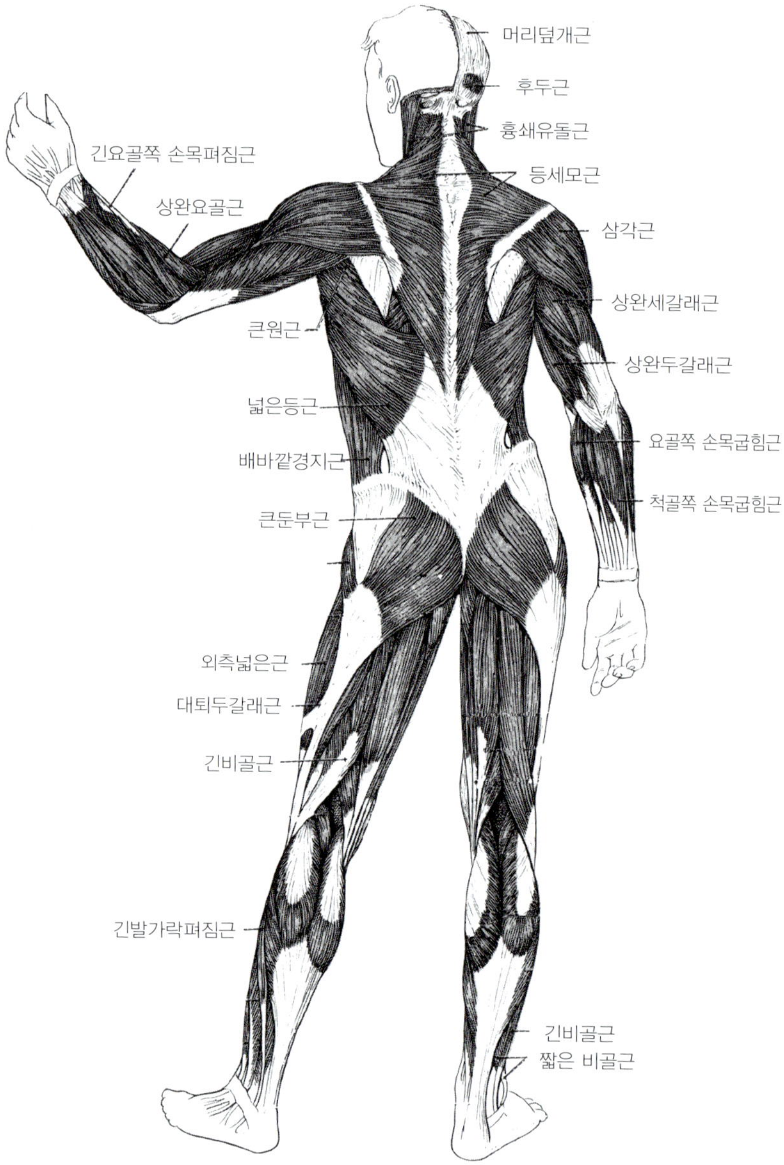
머리덮개근
후두근
흉쇄유돌근
등세모근
삼각근
상완세갈래근
상완두갈래근
요골쪽 손목굽힘근
척골쪽 손목굽힘근
긴요골쪽 손목펴짐근
상완요골근
큰원근
넓은등근
배바깥경지근
큰둔부근
외측넓은근
대퇴두갈래근
긴비골근
긴발가락펴짐근
긴비골근
짧은 비골근

〈그림 4-13〉 전신근육(뒤)

〈표 4-1〉 전신의 근육

부위 구분				근육 명칭
머리부위	얼굴근육			머리덮개근(전두근, 후두근), 눈둘레근, 입둘레근, 볼근, 입꼬리당김근, 큰권골근, 작은권골근, 코근, 턱끝근, 입꼬리올림근, 입꼬리내림근, 윗입술올림근, 아래입술내림근
	저작근육			측두근, 교근, 내측날개근, 외측날개근
목부위				넓은목근, 설골위근, 설골아래근, 흉쇄유돌근, 척추앞근, 척추외측근
가슴부위	얕은 가슴근육			대흉근, 소흉근, 앞톱니근, 쇄골아래근
	깊은 가슴근육			늑골사이근
	횡격막			횡격막
배부위				배곧은근, 배바깥경사근, 배속경사근, 배가로근
등부위	얕은 등근육			등세모근, 넓은등근, 마름모근, 견갑올림근
	깊은 등근육			널판근, 척추세움근, 가로가시근
상지	상지연결대			대흉근, 소흉근, 앞톱니근, 쇄골아래근, 삼각근, 가시위근, 가시아래근, 큰원근, 작은원근
	상완	굽힘근		상완두갈래근, 상완근
		펴짐근		상완세갈래근
	전완	굽힘근		원회내근, 요골쪽손목굽힘근, 긴손바닥근, 척골쪽손목굽힘근, 얕은손가락굽힘근, 깊은손가락굽힘근, 긴엄지굽힘근, 사각회내근
		펴짐근		상완요골근, 긴요골쪽손목펴짐근, 짧은요골쪽손목펴짐근, 회외근, 척골쪽손목펴짐근, 손가락펴짐근, 새끼손가락펴짐근, 집게손가락펴짐근, 긴엄지펴짐근, 짧은엄지펴짐근, 긴엄지외향근
	손	엄 지		짧은엄지외향근, 엄지대립근, 짧은엄지굽힘근
		새 끼		새끼손가락외향근, 짧은새끼손가락굽힘근, 새끼손가락대립근
		손바닥		벌레모양근, 바닥쪽뼈사이근, 등쪽뼈사이근
하지	하지연결대			장골근, 큰허리근, 작은허리근, 큰둔부근, 중간둔부근, 작은둔부근, 대퇴근막긴장근, 좌골구멍근, 속폐쇄근, 바깥폐쇄근, 위쌍동이근, 아래쌍동이근, 대퇴사각근
	대퇴	굽힘근		대퇴두갈래근, 반힘줄모양근, 반막모양근
		내향근		치골근, 긴내향근, 짧은내향근, 큰내향근, 치골경골근
		펴짐근		대퇴비스듬근, 대퇴네갈래근(대퇴곧은근, 내측넓은근, 외측넓은근, 중간넓은근)
	하퇴	굽힘근		장딴지근, 가자미근, 뒤경골근, 긴엄지굽힘근, 긴발가락굽힘근
		펴짐근		앞경골근, 긴엄지펴짐근, 긴발가락펴짐근
		비골근		긴비골근, 짧은비골근
	발	발 등		짧은엄지펴짐근, 짧은발가락펴짐근
		발바닥	엄지	짧은엄지굽힘근, 엄지내향근, 엄지외향근
			새끼	새끼발가락외향근, 짧은새끼발가락굽힘근, 새끼발가락대립근
			발바닥	짧은발가락굽힘근, 발바닥사각근, 벌레모양근, 척골쪽뼈사이근, 등쪽뼈사이근

1. 머리 부위의 근육

머리 부위의 근육은 얕은 부위의 얼굴근육과 깊은 부위의 저작근육으로 분류한다.

1) 얼굴근육

얼굴근육은 두개골에서 기시하여 진피에 부착하는 근육으로 이 근육이 수축하면 얼굴의 일정한 부위의 피부가 당겨져서 표정을 변화시키므로 표정근육이라고도 하며 얼굴신경의 지배를 받는다. 주요 근육은 다음과 같다.

(1) 머리덮개근(전두근, 후두근)

머리덮개근은 두개관의 표면을 덮고 있는 모자와 같은 힘줄, 즉 머리덮개널힘줄에 부착된 근육으로 앞은 전두근, 뒤는 후두근이라 하며 이 근육이 수축하면 눈썹을 올려 이마에 주름살을 만들거나 놀란 표정을 만든다.

(2) 눈둘레근(안륜근)

눈둘레근은 눈꺼풀의 피부밑조직에 있으며 눈을 둥글게 싸고 있는 근육으로 눈을 감거나 깜박거리는데 이용된다.

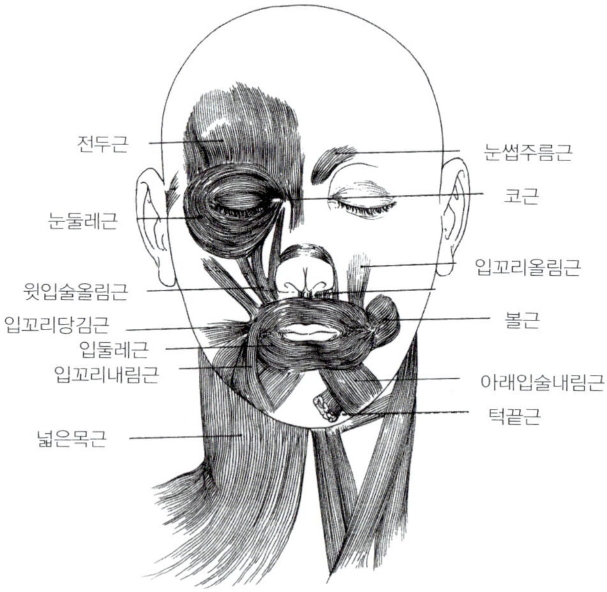

〈그림 4-14〉 얼굴의 근육

(3) 입둘레근(구륜근)

입둘레근은 피부와 입의 점막층 사이에 위치하며 위아래입술을 오므리는 근육으로 입을 다물게 하거나 입술로 휘파람을 부는 모습으로 하게 하며 촛불을 끌 때 이용된다.

(4) 볼근(협근)

볼근은 빰의 벽에 위치하며 표면은 볼지방체로 덮여 있다. 수축하면 빰이 치아쪽으로 들어가 구강내압을 높인다. 볼근은 입안에 공기를 담을 수 있으므로 트럼펫근이라고도 하며 입안의 음식물을 유지시키고 입을 다물어 화난 표정을 지을 때도 작용한다.

(5) 입꼬리당김근(소근)

입꼬리 당김근은 교근 근막의 표층으로부터 입꼬리피부에 뻗어있는 작은 근육이며 웃을 때 입꼬리를 바깥쪽 방향으로 당기게 되면 볼에 보조개가 패인다.

2) 저작근

저작근은 두개골의 측두골, 접형골에서 하악골에 걸쳐있는 4쌍의 근육으로 얕은 부위에 측두근, 교근이 있으며 깊은 부위에 내측날개근, 외측날개근이 있으며 턱관절을 움직이고 음식물을 씹는데 관여하는 근육이다. 그중 3쌍의 근육은 입을 닫을 때 작용하고 외측날개근 1쌍만이 턱을 아래로 내려 입을 열게 하며 하악을 앞으로 당겨 턱을 앞으로 내밀게도 한다. 지배신경은 얼굴부위 근육과는 달리 삼차신경의 세 번째 가지인 하악신경이다.

(1) 관자근(측두근)

측두근은 측두골의 측두오목에서 기시하여 하악골의 근돌기에서 끝나는 부채꼴 모양의 강대한 근육이다. 교근과 함께 수축하면 하악골을 위로 올려 입을 다물게 한다.

(2) 깨물근(교근)

교근은 권골궁에서 기시하며 하악각에 정지하는 두껍고 편평한 근육으로 이빨을 악물면 귀의 앞면과 하악각 외측면에서 느낄 수 있으며 수축하면 턱을 위로 당겨 입을 다물게 한다. 온몸의 근육 중 단위면적당, 길이당 가장 큰 힘을 낼 수 있는 근육이다.

(3) 안쪽날개근(내측날개근)

내측날개근은 접형골의 날개돌기 내측에서 기시하며 하악각의 내측에 부착하며 하악골을 위로 당겨 입을 다물게 한다.

(4) 가쪽날개근(외측날개근)

외측날개근은 접형골의 날개돌기 외측에서 기시하며 하악골의 관절돌기의 목부위에 부착한다. 양측근육이 동시에 작용하면 턱을 앞아래쪽으로 당기고 각각 한 쪽이 교대로 작용하면 하악을 옆으로 왔다갔다하게 한다.

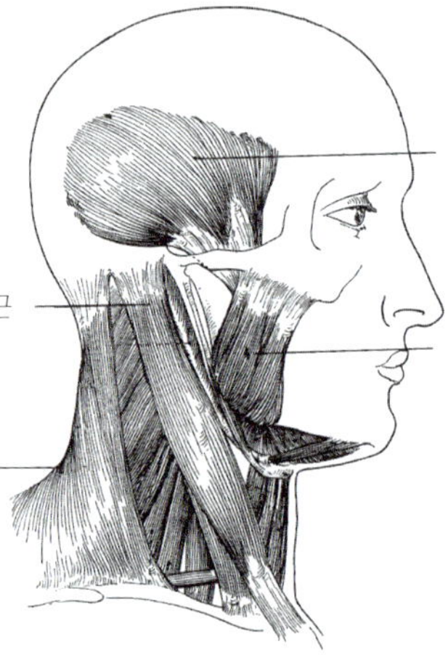

〈그림 4-15〉 저작근

2. 목의 근육

목부위 전역에 퍼져있는 얇고 광범위한 넓은 목근과 그 아래층의 앞목근, 옆목근 및 뒤목근으로 나눌 수 있는데 머리와 목을 움직이는 기능을 한다.

1) 넓은 목근

넓은 목근은 앞목 부위로부터 외측목 부위에 걸쳐서 피부밑조직으로 뻗쳐있는 얇고 넓은 근육으로 표정근에 속하며 얼굴신경의 지배를 받는다. 입꼬리를 아래로 당겨 슬픈 표정을 짓게 하며 면도할 때 피부긴장도를 유지시키고 목에 주름을 잡아 경정맥의 압박을 완화시키는 작용을 한다.

2) 흉쇄유돌근

흉쇄유돌근은 옆목근의 하나로 목을 비스듬히 가로질러 부착하는 강대한 한쌍의 근육이다. 한 쪽만 수축하면 머리를 옆으로 돌려 귀가 어깨에 거의 닿도록 하며 양쪽이 작용하면 얼굴을 위로 올리게 하는 근육이다.

5 내분비계통

1장 내분비샘과 호르몬

1. 내분비샘

우리의 몸은 여러 가지 기관계으로 구성되어 있는데 그 중 신경계와 같이 모든 기능이 유기적으로 통합된 하나의 개체를 이루게 하는 역할을 하는 것이 바로 분비계이다. 이러한 분비계는 두 종류가 있는데 땀샘, 침샘, 췌장 등에서와 같이 관을 통해서 분비물을 신체표면이나 기관 등에 분비하는 샘을 외분비샘이라 하며 갑상샘, 부갑상샘, 부신, 뇌하수체 등에서와 같이 특수한 화학물질을 도관을 필요로 하지 않는 상태에서 직접 혈액이나 림프액을 통해 분비하는 샘을 내분비샘이라 한다. 이때 내분비샘에서 분비되는 물질을 호르몬이라 하고 내분비계는 이러한 호르몬의 작용을 통하여 신체 내부환경에서 협동, 조절, 억제, 자극 등의 역할을 수행함으로써 신체 내부환경의 항상성을 유지하고 있다.

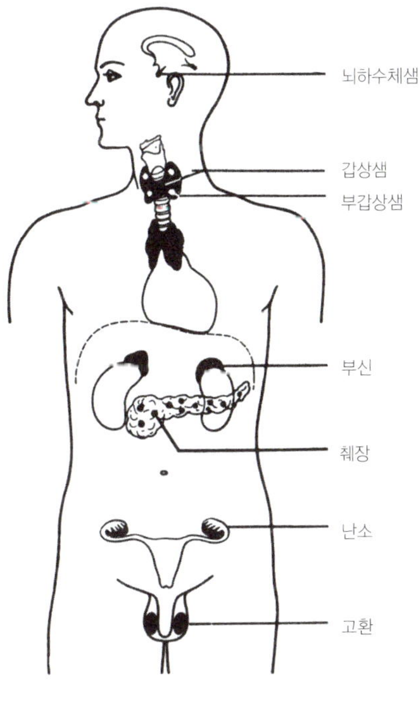

〈그림 4-16〉 신체 내분비샘

2. 신체의 내분비샘

신체의 내분비샘으로는 뇌하수체샘 , 갑상샘, 부갑상샘, 췌장, 부신, 고환, 난소, 태반 등이 있다.

2장 뇌하수체샘

뇌하수체는 뇌 밑면에 매달려 있는 모습을 하고 있어 뇌하수체라는 명칭이 붙었다. 뇌하수체는 앞엽, 중간엽 , 뒤엽으로 구분된다.

1. 뇌하수체 앞엽

뇌하수체 앞엽에서 분비되는 호르몬은 성장호르몬, 난포자극호르몬, 황체형성호르몬, 젖샘자극호르몬, 갑상샘자극호르몬, 부신피질자극호르몬의 모두 6종이다. 그 중 난포자극호르몬, 황체형성호르몬, 젖샘자극호르몬은 성선의 작용과 관계가 있으므로 성선자극호르몬이라 한다.

1) 성장호르몬

성장호르몬은 긴뼈의 뼈끝연골부의 연골세포를 증식시켜 연골형성을 촉진하기 때문에 긴뼈가 늘어나 신장이 커진다. 신체 각부의 발달과 성장을 촉진하는 호르몬이다. 성장기에 성장호르몬이 결핍되면 뇌하수체성 왜소증이 되며 반대로 성장호르몬이 너무 많이 분비되면 거인증이 되며 성인이 된 후에도 성장호르몬이 과잉 분비되면 신체의 말단부위(손, 발, 코, 턱 등의 끝)가 커지는 말단비대증이 된다.

2) 갑상샘자극호르몬

갑상샘에 작용하여 갑상샘호르몬인 타이록신의 생성과 분비를 촉진하여 갑상샘의 내분비작용을 조절하는 호르몬이다.

3) 부신피질자극호르몬

부신피질에서 분비되는 당질코르티코이드와 부신성안드로겐의 생성분비를 촉진하는 호르몬이다.

4) 난포자극호르몬

난소내 세포의 활동과 성숙을 촉진하고 난포호르몬의 생성과 분비를 촉진한다. 남성에게서는 정세관내의 지지세포에 작용하여 정자형성을 촉진한다.

5) 황체형성호르몬

여성에서는 난포의 배란을 촉진하고 배란후 황체형성을 촉진하며 황체의 내분비작용을 유지시키는 작용을 한다. 남성에서는 테스토스테론의 분비를 촉진시키는 역할을 한다.

6) 젖샘자극호르몬

임신 5주 후부터 분비하기 시작하여 아기를 분만할 때와 직후에 대량으로 분비되며 유방의 성숙과 유즙분비를 촉진하여 젖의 분비를 조절하는 호르몬으로 난소주기를 억압하여 배란을 지연시키는 작용을 한다.

2. 뇌하수체 중간엽

뇌하수체 중간엽에서는 멜라닌 세포자극호르몬을 분비하는데 이 호르몬은 피부의 표피, 눈 등에 있는 멜라닌 세포에 작용하여 그 세포로 하여금 멜라닌 형성을 촉진한다.

3. 뇌하수체 뒤엽

뇌하수체 뒤엽에서는 항이뇨호르몬과 분만촉진호르몬(옥시토신)이 분비된다.

1) 항이뇨호르몬(바소프레신)

신상에서 세뇨관속에 있는 수분을 모세혈관내 혈액으로 재흡수하는 작용을 한다. 이 호르몬이 부족하면 신장에서의 재흡수 장애가 생겨 요량이 증가하고 또 혈압을 높이는 작용도 있어 바소프레신이라고도 한나.

2) 분만촉진호르몬(옥시토신)

분만촉진호르몬은 평활근의 수축을 돕고 자궁근의 수축을 강하게 자극하여 분만을 촉진하며 특히 임신말기의 자궁근은 옥시토신에 민감하게 반응하여 강하게 수축하므로 진통촉진제로 이용된다. 유선에 작용하여 젖의 분비를 촉진하는데 아기가 젖꼭지를 빨면 그 자극이 뇌하수체로 도달하고 뇌하수체로부터 반사적으로 옥시토신이 분비되기 때문이다.

3장 갑상샘

1. 갑상샘 호르몬(Thyroxine)

갑상샘은 목 앞쪽에 있는 갑상연골 부위의 기관지를 앞쪽으로 싸고 있는 나비모양의 내분비샘으로 정상적인 성장과 발생 그리고 신경계통의 성숙에 필수적인 요소가 된다. 갑상샘에서 분비되는 호르몬은 주로 타이록신이며 요오드가 함유된 물질이다. 타이록신의 생성과 분비는 뇌하수체의 갑상샘자극호르몬에 의해 조절되어 방출된다.

타이록신은 신진대사를 항진시키며 발육성장, 특히 뼈, 치아, 골격근의 발육을 촉진하고 자율신경중 교감신경계의 활동을 항진시켜 그 결과 심박수의 증가와 땀의 분비를 촉진시키며 지능발달을 촉진하고 정신기능을 자극하는 작용을 한다.

1) 갑상샘 기능저하

갑상샘 기능저하로 인해서는 정신적, 육체적, 성적 발육부진이 나타나는데 난쟁이가 될 수 있을 뿐만 아니라, 중추신경의 발달이 부진하여 백치가 되는 등의 증상을 나타낸다. 심장의 박동이 느려지고 피부온도가 낮아지며 피부가 건조되고 탈모현상이 나타난다.

2) 갑상샘 기능항진

갑상샘 호르몬의 분비가 이상적으로 항진되면 기능저하로 인한 이상상태와는 반대로 환자의 피부가 붉게 달아올라 땀이 많이 나고 더위를 참지 못하고 피부가 축축해지며, 심장박동이 빨라지고 감정이 불안정하여 정신적으로 흥분하는 상태가 자주 일어난다. 특징적인 상태는 바세도우씨병이 나타나며 기혼여성에게서 많이 발생하며 식욕이 증가되어 많이 먹지만 체중은 오히려 감소되는 경향을 보이기도 한다.

2. 타이로칼시토닌(Thyrocalcitonine)

타이로칼시토닌은 뼈 속에 칼슘을 침착시킴으로써 혈액 중의 칼슘농도를 낮추는 작용을 하는데 부갑상샘에서 분비되는 호르몬인 부갑상샘호르몬과 길항작용을 하는 호르몬이라 할 수 있다.

4장 부갑상샘

부갑상샘은 갑상샘 뒷면의 아래위에 각각 한 쌍씩 모두 4개가 있으며 부갑상샘호르몬(Parathormone)이라는 호르몬이 분비된다. 부갑상샘호르몬은 체액의 Ca++ 이온을 조절하는 호르몬인데 갑상샘에서 분비되는 타이로칼시토닌과는 반대로 체액의 칼슘농도를 높이는 작용을 하고 혈중칼슘농도가 높아지면 분비가 억제되는데 이 기능은 비타민 D에 의해서도 촉진된다. 호르몬의 분비가 이상적으로 증가하면 기능이 항진되어 뼈 속의 칼슘이 혈액중으로 유리되어 뼈가 연화되는 골다공증이 나타난다. 반대로 분비가 저하되면 혈중의 칼슘농도가 점차 감소하여 저칼슘증 현상이 나타난다.

5장 췌 장

췌장은 회백색을 나타내는 복막 뒤쪽 장기로 대부분은 소화액을 분비하는 외분비샘이지만 그 속에 흩어져 있는 랑게르한스섬의 α세포, β세포에서 호르몬이 분비된다. α세포에서 분비되는 호르몬을 글루카곤이라 하며 β세포에서 분비되는 호르몬을 인슐린이라 한다.

1. 글루카곤(Glucagon)

글루카곤은 간세포에 작용하여 혈당치를 높이는 작용을 하는 호르몬이다. 혈액중 당의 농도가 낮아지면 호르몬 분비를 자극하여 혈당치를 높이고 혈액중 당의 농도가 높아지면 글루카곤의 분비가 중단된다. 포도당 농도가 낮아져서 일어나기 쉬운 저혈당증을 막아준다.

2. 인슐린(Insulin)

인슐린은 글루카곤과는 반대로 각 세포로 하여금 포도당의 섭취 및 사용량을 증가시켜 혈당량을 낮춤으로써 혈액내 포도당 농도를 감소시킨다. 당뇨병은 췌장에서 인슐린의 결핍에 의하여 과혈당과 당뇨가 일어나는 동시에 복잡한 대사이상을 수반하는 질환이다. 대사이상에는 여러 가지 감염성 질병에 대한 저항력이 약화되어 합병증(동맥경화증, 망막출혈, 당뇨병성 신장증, 말초의 신장염, 수족감각이상 등)을 유발하게 된다.

6장 부 신

부신은 좌우 신장의 안쪽 기관이며 표층의 피질과 중심부의 수질로 구분된다.

1. 부신피질

부신피질에서 분비되는 호르몬은 작용에 따라 염류코티코이드, 당질코티코이드, 부신안드로겐을 분비하는데 모두 스테로이드계 화합물이다.

1) 염류코티코이드

염류코티코이드가운데 가장 대표적인 것은 알도스테론으로 나트륨과 수분의 보존을 촉진하는 기능이 있다. 알도스테론이 과다하게 분비되면 세포와 체액량을 증가시켜 부종을 일으키고 반대로 결핍되면 혈액량이 감소되어 심장박출량이 감소되고 혈압을 낮춘다.

2) 당질코티코이드

당질코티코이드는 지방과 단백질을 당질로 전환하는 작용을 하며 항염증작용이 있어 여러 가지 염증을 치료하는데 쓰인다. 대표적인 것은 코티손과 코티졸로 이들 호르몬 분비량이 이상증가하면 체내단백질 결핍에 의한 쿠싱증후군이 일어나며 반면 부신피질호르몬의 분비가 저하되면 저혈압, 체력저하, 검은피부색 등이 일어나는 애디슨병이 발생하게 된다.

3) 부신성 안드로겐

부신성 안드로겐은 주로 정소에서 분비되는 것이지만 부신피질에서도 약간 분비된다. 남성호르몬이지만 일부는 피부, 간, 지방조직에 의해 여성호르몬으로 변한다. 성호르몬공급을 보충해주며 생식기관의 조기발육을 촉진시킨다. 여성에게서 과량 분비되면 남성화되고 여성체모의 분포에 결정적인 요인이 된다.

2. 부신수질

부신수질에서는 에피네프린과 노에피네프린의 2가지 호르몬이 분비되는데 약 4:1의 비율로 에피네프린이 더 많이 분비된다. 에피네프린과 노에피네프린의 작용은 매우 비슷하며 자율신경중 교감신경이 작용했을 때와 동일한 작용을 한다. 혈당을 증가시키고 심박동수의 증가, 말초혈관 수축에 의한 혈압상승 작용이 뚜렷하며 혈관수축, 심박출량의 증가, 동공산대, 소화관의 평활근을 이완시켜 소화관의 운동을 억제하고 소화샘의 분비를 억제하게 한다. 이 두 가지 호르몬 분비조절은 여러 가지 자극, 추위, 정신적 흥분(공포, 분노, 걱정, 기쁨), 근육의 운동, 저혈당, 혈압하강, 혈중 이산화탄소증가, 산소감소 등에 의해 시상하부를 자극하면 교감신경을 통해 이루어진다.

7장 난소와 고환

난소는 난자를 형성하는 성샘인 동시에 난포호르몬과 황체호르몬을 분비하는 내분비샘이다. 난소에서 내분비기능을 갖는 곳은 난포로 뇌하수체앞엽에서 분비된 난포자극호르몬의 작용에 의해 난포가 성숙하며 에스트로겐이 다시 뇌하수체를 자극하여 황체형성호르몬을 분비하도록 한다. 황체형성호르몬은 황체형성을 촉진시켜 프로게스테론을 분비케 한다. 스테로이드 여성호르몬인 에스트로겐과 프로게스테론의 두 가지 호르몬은 자궁점막과 젖샘의 발육, 여성의 2차성징발현, 성주기의 조절 및 임신유지 등에 관여하는 중요한 호르몬이다.

1. 난포호르몬 estrogen

난포를 자극하여 난자의 성숙을 촉진시키며 모든 생식조직의 크기와 양을 증가시킨다. 사춘기가 되면 이 호르몬의 분비가 증가하여 여성생식기의 발육을 촉진하며 유방, 체형, 체모 등 2차성징이 발현된다. 유방의 성장을 촉진하고 자궁근육의 비대 및 자궁점막의 증식을 촉진하여 황체호르몬이 작용하는 준비상태를 만든다.

2. 황체호르몬 progesterone

황체에서 분비되며 월경주기의 분비기를 일으킨다. 기능으로는 수정된 난자가 자궁에 착상하여 발육될 수 있도록 임신유지상태를 이루고 유방의 성장촉진 등에 관여하며 태반의 형성이나 배란에도 필요하다. 임신이 되어 태반이 형성되면 난소의 황체호르몬과 동일한 호르몬이 태반에서 분비된다. 황체호르몬의 분비는 뇌하수체의 황체형성호르몬에 의해 조절되어 분비된다.

3. 고환

고환은 난소와 마찬가지로 성세포인 정자를 만드는 기관인 동시에 남성호르몬을 분비하는 성샘이다. 사춘기 이전까지는 고환의 활동이 거의 없으나 사춘기에 다다르면 난포자극호르몬과 황체형성호르몬이 분비되면서 고환의 발육이 촉진되고 기능이 활발해진다.

고환에서 분비되는 호르몬은 안드로겐으로 대표적인 것은 테스토스테론이다. 안드로겐은 사춘기에 남성생식기에 발육을 촉진하고 남성다운 체형과 남성 제2차 성징을 발현시킨다. 또한 단백질 합성을 촉진하여 사춘기에는 근육의 성장을 촉진한다.

〈그림 4-2〉 신체의 주요 호르몬

		호르몬	기능
뇌하수체샘	앞엽	성장호르몬	골, 근육, 내장의 성장을 촉진 기능저하 : 난장이, 분비과다 : 거인증, 말단비대증
		갑상샘자극호르몬	갑상샘호르몬의 분비조절
		부신피질자극호르몬	부신피질호르몬의 분비조절
		난포자극호르몬	난포성숙과 난포호르몬의 분비자극
		난포자극호르몬	배란유발, 황체호르몬과 테스토스테론의 분비자극
		젖샘자극호르몬 (프로락틴)	유즙생성 및 분비 자극
	중간엽	멜라닌세포자극 호르몬	멜라닌색소세포 자극
	뒤엽	항이뇨호르몬 (바소프레신)	신장에서의 수분재흡수, 기능저하 : 요붕증, 분비과다 : 수분의 과다재흡수로 고혈압유발
		분만촉진호르몬 (옥시토신)	강한 자궁수축, 젖샘으로부터의 젖분비
갑상샘		타이록신 Thyroxine	골격성장, 기초대사량의 증가 기능저하 : 갑상선종 크레틴병, 기능항진 : 바세도우씨병
		타이로칼시토닌 thyrocalcitonine	혈중 칼슘농도의 저하, 기능저하 : 혈중칼슘농도상승으로 인한 골다공증,
부갑상샘		부갑상샘호르몬 parathormone	혈중 칼슘농도의 상승, 기능저하 : 혈중 칼슘농도저하로 인한 테타니증, 분비과다 : 골다공증
췌장의 랑게르한스섬	α	글루카곤 glucagon	혈당상승, 기능저하 : 저혈당
	β	인슐린 insulin	혈당저하, 기능저하 : 고혈당으로 인한 당뇨병
부신	피질	염류코티코이드 (알도스테론)	혈압과 나트륨, 칼륨의 균형조절 기능저하 : 저혈압, 분비과다 : 고혈압
		당류코티코이드 (코티손과 코티졸)	혈당치 상승, 항염증작용 기능저하 : 애디슨병, 분비과다 : 쿠싱증후군
		부신성안드로겐	성호르몬공급보충, 생식기관의 조기발육, 분비과다 : 여성의 남성화 체형, 체모의 이상분포
	수질	에피네프린 epinephrin	혈당치 상승, 심박동과 대사율 증가 등
		노에피네프린 norepinephrin	혈관수축, 소화관수축억제 등
난소		난포호르몬 estrogen	여성 2차성징, 자궁내막과 유방성장 촉진
		황체호르몬 progesterone	자궁내막과 젖샘의 젖분비 촉진, 임신유지상태
고환		테스토스테론 testosterone	남성의 2차성징, 남성생식기계의 성장촉진

6 신경계통

인체의 각 부위 조직이나 기관들이 내외의 변화에 대하여 적절히 통제하고 연락하면서 조절하는 기능이 필요한데 이 기능을 담당하는 것이 내분비계와 신경계이다.

신경계는 전신에 그물망과 같이 분포되어 체내외의 여러 자극을 수용하여 이것을 중추에 보내고 중추에서는 그 자극에 대한 알맞은 흥분을 일으킨다. 이 흥분은 원심적으로 신체의 근육이나 샘과 같은 말초부로 전달되어 적절한 반응을 나타내게 한다. 신경계는 형태적으로는 중추신경계와 말초신경계로 뚜렷이 구분되며 다시 말초신경계는 기능적으로 체성신경계와 자율신경계로 구분된다.

1장 내분비샘과 호르몬

두개골 속에 있는 뇌와 척주관 속에 있는 척수로 구성되며 신경계의 기능적 중심이므로 중추신경계라 한다.

1. 뇌

뇌의 무게는 체중의 1/40이지만 뇌에 흐르는 혈액의 양은 전신 혈액량의 20%, 산소소비량은 전신의 20%~25%로 막대한 에너지를 요구하는 중요한 기관이다. 포도당과 산소는 혈액에 의해서 공급되므로 뇌의 혈관을 차단하면 불과 1~2분 안에 의식을 잃고 경련이나 혼수상태가 되며 혈액공급이 5분이상 차단되면 뇌사상태를 초래한다. 뇌는 크게 대뇌(대뇌반구, 종뇌), 소뇌, 뇌줄기(간뇌, 중뇌, 교뇌, 연수)로 구분된다.

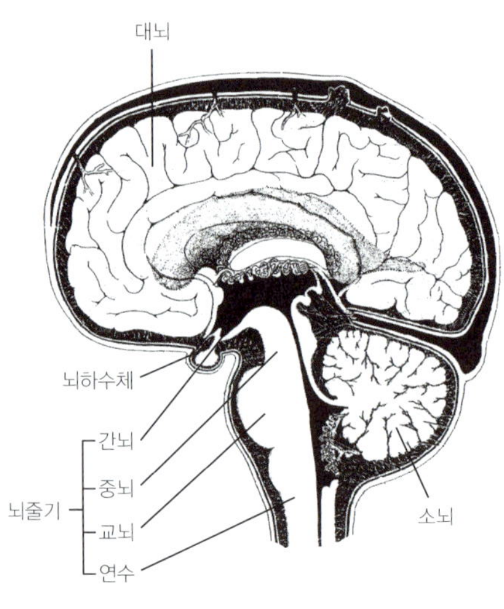

〈그림 4-17〉 뇌의 구분(단면)

대뇌에서는 수의적 근육운동과 다양한 감각기관으로부터 받아들여지는 감각을 판독하며 기억의 정보를 저장하고 필요에 따라 적응시킨다. 사람의 지능과 개성을 결정하는 기능도 수행한다.

소뇌는 대뇌의 후두엽 아래쪽에 있으며 주요 기능은 신체운동의 협조와 평형 및 자세조정 그리고 근육의 긴장에 의한 운동의 조정에 관여하여 신체의 자세와 근육긴장도를 정밀하게 교정하는 등의 골격근의 조절과 협조로 이루어내는 자세유지중추로서 역할을 담당하고 있다.

간뇌, 중뇌, 교뇌, 연수를 통틀어 뇌줄기라 하며 기능적으로는 하나로 작용한다. 뇌줄기에는 순환, 호흡, 심장활동 등 생명유지에 필수적인 반사를 포함한 대부분의 자율성 및 운동성 반사중추가 밀집되어 있으며 신체의 평형, 자세의 유지, 사지와 체간의 정상적인 운동조절 등은 뇌줄기의 중요한 기능이다.

2. 척수

척수는 뇌의 연장된 줄기로 척주관 속에 있으며 위로부터 경수, 흉수, 요수, 천수로 구분된다. 척수는 신경섬유를 통해 신경의 충격을 전도하는 기능을 가지고 있는데 척수의 신경전도로는 몸의 여러 부분으로부터 충격을 받아 지각정도를 뇌에 전달하는 상행로(지각로)와 운동충격을 뇌로부터 근육이나 샘에 전도해주는 하행로(운동로)를 통해 신경의 자극과 흥분이 전달되고 있다.

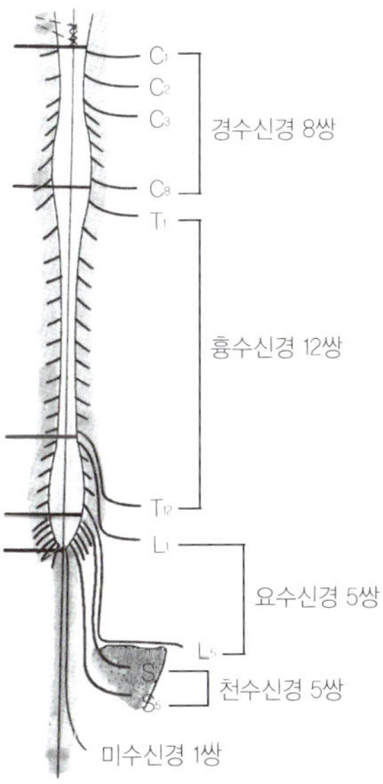

〈그림 4-18〉 척수와 척수신경

2장 말초신경계

뇌와 척수로부터 나와서 전신에 분포함으로써 신체 각 부분을 연락하고 있는 신경계를 말초신경계라 한다. 말초신경은 기능적으로 체성신경계과 자율신경계 두 가지로 분류되는데 체성신경계는 운동과 감각을 관장하며 중추신경계를 체벽, 피부, 골격근 등에 연결시켜주어 의식적인 활동을 하게 한다. 자율신경계는 교감신경과 부교감신경으로 이루어져 있으며 중추신경계를 심장, 혈관, 위, 창자, 샘과 같은 내장기관에 연결시켜주어 무의식적인 행동을 하게 한다. 말초신경계에는 흥분을 중추로부터 말초로 전달하는 원심성 신경과 그 반대로 중추에 흥분을 전달하는 구심성 신경이 있다.

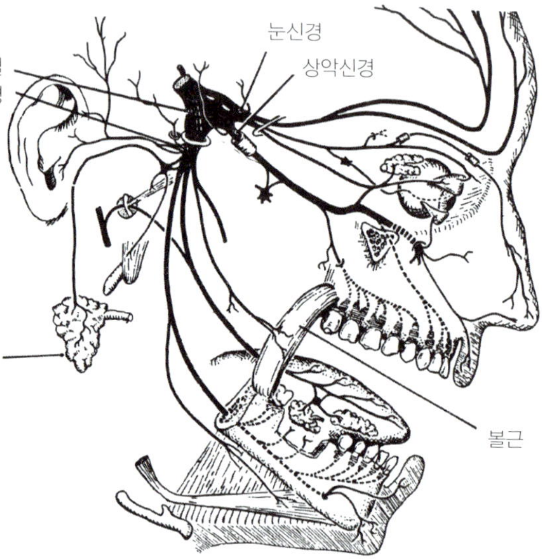

〈그림 4-19〉 삼차신경의 분포

1. 체성신경계

체성신경계는 뇌에서 시작하는 뇌신경과 척수에서 시작되는 척수신경으로 일명 뇌척수신경이라 한다.

1) 뇌신경

뇌신경은 뇌로부터 시작하는 말초신경으로 뇌바닥의 일정한 부위에서 12쌍이 나와 주로 머리와 목부위에 분포하지만 미주신경만은 길게 하행하여 복강내장에 분포하며 운동과 감각을 관장한다.

얼굴과 목부위에는 어떤 특정한 신경만이 영향을 미치는 것은 아니지만 그 중에서도 얼굴과 목에 있는 근육의 대부분을 지배하며 마사지에 영향을 많이 받는 신경으로 삼차신경, 얼굴신경, 부신경을 들 수 있다.

(1) 삼차신경(제Ⅴ번 뇌신경)

교뇌에서 나와 안면과 두부앞면의 감각신경과 저작을 지배하는 신경으로 뇌신경중 가장 큰 신경이다. 삼차신경의 첫째가지를 눈신경이라 하며 안구와 결막 등의 감각을 지배하는 감각신경이다. 삼차신경의 둘째가지는 상악신경이라 하며 위턱부위 피부, 윗니 및 점막에 분포하는 신경이다. 삼차신경이 셋째가지를 하악신경이라 하며 머리부위의 근육 중 4쌍의 저작근(측두근, 교근, 내측날개근, 외측날개근)을 지배한다.

(2) 얼굴신경(제Ⅶ번 뇌신경)

교뇌의 낮은 부위에서 시작하여 얼굴의 표정근을 지배하는 운동신경과 혀의 앞쪽 2/3점막에 분포하면서 미각을 관장하는 감각신경으로 이루어진 신경이며 혀밑샘, 턱밑샘, 눈물샘에서의 분비를 자극하는 자율신경의 기능도 갖는다.

(3) 부신경(제ⅩⅠ번 뇌신경)

연수와 척수에서 나오는 운동신경으로 등세모근과 흉쇄유돌근에 분포하며 머리의 회전과 어깨운동을 지배한다.

2) 척수신경

척수신경은 모두 31쌍의 말초신경으로 위로부터 경수신경 8쌍, 흉수신경 12쌍, 요수신경 5쌍, 천수신경 5쌍, 미수신경 1쌍으로 구분된다.

2. 자율신경계

자율신경계는 체내의 내장, 즉 소화관, 폐, 심장, 자궁, 심장, 방광 및 혈관, 분비샘에 분포하면서 그 활동을 지배하는 신경계를 총괄하는데 생명유지에 필요한 호흡, 순환, 흡수, 대사, 배설, 생식의 기능을 조절함에 있어 무의식적 또는 반사적 활동에 관여한다. 자율신경계에는 교감신경과 부교감신경의 두 종류가 있는데 한 쪽 신경이 그 내장장기의 활동을 촉진하도록 작용할 때 다른 한 쪽의 신경은 반대로 억제되도록 작용한다.

1) 교감신경

교감신경계는 척수의 흉수와 요수에서 시작되는 신경계이다. 교감신경의 작용은 심장에 대해서는 심박동수 및 박출량의 증가 등 심장기능을 촉진하고 혈관에서는 수축을 촉진하여 혈압을 높이지만 관상혈관만은 반대로 확장시켜 혈액량을 증가시키고 골격근내의 혈관도 확장시켜 골격근에 영양을 공급하는 혈액의 양을 증가시킨다. 또 소화관의 근육을 이완시켜 소화액의 분비를 억제한다. 또한 동공을 확대시키고 땀샘의 분비를 촉진하거나 털세움근을 수축을 하게 한다.

2) 부교감신경

신경절 이전섬유가 뇌줄기와 천수에서 시작되는 신경을 부교감신경이라고 한다. 미주신경은 부교감신경의 대표적인 신경으로 분포장기에 대한 촉진 및 억제에 관여하고 있다. 부교감신경의 작용은 교감신경과 반대로 심장기능의 억제, 혈관확장과 소화관의 근육수축, 소화액의 분비를 촉진하고 배뇨를 촉진한다.

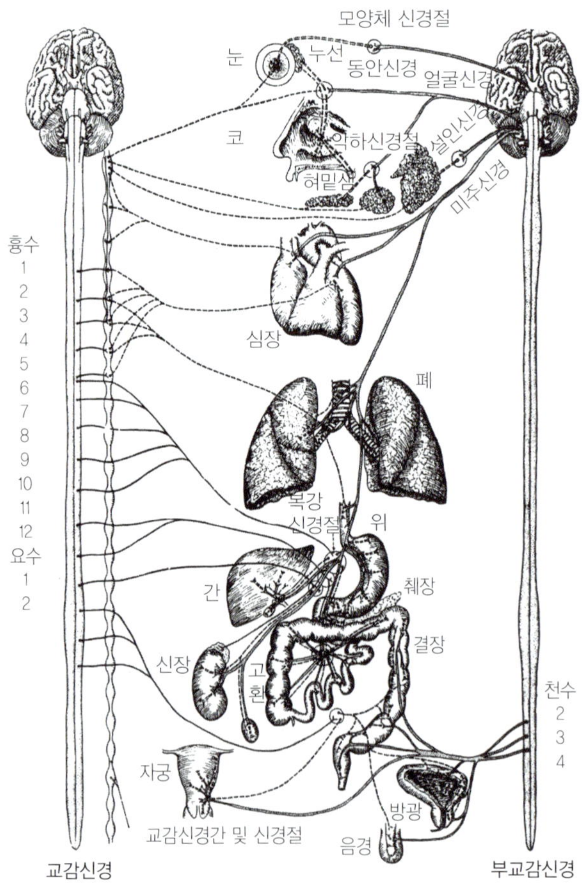

〈그림 4-20〉 자율신경계의 분포

7 순환기계통

체내에는 모든 곳에 관이 분포되어 있어 그 속에 체액이 일정한 방향으로 흐르고 있는데 이를 순환이라 한다. 순환에는 두 종류의 순환이 있는데 하나는 혈액이 흐르는 순환계인 혈관계이고 또 하나는 림프가 흐르는 림프관계이다.

순환계는 체내에서 필요로 하는 가지 물질을 각 세포로 운반해 주고 세포에서 방출되는 노폐물을 모아서 배설하는 장기까지 운반하는 기능을 한다. 혈관계는 심장과 혈관으로 나누어지며 혈관은 다시 동맥, 모세혈관, 정맥으로 구분된다. 림프관계는 림프관과 림프절, 독립된 림프기관으로 구성되어 있다.

1장 심장의 기능과 구조

심장은 신체 각 부위로 혈액을 보내며 또한 혈액량을 조절하여 각 기관으로 보내는 작용을 하는 기관으로 끊임없이 수축과 이완을 계속하여 혈액을 방출시켜야 한다. 심장의 내강은 4개의 방으로 구획되어 있으며 성인의 경우 자기 주먹과 크기가 비슷하며 1분당 약 5ℓ의 혈액을 방출한다.

심장 내부의 위는 각각 왼 · 오른심방, 아래는 왼 · 오른심실로 나누어진다. 심방과 심실 사이에는 혈액이 항상 일정한 방향으로 흐르게 하기 위해 판막이 형성되어 있다. 심장을 구성하고 있는 세포는 심장 내강에 있는 혈액으로부터 직접 산소나 영양분을 공급받지 못하기 때문에 심장 자체의 독자적인 혈관을 지니고 있는데 이러한 심장의 혈관을 관상혈관(관상동 · 정맥)이라 한다.

심장근조직은 그 활동을 위해 다량의 산소를 필요로 하므로 관상동맥가지의 일시적인 협착 또는 폐쇄에 의해서도 혈액량의 부족 때문에 협심증이 나타나거나 심근경색을 일으킨다.

2장 혈 관

1. 혈관과 혈압

혈관은 심장에서부터 나온 동맥이 모세혈관, 정맥을 거쳐 다시 심장으로 연결된다. 혈관에는 심장의 박동에 의해 생긴 압력차로 인해 압력이 높은 곳에서 낮은 곳으로 흐른다. 또 혈관이 지닌 탄력성도 혈액의 흐름을 유도하는 역할을 하고 있다. 모세혈관은 모세혈관벽이 매우 얇기 때문에 조직과 모세혈관 사이의 교환이 쉽게 이루어진다.

동맥과 연결되어진 모세혈관은 소화기관에서 흡수된 영양물질을 혈액을 통해 여러 부위의 조직으로 운반하고 조직에서 신진대사에 의해 발생한 노폐물을 역시 혈액을 통해 조직으로부터 이동시키는 혈관인데 이 모세혈관은 정맥과 연결되어 있다. 정맥의 곳곳에 판막이 있어 혈액의 역류를 막아 심장쪽으로 돌아오지 않고 한 쪽 방향으로만 흐르게 한다.

심장으로부터 박출된 혈액의 흐름에 의해 혈관벽이 받는 압력을 혈압이라 한다. 심장의 활동중 혈액이 대동맥으로 밀려나가는 수축기에 혈압이 가장 높아지는데 이때를 최고혈압, 수축기압이라고 한다. 이완기중에는 혈액을 밀어내지 않기 때문에 혈압이 낮아져서 이완기 끝에서는 가장 낮은 혈압을 나타내므로 이때는 최저혈압, 이완기혈압이라 부르며 최고와 최저혈압차를 맥압이라 부른다. 맥압은 최고혈압의 1/3 정도가 되고 동맥의 탄력성과 관계가 있으며 혈압의 정상치는 120/80mmHg, 맥압은 40mmHg로 본다.

2. 혈액의 순환

인체에는 2가지의 혈액순환로가 있는데 전신순환과 폐순환이다.

1) 전신순환

전신순환은 노폐물을 배출하고 폐에서 가스교환을 하여 산소를 많이 함유하고 있는 혈액이 심장으로 들어와 순환로를 거쳐 온몸으로 산소와 영양이 공급되게 하는 순환과정이다. 먼저 왼심실에서 대동맥을 통해 동맥, 소동맥을 거쳐 모세혈관으로 운반되어 신체의 각 부위를 거친 후 다시 소정맥, 정맥, 대정맥을 통하여 오른심방으로 되돌아 오는 순환을 말한다.

2) 폐순환

폐순환은 이산화탄소를 많이 함유하고 있는 혈액이 폐로 들어와 이산화탄소를 배출하고 산소를 받아들여 다시 심장으로 들어가는 순환과정이다.

심장의 오른심실에서 나오는 1개의 폐동맥은 왼오른폐동맥으로 갈라지고 폐문을 통해 폐 속으로 들어간다. 폐동맥은 오른심실에서 나오는 정맥혈을 폐까지 운반하여 가스교환을 하도록 하는 동맥이다.

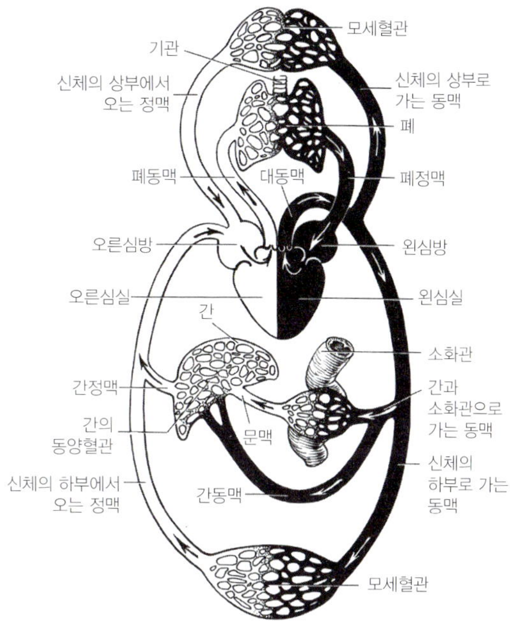

〈그림 4-21〉 폐순환과 전신순환 모식도

폐정맥은 왼심방의 위뒷부분에 들어가 가스교환을 마친 혈액이 다시 심장 속으로 들어가게 하는 혈관이다. 폐정맥, 폐동맥 속의 혈액은 이름과는 반대로 폐동맥 속에는 정맥혈이, 폐정맥 속에는 동맥혈이 들어있다.

3장 혈 액

1. 혈액의 조성

전신을 순환하는 혈액의 양은 체중의 7~8%를 차지하며 혈액의 조성은 약 55%의 체액성분인 혈장과 약 45%의 유형성분인 혈구로 되어 있다. 체액성분인 혈장은 92%가 수분이고 6.5~7%가 수용성 단백질인 혈장단백질, 나머지 1~1.5%는 무기염류, 효소, 호르몬, 비타민, 지질 및 탄수화물로 되어 있으며 유형성분인 혈구는 적혈구, 백혈구 및 혈소판으로 되어 있다.

2. 혈액의 기능

혈액은 심장, 동맥, 정맥, 모세혈관의 내부를 순환하면서 여러 가지 기능을 담당하고 있는데 산소와 이산화탄소의 운반, 소화기관에서 흡수한 영양소를 각 기관으로 운반, 신진대사로 생기는 노폐물의 배설, 내분비기관에서 분비한 호르몬의 운반 등의 작용을 한다. 조절작용으로 수분이나 체온, 체액의 pH를 조절하기도 하며 항원항체에 대한 면역기전으로 방어 및 식균작용을 하고 지혈작용을 한다.

4장 림프 계통

1. 림프계

림프계통은 액체성분인 림프, 림프를 수송하는 림프관, 림프관의 사이사이에 분포하는 림프절, 림프조직의 집단인 편도, 비장, 가슴샘 등으로 구성된다. 림프계통은 조직공간에서 조직액을 이동하여 혈액순환으로 운반하는 보조계통으로 순환계의 일부이다.

림프계는 외부의 항원자극에 대해 면역반응을 일으켜 생체를 방어하는 기능을 가지고 있다. 이러한 기능을 수행하는데 가장 중요한 역할을 하는 것이 백혈구의 일종인 림프구이다. 림프구는 백혈구의 일종으로 골수, 비장, 가슴샘, 편도선, 충수 등에서 생성된다. 림프구는 백혈구 중 20~ 30%를 차지하며 운동성이 없기 때문에 식균작용은 없으나 외부로부터 어떤 감염이 있을 때는 그 수가 증가한다. 생체방어기전의 일환으로 면역체나 항체를 만들어 내며 면역활동에 중심적 역할을 담당하며 이물질에 대해서는 민감한 반응을 나타낸다.

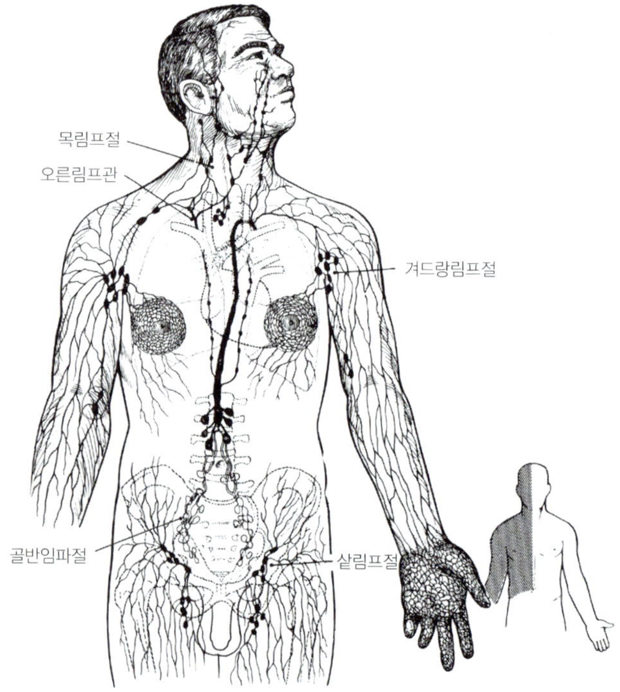

〈그림 4-22〉 전신의 림프계통

2. 림프순환

림프는 전신의 모세혈관에서 압력의 차이에 의하여 모세혈관벽을 통하여 조직간극 또는 세포간극으로 들어가 조직액의 기초가 된다. 조직액 중 일부는 다시 모세혈관으로 되돌아오지만 나머지 일부가 모세림프관으로 들어간다. 모세림프관이 점차 합쳐져서 림프관이 되는데 최종적으로는 굵은 림프관 줄기가 되어 림프절을 통과한후 정맥으로 유입된다.

림프절은 타원형의 작은 강낭콩모양이며 림프구로 치밀하게 구성되어 있다. 목림프절, 겨드랑림프절, 흉강림프절, 복강림프절, 샅림프절 등이 있다. 림프절은 많은 양의 림프구를 생산하고 있으며 미생물이 다량 침입하였을때는 림프의 생산이 과다하여 림프절염이 되기도 한다.

모세혈관에서 새어나온 물이나 단백질 분자 등은 림프에 의해 운반되고 혈액으로 되돌아가는데 림프의 흐름이 차단되어 폐쇄되면 단백질의 환류가 장애를 받아 체액의 불균형에 의한 부종이 나타날 수 있다.

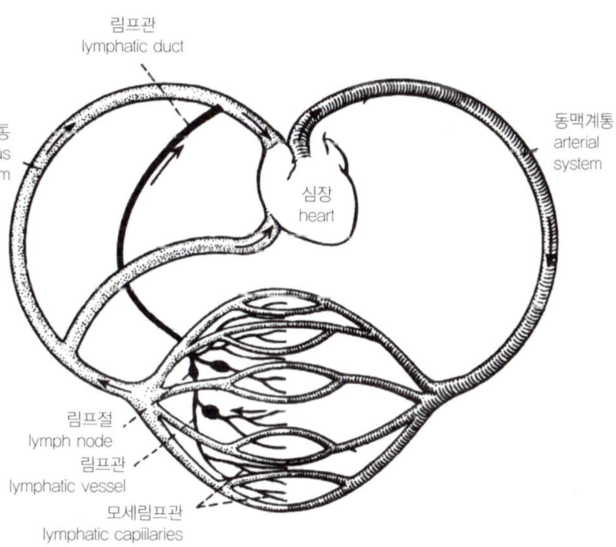

〈그림 4-23〉 림프관 순환과 혈액순환의 관계

8 소화기계통

1장 소 화

소화란 섭취한 음식물 속에 함유되어 있는 각종 영양소를 흡수가능한 상태로 분해하고 불필요한 물질을 항문을 통해 체외로 배설하는 작용을 말한다.

소화관은 음식물을 섭취한 후 이것을 배설할때까지의 관으로 구강 – 인두 – 식도 – 위 – 소장(십이지장–공장–회장) – 대장(맹장–S결장 –직장) – 항문을 말하며 소화샘은 소화관을 지나면서 음식물속에 함유되어 있는 영양분을 소화, 흡수하는데 필요한 물질을 분비하는 분비샘(침샘, 췌장)과 간 등의 부속기관으로 구성되어 있다. 소화과정은 음식물을 잘게 부순 후 이것을 소화액과 혼합하여 소화관을 통해 점차 아래로 이동시키는 기계적 소화와 소화액의 효소작용으로 음식을 화학분해하는 화학적 소화의 두 가지가 있다. 소화가 잘 이루어지기 위해서는 소화관의 운동, 소화액의 분비, 소화액의 효소작용, 영양소의 흡수과정이 효과적으로 잘 이루어져야 한다.

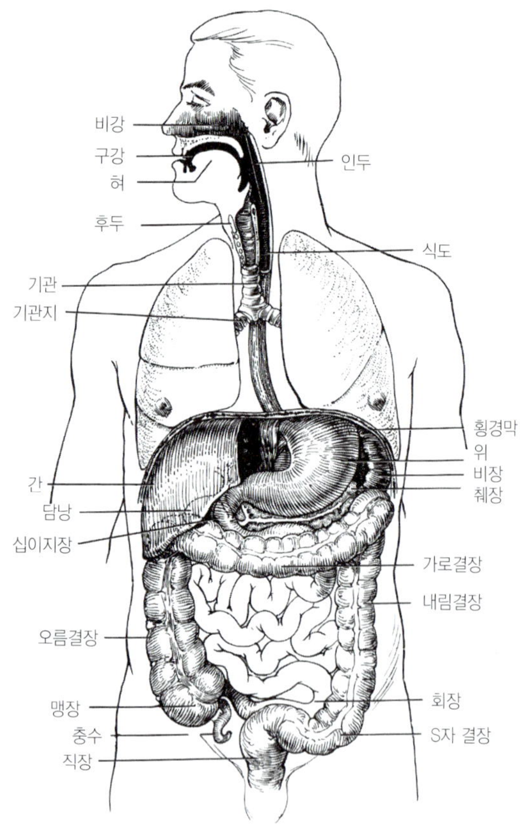

〈그림 4–24〉 소화기 계통

1. 주요 소화기관

1) 위

식도에 이어지는 주머니 모양의 근육성 기관이다. 위액은 하루 1~1.5ℓ 정도가 분비되는데 단백질 분해효소, 유즙응고효소, 지방분해효소를 함유하고 있고 염산, 위점막 보호물질(뮤신) 등이 분비된다.

위액은 무색투명하고 pH는 1.8~2.2로 강산에 속하는데 위액의 분비는 일반적으로 식사 후 4~5시간 동안에 약 500~700ml 분비된다. 위액분비의 조절은 부교감신경 및 호르몬의 충동과 조절에 의해 분비하게 된다. 공복시 앞뒤벽이 맞붙어 있으나 음식물이 위 안에 들어오면 위벽이 떨어지면서 위운동이 일어난다.

2) 소장

위의 연결부로부터 대장에 연결될 때까지의 전체길이 6~7m에 이르는 장관으로 소화와 흡수가 본격적으로 이루어지는 곳이다. 십이지장, 공장, 회장의 부분으로 나누어진다. 소장벽은 여러 가지 물질을 흡수하기 위하여 표면적을 넓혀주는 장융모라는 돌기의 특수한 구조를 가지고 있어 소장에서의 소화흡수는 융모에서 이루어진다.

3) 대장

소장의 연속된 소화관으로 전체길이 1.5m이며 맹장, 결장, 직장으로 구성된다. 맹장은 충수라고도 하며 림프구를 생성하는 부위인데 회장과 맹장의 연결부에는 회맹판이 있어 대장의 내용물이 소장으로 역류하는 것을 막아준다. 결장은 오름결장, 가로결장, 내림결장, S자결장으로 구성되고 직장과 항문으로 이어진다.

2. 소화샘과 부속기관

1) 침샘

침샘은 구강내에서는 침을 분비하는 샘인데 분비물은 관을 통해 구강내로 운반되어 일정한 부위에 배출된다. 탄수화물 분해 효소, 당단백질인 뮤신이 분비되어 구강속을 매끄럽게 하여 음식물이 잘 연하되도록 도와주며 말하는 것을 쉽게 해 주는 작용을 하고 구강내를 깨끗하게 하는 기능을 갖고 있다.

2) 담낭

간에서 분비되는 담즙은 하루 약 500~1000ml 정도로 간세포에서 만들어져 담낭에 저장되었다가 담낭의 수축에 의해 십이지장에 분비된다. 주요성분은 담즙산과 담즙색소로 담즙산은 지방흡수에 중요한 작용을 하고 담즙색소는 혈색소의 분해산물이다. 담즙의 기능은 지방의 소화를 촉진하고 지용성 비타민, 철, 칼슘의 흡수를 촉진하고 장관내 부패를 방지하는 역할이다.

3) 췌장

췌장은 복막 뒤에 있는 장기로 소화효소가 풍부한 췌액을 분비하는 외분비 부분과 호르몬을 분비하는 내분비 부분인 랑게르한스섬으로 구성되어 있다. 위에서 분비된 염산이나 염산 섞인 내용물이 십이지장으로 들어오면 십이지장벽의 점막이 자극을 받아 세크레틴을 분비하는데 이 호르몬의 자극으로 pH 7~8 가량의 알카리성 물질인 췌액을 분비하게 된다. 췌액은 단백질, 탄수화물, 지방을 저분자로 분해하는 역할을 한다.

4) 간장

횡격막 바로 아래에 있는 장기로 인체내에서 가장 크다. 간장은 여러 가지 종합적인 작용을 하고 있으나 먼저 당대사로 당류를 글리코겐으로 합성하여 저장하고, 단백질대사로는 아미노산으로부터 각종 단백질의 합성, 저장, 방출에 관여하며 혈장 알부민과 혈액응고물질을 생산하며 단백질의 최종산물인 요소도 간에서 만들어진다.

지질대사로는 지방의 합성하거나 분해하여 에너지를 생산하는 일을 한다. 방어 및 해독작용으로 음식물을 통하여 장내에 들어온 각종 독물질을 중화, 배설케 한다. 또한 자체내 노후세포, 파괴된 적혈구, 기타 이물질에 대해 세포내 식작용 및 무독화를 하고 있으며 혈액을 저장하여 필요에 따라 방출하여 순환혈액량도 조절하기도 한다.

2장 대 사

영양이란 생물체로부터 물질을 섭취하여 체성분을 만들고 몸 안에서 에너지를 발생시켜 생명을 유지하고 성장 및 건강유지 등과 같은 생명현상을 유지하는 일을 말한다. 외부로부터 섭취하는 영양에 관여하는 물질을 총칭해서 영양소라 하는데 인체가 필요로 하는 영양소는 탄수화물, 지방, 단백질, 비타민, 무기질 등으로 5대 영양소라 한다.

이들은 종류에 따라 각각 체내에서 에너지를 발생하거나 몸을 구성하는 성분으로 새로운 조직형성 및 보수에 관여하거나 또는 신체기능을 조절하는 일을 한다. 영양소들이 몸 안으로 들어와 소화, 흡수되고 필요하지 않은 물질들을 몸 밖으로 배설하는 변화를 신진대사라 한다. 영양소들은 대사과정 중에 독립적으로 기능하는 것이 아니라 상호 유기적인 관계를 가지고 작용하기 때문에 좋은 영양은 생체가 필요로 하는 모든 영양소를 양적으로나 질적으로 균형있게 공급하도록 하는 것이 중요하다.

각각의 영양소에 대해서는 피부과학의 피부와 영양 단원에서 설명한다.

◉ 기출 및 예상문제

1. 인체를 구성하는 가장 기본적인 단위는?

① 조직 ② 세포 ③ 기관 ④ 심장

※ 다음 문제에 알맞은 답을 보기에서 고르시오.(2~10)

① 골격계통	② 근육계통	③ 소화기계통
④ 신경계통	⑤ 호흡기계통	⑥ 순환기계통
⑦ 비뇨기계통	⑧ 내분비계통	⑨ 생식기계통

2. 비강, 인두, 후두 등이 속하며 산소, 이산화탄소 등의 가스교환과 배출에 관여하는 기관계는?

3. 신장, 방광, 요도 등이 속하며 노폐물의 여과, 재흡수, 재분비, 소변의 체외배설에 관여하는 기관계는?

4. 호르몬을 생산하고 분비하면서 몸의 생리조절과 통일성을 유지하도록 하는 기관계는?

5. 인체의 지지와 내부기관을 보호하는 기관계는?

6. 수축에 의한 능동적 운동과 이동, 정지상태의 뼈와 자세를 지지, 유지하는 기관계는?

7. 외부로부터의 자극을 받아들여 중추에 전달하여 반응이 일어나게끔 하는 기관계는?

8. 음식물의 소화, 흡수, 배설에 관여하는 기관계는?

9. 심장, 동맥, 정맥, 흉선, 편도 등이 속한 기관계는?

10. 임신, 분만에 관여하는 기관계는?

11. 사람의 신체는 외부환경의 변동으로부터 내부환경을 보호하고 내부환경에 변화가 생길 경우 즉시 정상적인 상태로 되돌리려는 작용을 한다. 이를 무엇이라 하는가?

① 건강관리	② 질병치료
③ 항상성	④ 인지능력

※ 다음 문제에 알맞은 답을 보기에서 고르시오.(12~20)

① 세포막	② 미토콘드리아	③ 조면소포체	④ 활면소포체	
⑤ 중심체	⑥ 리소좀	⑦ 핵막	⑧ DNA	⑨ 핵

12. 세포벽이 없는 동물세포에서의 원형질막을 말하며 영양물질과 산소, 노폐물을 선택적으로 투과시키는 특성을 가진 것은?

13. 섭취된 음식물 중의 영양물질을 산화시키는 것으로 세포의 발전소로 불리는 기관은?

14. 리보솜이 붙어있는 소포체로 단백질 합성을 담당하는 것은?

15. 리보솜이 없는 소포체는?

16. 세포분열의 중심적 역할을 수행하는 것은?

17. 소화(자가소화, 이물질 소화), 분해작용이 일어나는 곳은?

18. 리보솜이 들어있는 핵산으로 주로 세포질 속에 들어있는 것은?

19. 세포내 대사를 조절하고 DNA를 가지고 있어 유전적 특질을 결정하는 것은?

20. 세포질과의 경계를 이루는 이중막은?

21. 다음 ( )에 알맞은 것은?

인체의 체세포가 분열하는 방법인 (A)은 어미세포와 딸세포의 염색체수가 같고 생식세포가 분열하는 방법인 (B)은 어미세포에 비하여 딸세포의 염색체수가 반으로 줄어든다.

① A – 무사분열 B – 감수분열 ② A – 감수분열 B – 유사분열
③ A – 유사분열 B – 무사분열 ④ A – 유사분열 B – 감수분열

※ 다음 문제에 알맞은 답을 고르시오.(22~23)

① 핵 ② 뉴론 ③ 축삭돌기 ④ 수상돌기

22. 신경조직을 구성하는 형태적, 기능적인 최소단위를 무엇이라 하는가?

23. 신경세포질로부터 길게 뻗어나온 것으로 세포체의 흥분을 말초부나 다른 신경세포로 전도시키는 작용을 하는 것은?

24. 인체를 구성하는 가장 기본적인 단위는 (A)이고 그 다음 단위는 조직 → (B) → 기관계 → 개체로 구성되어 있다.

25. 항상성이란 무엇을 말하는가?

26. 뼈의 생리적 기능에 대해 설명하시오.

27. 췌장에서 분비되는 인슐린 호르몬에 대해 설명하시오.

28. 담즙의 역할을 쓰시오.

29. 신체의 내분비샘으로는 어떤 기관들이 있는가?

30. 뇌하수체 앞엽에서 분비되는 호르몬은 어떠한 것들이 있는가?

31. 뇌하수체 뒤엽에서 분비되는 호르몬 중 옥시토신에 대해 설명하시오.

32. 혈액 중 칼슘이온의 농도조절에 관여하는 호르몬 두 가지는 무엇인가?

33. 갑상샘호르몬의 과잉분비로 인한 증상에는 어떤 것이 있는가?

34. 성인이 된 후에도 성장호르몬이 계속하여 분비되면 어떠한 과잉증이 생기는가?

35. 난소에서 분비되는 호르몬으로 여성의 생리주기를 조절, 자궁점막의 발육, 젖샘의 발육, 여성의 2차성징 발현을 나타내는 호르몬 두 가지는 무엇인가?

36. 척주만곡에 대해 설명하시오.

37. 머리부위의 근육에 대해 얼굴근육과 저작근으로 나누어 설명하시오.

38. 말초신경계 중 체성신경계에 해당하는 뇌신경 중 머리 부위, 목 부위에 영향을 미치는 신경 3가지에 대하여 설명하시오.

공중위생관리학

Public Hygiene Management

V PART

공중위생관리법

공중위생관리법
공중위생관리법시행령
공중위생관리법시행규칙

PUBLIC HYGIENE MANAGEMENT

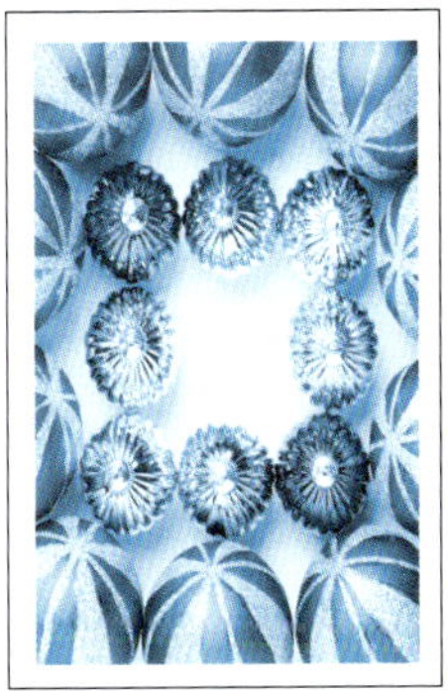

공중위생관리법

[시행 2019.4.16.] [법률 제16237호, 2019.1.15., 일부개정]

[일부개정]

개정이유

현행법은 공중위생영업소에 대한 영업정지가 이용자에게 심한 불편을 주거나 그 밖에 공익을 해할 우려가 있는 경우에는 영업정지 처분에 갈음하여 3천만원 이하의 과징금을 부과할 수 있도록 정하고 있음.

그러나 연간 총매출액이 400억원 이상인 경우에도 1일당 과징금이 2,849천원에 불과하고 과징금의 상한금액도 3천만원으로 정해져 있어 연간 총매출액이 수십억원에 이르는 공중위생영업소에 대한 제재효과가 미미한 수준에 그치고 있는 실정임.

이에 업무정지처분에 갈음하여 과징금 부과처분을 하는 경우 과징금 상한금액을 1억원으로 상향 조정하여 과징금 제재처분의 실효성을 확보하고, 위법행위에 대하여 적정한 제재가 이루어질 수 있도록 하려는 것임.

공중위생관리법

[시행 2019.4.16.] [법률 제16237호, 2019.1.15., 일부개정]

제1조(목적) 이 법은 공중이 이용하는 영업의 위생관리등에 관한 사항을 규정함으로써 위생수준을 향상시켜 국민의 건강증진에 기여함을 목적으로 한다. 〈개정 2016. 2. 3.〉

제2조(정의) ① 이 법에서 사용하는 용어의 정의는 다음과 같다. 〈개정 2016. 2. 3.〉

1. "공중위생영업"이라 함은 다수인을 대상으로 위생관리서비스를 제공하는 영업으로서 숙박업 · 목욕장업 · 이용업 · 미용업 · 세탁업 · 건물위생관리업을 말한다.
2. "숙박업"이라 함은 손님이 잠을 자고 머물 수 있도록 시설 및 설비등의 서비스를 제공하는 영업을 말한다. 다만, 농어촌에 소재하는 민박등 대통령령이 정하는 경우를 제외한다.
3. "목욕장업"이라 함은 다음 각목의 어느 하나에 해당하는 서비스를 손님에게 제공하는 영업을 말한다. 다만, 숙박업 영업소에 부설된 욕실 등 대통령령이 정하는 경우를 제외한다.

가. 물로 목욕을 할 수 있는 시설 및 설비 등의 서비스

나. 맥반석 · 황토 · 옥 등을 직접 또는 간접 가열하여 발생되는 열기 또는 원적외선 등을 이용하여 땀을 낼 수 있는 시설 및 설비 등의 서비스

4. "이용업"이라 함은 손님의 머리카락 또는 수염을 깍거나 다듬는 등의 방법으로 손님의 용모를 단정하게 하는 영업을 말한다.
5. "미용업"이라 함은 손님의 얼굴 · 머리 · 피부등을 손질하여 손님의 외모를 아름답게 꾸미는 영업을 말한다.
6. "세탁업"이라 함은 의류 기타 섬유제품이나 피혁제품등을 세탁하는 영업을 말한다.
7. "건물위생관리업"이라 함은 공중이 이용하는 건축물 · 시설물등의 청결유지와 실내공기정화를 위한 청소등을 대행하는 영업을 말한다.
8. 삭제 〈2015. 12. 22.〉

② 제1항제2호 내지 제7호의 영업은 대통령령이 정하는 바에 의하여 이를 세분할 수

있다. 〈개정 2005. 3. 31.〉

제3조(공중위생영업의 신고 및 폐업신고) ① 공중위생영업을 하고자 하는 자는 공중위생영업의 종류별로 보건복지부령이 정하는 시설 및 설비를 갖추고 시장 · 군수 · 구청장(자치구의 구청장에 한한다. 이하 같다)에게 신고하여야 한다. 보건복지부령이 정하는 중요사항을 변경하고자 하는 때에도 또한 같다. 〈개정 2010. 1. 18〉

② 제1항의 규정에 의하여 공중위생영업의 신고를 한 자(이하 "공중위생영업자"라 한다)는 공중위생영업을 폐업한 날부터 20일 이내에 시장 · 군수 · 구청장에게 신고하여야 한다. 다만, 제11조에 따른 영업정지 등의 기간 중에는 폐업신고를 할 수 없다. 〈신설 2016. 2. 3.〉

③ 시장 · 군수 · 구청장은 공중위생영업자가 「부가가치세법」 제8조에 따라 관할 세무서장에게 폐업신고를 하거나 관할 세무서장이 사업자등록을 말소한 경우에는 신고사항을 직권으로 말소할 수 있다. 〈신설 2016. 2. 3〉

④ 시장 · 군수 · 구청장은 제3항의 직권말소를 위하여 필요한 경우 관할 세무서장에게 공중위생영업자의 폐업여부에 대한 정보 제공을 요청할 수 있다. 이 경우 요청을 받은 관할 세무서장은 「전자정부법」 제36조제1항에 따라 공중위생영업자의 폐업여부에 대한 정보를 제공하여야 한다. 〈신설 2017. 12. 12.〉

⑤ 제1항 및 제2항의 규정에 의한 신고의 방법 및 절차 등에 관하여 필요한 사항은 보건복지부령으로 정한다. 〈개정 2017. 12. 12.〉

[전문개정 2002. 8. 26.]

[제목개정 2005. 3. 31.]

제3조의2(공중위생영업의 승계) ① 공중위생영업자가 그 공중위생영업을 양도하거나 사망한 때 또는 법인의 합병이 있는 때에는 그 양수인 · 상속인 또는 합병후 존속하는 법인이나 합병에 의하여 설립되는 법인은 그 공중위생영업자의 지위를 승계한다. 〈개정 2005. 3. 31〉

② 민사집행법에 의한 경매, 「채무자 회생 및 파산에 관한 법률」에 의한 환가나 국세징수법 · 관세법 또는 「지방세징수법」에 의한 압류재산의 매각 그 밖에 이에 준하는 절차에 따라 공중위생영업 관련시설 및 설비의 전부를 인수한 자는 이 법에 의한 그 공중위생영업자의 지위를 승계한다. 〈개정 2016. 12. 27.〉

③ 제1항 또는 제2항의 규정에 불구하고 이용업 또는 미용업의 경우에는 제6조의 규정에 의한 면허를 소지한 자에 한하여 공중위생영업자의 지위를 승계할 수 있다.

④ 제1항 또는 제2항의 규정에 의하여 공중위생영업자의 지위를 승계한 자는 1월 이내에 보건복지부령이 정하는 바에 따라 시장 · 군수 또는 구청장에게 신고하여야 한다. 〈개정 2010. 1. 18.〉

[본조신설 2002. 8. 26]

제4조(공중위생영업자의 위생관리의무등) ① 공중위생영업자는 그 이용자에게 건강상 위해요인이 발생하지 아니하도록 영업관련 시설 및 설비를 위생적이고 안전하게 관리하여야 한다.

② 목욕장업을 하는 자는 다음 각호의 사항을 지켜야 한다. 이 경우 세부기준은 보건복지부령으로 정한다. 〈개정 2010. 1. 18.〉

1. 제2조제1항제3호 가목의 서비스를 제공하는 경우 : 목욕장의 수질기준 및 수질검사방법 등 수질 관리에 관한 사항
2. 제2조제1항제3호 나목의 서비스를 제공하는 경우 : 위생기준 등에 관한 사항

③ 이용업을 하는 자는 다음 각호의 사항을 지켜야 한다. 〈개정 2010. 1. 18.〉

1. 이용기구는 소독을 한 기구와 소독을 하지 아니한 기구로 분리하여 보관하고, 면도기는 1회용 면도날만을 손님 1인에 한하여 사용할 것. 이 경우 이용기구의 소독기준 및 방법은 보건복지부령으로 정한다.
2. 이용사면허증을 영업소안에 게시할 것
3. 이용업소표시등을 영업소 외부에 설치할 것

④ 미용업을 하는 자는 다음 각호의 사항을 지켜야 한다. 〈개정 2010. 1. 18.〉

1. 의료기구와 의약품을 사용하지 아니하는 순수한 화장 또는 피부미용을 할 것
2. 미용기구는 소독을 한 기구와 소독을 하지 아니한 기구로 분리하여 보관하고, 면도기는 1회용 면도날만을 손님 1인에 한하여 사용할 것. 이 경우 미용기구의 소독기준 및 방법은 보건복지부령으로 정한다.
3. 미용사면허증을 영업소안에 게시할 것

⑤ 세탁업을 하는 자는 세제를 사용함에 있어서 국민건강에 유해한 물질이 발생되지 아니하도록 기계 및 설비를 안전하게 관리하여야 한다. 이 경우 유해한 물질이 발

생되는 세제의 종류와 기계 및 설비의 안전관리에 관하여 필요한 사항은 보건복지부령으로 정한다. 〈개정 2010. 1. 18.〉

⑥ 건물위생관리업을 하는 자는 사용장비 또는 약제의 취급시 인체의 건강에 해를 끼치지 아니하도록 위생적이고 안전하게 관리하여야 한다. 〈개정 2016. 2. 3.〉

⑦ 제1항 내지 제6항의 규정에 의하여 공중위생영업자가 준수하여야 할 위생관리기준 기타 위생관리서비스의 제공에 관하여 필요한 사항으로서 그 각항에 규정된 사항외의 사항 및 감염병환자 기타 함께 출입시켜서는 아니되는 자의 범위와 목욕장내에 둘 수 있는 종사자의 범위등 건전한 영업질서유지를 위하여 영업자가 준수하여야 할 사항은 보건복지부령으로 정한다. 〈개정 2010. 1. 18.〉

제5조 삭제 〈2015.12.22.〉

제5조(공중위생영업자의 불법카메라 설치 금지) 공중위생영업자는 영업소에 「성폭력범죄의 처벌 등에 관한 특례법」 제14조제1항에 위반되는 행위에 이용되는 카메라나 그 밖에 이와 유사한 기능을 갖춘 기계장치를 설치해서는 아니 된다.

[본조신설 2018. 12. 11.]

[시행일 : 2019. 6. 12.] 제5조

제6조(이용사 및 미용사의 면허등) ① 이용사 또는 미용사가 되고자 하는 자는 다음 각호의 1에 해당하는 자로서 보건복지부령이 정하는 바에 의하여 시장·군수·구청장의 면허를 받아야 한다. 〈개정 2018. 12. 11.〉

1. 전문대학 또는 이와 같은 수준 이상의 학력이 있다고 교육부장관이 인정하는 학교에서 이용 또는 미용에 관한 학과를 졸업한 자

1의2. 「학점인정 등에 관한 법률」 제8조에 따라 대학 또는 전문대학을 졸업한 자와 같은 수준 이상의 학력이 있는 것으로 인정되어 같은 법 제9조에 따라 이용 또는 미용에 관한 학위를 취득한 자

2. 고등학교 또는 이와 같은 수준의 학력이 있다고 교육부장관이 인정하는 학교에서 이용 또는 미용에 관한 학과를 졸업한 자

3. 교육부장관이 인정하는 고등기술학교에서 1년 이상 이용 또는 미용에 관한 소

정의 과정을 이수한 자

4. 국가기술자격법에 의한 이용사 또는 미용사의 자격을 취득한 자

② 다음 각호의 1에 해당하는 자는 이용사 또는 미용사의 면허를 받을 수 없다. 〈개정 2018. 12. 11.〉

1. 피성년후견인
2. 「정신건강증진 및 정신질환자 복지서비스 지원에 관한 법률」 제3조제1호에 따른 정신질환자. 다만, 전문의가 이용사 또는 미용사로서 적합하다고 인정하는 사람은 그러하지 아니하다.
3. 공중의 위생에 영향을 미칠 수 있는 감염병환자로서 보건복지부령이 정하는 자
4. 마약 기타 대통령령으로 정하는 약물 중독자
5. 제7조제1항제2호, 제4호, 제6호 또는 제7호의 사유로 면허가 취소된 후 1년이 경과되지 아니한 자

제6조의2(위생사의 면허 등) ① 위생사가 되려는 사람은 다음 각 호의 어느 하나에 해당하는 사람으로서 위생사 국가시험에 합격한 후 보건복지부장관의 면허를 받아야 한다.

1. 전문대학이나 이와 같은 수준 이상에 해당된다고 교육부장관이 인정하는 학교(보건복지부장관이 인정하는 외국의 학교를 포함한다. 이하 같다)에서 보건 또는 위생에 관한 교육과정을 이수한 사람
2. 「학점인정 등에 관한 법률」 제8조에 따라 전문대학을 졸업한 사람과 같은 수준 이상의 학력이 있는 것으로 인정되어 같은 법 제9조에 따라 보건 또는 위생에 관한 학위를 취득한 사람
3. 보건복지부장관이 인정하는 외국의 위생사 면허 또는 자격을 가진 사람

② 제1항에 따른 위생사 국가시험은 매년 1회 이상 보건복지부장관이 실시하며, 시험과목 · 시험방법 · 합격기준과 그 밖에 시험에 필요한 사항은 대통령령으로 정한다.

③ 보건복지부장관은 위생사 국가시험의 실시에 관한 업무를 「한국보건의료인국가시험원법」에 따른 한국보건의료인국가시험원에 위탁할 수 있다.

④ 위생사 국가시험에서 대통령령으로 정하는 부정행위를 한 사람에 대하여는 그 시험을 정지시키거나 합격을 무효로 한다.

⑤ 제4항에 따라 시험이 정지되거나 합격이 무효가 된 사람은 해당 위생사 국가시험

후에 치러지는 위생사 국가시험에 2회 응시할 수 없다.

⑥ 보건복지부장관은 위생사 면허를 부여하는 경우에는 보건복지부령으로 정하는 바에 따라 면허대장에 등록하고 면허증을 발급하여야 한다.

⑦ 다음 각 호의 어느 하나에 해당하는 사람은 위생사 면허를 받을 수 없다. 〈개정 2018. 12. 11.〉

1. 「정신건강증진 및 정신질환자 복지서비스 지원에 관한 법률」 제3조제1호에 따른 정신질환자. 다만, 전문의가 위생사로서 적합하다고 인정하는 사람은 그러하지 아니하다.
2. 「마약류 관리에 관한 법률」에 따른 마약류 중독자
3. 이 법, 「감염병의 예방 및 관리에 관한 법률」, 「검역법」, 「식품위생법」, 「의료법」, 「약사법」, 「마약류 관리에 관한 법률」 또는 「보건범죄 단속에 관한 특별조치법」을 위반하여 금고 이상의 실형을 선고받고 그 집행이 끝나지 아니하거나 그 집행을 받지 아니하기로 확정되지 아니한 사람

⑧ 제6항에 따른 면허의 등록, 수수료 및 면허증에 필요한 사항은 보건복지부령으로 정한다.

[본조신설 2016. 2. 3.]

제6조의2(위생사의 면허 등) ① 위생사가 되려는 사람은 다음 각 호의 어느 하나에 해당하는 사람으로서 위생사 국가시험에 합격한 후 보건복지부장관의 면허를 받아야 한다. 〈개정 2018. 12. 11.〉

1. 전문대학이나 이와 같은 수준 이상에 해당된다고 교육부장관이 인정하는 학교(보건복지부장관이 정하여 고시하는 인정기준에 해당하는 외국의 학교를 포함한다. 이하 같다)에서 보건 또는 위생에 관한 교육과정을 이수한 사람
2. 「학점인정 등에 관한 법률」 제8조에 따라 전문대학을 졸업한 사람과 같은 수준 이상의 학력이 있는 것으로 인정되어 같은 법 제9조에 따라 보건 또는 위생에 관한 학위를 취득한 사람
3. 외국의 위생사 면허 또는 자격(보건복지부장관이 정하여 고시하는 인정기준에 해당하는 면허 또는 자격을 말한다)을 가진 사람

② 제1항에 따른 위생사 국가시험은 매년 1회 이상 보건복지부장관이 실시하며, 시험

과목 · 시험방법 · 합격기준과 그 밖에 시험에 필요한 사항은 대통령령으로 정한다.

③ 보건복지부장관은 위생사 국가시험의 실시에 관한 업무를 「한국보건의료인국가시험원법」에 따른 한국보건의료인국가시험원에 위탁할 수 있다.

④ 위생사 국가시험에서 대통령령으로 정하는 부정행위를 한 사람에 대하여는 그 시험을 정지시키거나 합격을 무효로 한다.

⑤ 제4항에 따라 시험이 정지되거나 합격이 무효가 된 사람은 해당 위생사 국가시험 후에 치러지는 위생사 국가시험에 2회 응시할 수 없다.

⑥ 보건복지부장관은 위생사 면허를 부여하는 경우에는 보건복지부령으로 정하는 바에 따라 면허대장에 등록하고 면허증을 발급하여야 한다.

⑦ 다음 각 호의 어느 하나에 해당하는 사람은 위생사 면허를 받을 수 없다. 〈개정 2018.12.11.〉

1. 「정신건강증진 및 정신질환자 복지서비스 지원에 관한 법률」 제3조제1호에 따른 정신질환자. 다만, 전문의가 위생사로서 적합하다고 인정하는 사람은 그러하지 아니하다.
2. 「마약류 관리에 관한 법률」에 따른 마약류 중독자
3. 이 법, 「감염병의 예방 및 관리에 관한 법률」, 「검역법」, 「식품위생법」, 「의료법」, 「약사법」, 「마약류 관리에 관한 법률」 또는 「보건범죄 단속에 관한 특별조치법」을 위반하여 금고 이상의 실형을 선고받고 그 집행이 끝나지 아니하거나 그 집행을 받지 아니하기로 확정되지 아니한 사람

⑧ 제6항에 따른 면허의 등록, 수수료 및 면허증에 필요한 사항은 보건복지부령으로 정한다.

[본조신설 2016. 2. 3.]

[시행일 : 2019. 12. 12.] 제6조의2제1항제1호, 제6조의2제1항제3호

제7조(이용사 및 미용사의 면허취소등) ① 시장 · 군수 · 구청장은 이용사 또는 미용사가 다음 각호의 1에 해당하는 때에는 그 면허를 취소하거나 6월 이내의 기간을 정하여 그 면허의 정지를 명할 수 있다. 다만, 제1호, 제2호, 제4호, 제6호 또는 제7호에 해당하는 경우에는 그 면허를 취소하여야 한다. 〈개정 2018. 12. 11.〉

1. 제6조제2항제1호

2. 제6조제2항제2호 내지 제4호에 해당하게 된 때
3. 면허증을 다른 사람에게 대여한 때
4. 「국가기술자격법」에 따라 자격이 취소된 때
5. 「국가기술자격법」에 따라 자격정지처분을 받은 때(「국가기술자격법」에 따른 자격정지처분 기간에 한정한다)
6. 이중으로 면허를 취득한 때(나중에 발급받은 면허를 말한다)
7. 면허정지처분을 받고도 그 정지 기간 중에 업무를 한 때
8. 「성매매알선 등 행위의 처벌에 관한 법률」이나 「풍속영업의 규제에 관한 법률」을 위반하여 관계 행정기관의 장으로부터 그 사실을 통보받은 때

② 제1항의 규정에 의한 면허취소·정지처분의 세부적인 기준은 그 처분의 사유와 위반의 정도등을 감안하여 보건복지부령으로 정한다. 〈개정 2010. 1. 18.〉

제7조의2(위생사 면허의 취소 등) ① 보건복지부장관은 위생사가 다음 각 호의 어느 하나에 해당하는 경우에는 그 면허를 취소한다.

1. 제6조의2제7항 각 호의 어느 하나에 해당하게 된 경우
2. 면허증을 대여한 경우

② 위생사가 제1항제1호에 따라 면허가 취소된 후 그 처분의 원인이 된 사유가 소멸된 때에는 보건복지부장관은 그 사람에 대하여 다시 면허를 부여할 수 있다.

[본조신설 2016. 2. 3.]

제8조(이용사 및 미용사의 업무범위등) ① 제6조제1항의 규정에 의한 이용사 또는 미용사의 면허를 받은 자가 아니면 이용업 또는 미용업을 개설하거나 그 업무에 종사할 수 없다. 다만, 이용사 또는 미용사의 감독을 받아 이용 또는 미용 업무의 보조를 행하는 경우에는 그러하지 아니하다.

② 이용 및 미용의 업무는 영업소외의 장소에서 행할 수 없다. 다만, 보건복지부령이 정하는 특별한 사유가 있는 경우에는 그러하지 아니하다. 〈개정 2010. 1. 18.〉

③ 제1항의 규정에 의한 이용사 및 미용사의 업무범위와 이용·미용의 업무보조 범위에 관하여 필요한 사항은 보건복지부령으로 정한다. 〈개정 2016. 2. 3.〉

제8조의2(위생사의 업무범위) 위생사의 업무범위는 다음 각 호와 같다.

1. 공중위생영업소, 공중이용시설 및 위생용품의 위생관리
2. 음료수의 처리 및 위생관리
3. 쓰레기, 분뇨, 하수, 그 밖의 폐기물의 처리
4. 식품ㆍ식품첨가물과 이에 관련된 기구ㆍ용기 및 포장의 제조와 가공에 관한 위생관리
5. 유해 곤충ㆍ설치류 및 매개체 관리
6. 그 밖에 보건위생에 영향을 미치는 것으로서 대통령령으로 정하는 업무

[본조신설 2016. 2. 3.]

제9조(보고 및 출입ㆍ검사) ① 특별시장ㆍ광역시장ㆍ도지사(이하 "시ㆍ도지사"라 한다) 또는 시장ㆍ군수ㆍ구청장은 공중위생관리상 필요하다고 인정하는 때에는 공중위생영업자에 대하여 필요한 보고를 하게 하거나 소속공무원으로 하여금 영업소ㆍ사무소등에 출입하여 공중위생영업자의 위생관리의무이행 등에 대하여 검사하게 하거나 필요에 따라 공중위생영업장부나 서류를 열람하게 할 수 있다. 〈개정 2015. 12. 22.〉

② 제1항의 경우에 관계공무원은 그 권한을 표시하는 증표를 지녀야 하며, 관계인에게 이를 내보여야 한다.

③ 제1항의 규정을 적용함에 있어서 관광진흥법 제4조제2항의 규정에 의하여 등록한 관광숙박업(이하 "관광숙박업"이라 한다)의 경우에는 당해 관광숙박업의 관할행정기관의 장과 사전에 협의하여야 한다. 다만, 보건위생관리상 위해요인을 방지하기 위하여 긴급한 사유가 있는 경우에는 그러하지 아니하다.

제9조(보고 및 출입ㆍ검사) ① 특별시장ㆍ광역시장ㆍ도지사(이하 "시ㆍ도지사"라 한다) 또는 시장ㆍ군수ㆍ구청장은 공중위생관리상 필요하다고 인정하는 때에는 공중위생영업자에 대하여 필요한 보고를 하게 하거나 소속공무원으로 하여금 영업소ㆍ사무소등에 출입하여 공중위생영업자의 위생관리의무이행 등에 대하여 검사하게 하거나 필요에 따라 공중위생영업장부나 서류를 열람하게 할 수 있다. 〈개정 2015. 12. 22.〉

② 시ㆍ도지사 또는 시장ㆍ군수ㆍ구청장은 공중위생영업자의 영업소에 제5조에 따라 설치가 금지되는 카메라나 기계장치가 설치되었는지를 검사할 수 있다. 이 경우 공중

위생영업자는 특별한 사정이 없으면 검사에 따라야 한다. 〈신설 2018. 12. 11.〉

③ 제2항의 경우에 시·도지사 또는 시장·군수·구청장은 관할 경찰관서의 장에게 협조를 요청할 수 있다. 〈신설 2018. 12. 11.〉

④ 제2항의 경우에 시·도지사 또는 시장·군수·구청장은 영업소에 대하여 검사 결과에 대한 확인증을 발부할 수 있다. 〈신설 2018. 12. 11.〉

⑤ 제1항 및 제2항의 경우에 관계공무원은 그 권한을 표시하는 증표를 지녀야 하며, 관계인에게 이를 내보여야 한다. 〈개정 2018. 12. 11.〉

⑥ 제1항 및 제2항의 규정을 적용함에 있어서 관광진흥법 제4조제2항의 규정에 의하여 등록한 관광숙박업(이하 "관광숙박업"이라 한다)의 경우에는 당해 관광숙박업의 관할행정기관의 장과 사전에 협의하여야 한다. 다만, 보건위생관리상 위해요인을 방지하기 위하여 긴급한 사유가 있는 경우에는 그러하지 아니하다. 〈개정 2018. 12. 11.〉

[시행일 : 2019.6.12.] 제9조제2항, 제9조제3항, 제9조제4항, 제9조제5항, 제9조제6항

제9조의2(영업의 제한) 시·도지사는 공익상 또는 선량한 풍속을 유지하기 위하여 필요하다고 인정하는 때에는 공중위생영업자 및 종사원에 대하여 영업시간 및 영업행위에 관한 필요한 제한을 할 수 있다.

[본조신설 2004.1.29]

제10조(위생지도 및 개선명령) 시·도지사 또는 시장·군수·구청장은 다음 각 호의 어느 하나에 해당하는 자에 대하여 보건복지부령으로 정하는 바에 따라 기간을 정하여 그 개선을 명할 수 있다. 〈개정 2016. 2. 3.〉

1. 제3조제1항의 규정에 의한 공중위생영업의 종류별 시설 및 설비기준을 위반한 공중위생영업자
2. 제4조의 규정에 의한 위생관리의무 등을 위반한 공중위생영업자
3. 삭제 〈2015. 12. 22.〉

[전문개정 2002. 8. 26.]

제11조(공중위생영업소의 폐쇄등) ① 시장·군수·구청장은 공중위생영업자가 다음 각 호의 어느 하나에 해당하면 6월 이내의 기간을 정하여 영업의 정지 또는 일부 시설의 사용중지를 명하거나 영업소폐쇄등을 명할 수 있다. 다만, 관광숙박업의 경우에는 당해 관광숙박업의 관할행정기관의 장과 미리 협의하여야 한다. 〈개정 2018. 12. 11.〉

1. 제3조제1항 전단에 따른 영업신고를 하지 아니하거나 시설과 설비기준을 위반한 경우
2. 제3조제1항 후단에 따른 변경신고를 하지 아니한 경우
3. 제3조의2제4항에 따른 지위승계신고를 하지 아니한 경우
4. 제4조에 따른 공중위생영업자의 위생관리의무등을 지키지 아니한 경우

4의2. 제5조를 위반하여 카메라나 기계장치를 설치한 경우

5. 제8조제2항을 위반하여 영업소 외의 장소에서 이용 또는 미용 업무를 한 경우
6. 제9조에 따른 보고를 하지 아니하거나 거짓으로 보고한 경우 또는 관계 공무원의 출입, 검사 또는 공중위생영업 장부 또는 서류의 열람을 거부·방해하거나 기피한 경우
7. 제10조에 따른 개선명령을 이행하지 아니한 경우
8. 「성매매알선 등 행위의 처벌에 관한 법률」, 「풍속영업의 규제에 관한 법률」, 「청소년 보호법」, 「아동·청소년의 성보호에 관한 법률」 또는 「의료법」을 위반하여 관계 행정기관의 장으로부터 그 사실을 통보받은 경우

② 시장·군수·구청장은 제1항에 따른 영업정지처분을 받고도 그 영업정지 기간에 영업을 한 경우에는 영업소 폐쇄를 명할 수 있다. 〈신설 2016. 2. 3.〉

③ 시장·군수·구청장은 다음 각 호의 어느 하나에 해당하는 경우에는 영업소 폐쇄를 명할 수 있다. 〈신설 2016. 2. 3.〉

1. 공중위생영업자가 정당한 사유 없이 6개월 이상 계속 휴업하는 경우
2. 공중위생영업자가 「부가가치세법」 제8조에 따라 관할 세무서장에게 폐업신고를 하거나 관할 세무서장이 사업자 등록을 말소한 경우

④ 제1항에 따른 행정처분의 세부기준은 그 위반행위의 유형과 위반 정도 등을 고려하여 보건복지부령으로 정한다. 〈개정 2016. 2. 3.〉

⑤ 시장·군수·구청장은 공중위생영업자가 제1항의 규정에 의한 영업소폐쇄명령을 받고도 계속하여 영업을 하는 때에는 관계공무원으로 하여금 당해 영업소를 폐쇄

하기 위하여 다음 각호의 조치를 하게 할 수 있다. 제3조제1항 전단을 위반하여 신고를 하지 아니하고 공중위생영업을 하는 경우에도 또한 같다. 〈개정 2016. 2. 3.〉

1. 당해 영업소의 간판 기타 영업표지물의 제거
2. 당해 영업소가 위법한 영업소임을 알리는 게시물등의 부착
3. 영업을 위하여 필수불가결한 기구 또는 시설물을 사용할 수 없게 하는 봉인

⑥ 시장·군수·구청장은 제5항제3호에 따른 봉인을 한 후 봉인을 계속할 필요가 없다고 인정되는 때와 영업자등이나 그 대리인이 당해 영업소를 폐쇄할 것을 약속하는 때 및 정당한 사유를 들어 봉인의 해제를 요청하는 때에는 그 봉인을 해제할 수 있다. 제5항제2호에 따른 게시물등의 제거를 요청하는 경우에도 또한 같다. 〈개정 2016. 2. 3.〉

[시행일 : 2019.6.12.] 제11조제1항제4호의2

제11조의2(과징금처분) ① 시장·군수·구청장은 제11조제1항의 규정에 의한 영업정지가 이용자에게 심한 불편을 주거나 그 밖에 공익을 해할 우려가 있는 경우에는 영업정지 처분에 갈음하여 1억원 이하의 과징금을 부과할 수 있다. 다만, 「성매매알선 등 행위의 처벌에 관한 법률」, 「아동·청소년의 성보호에 관한 법률」, 「풍속영업의 규제에 관한 법률」 제3조 각호의 1 또는 이에 상응하는 위반행위로 인하여 처분을 받게 되는 경우를 제외한다. 〈개정 2019. 1. 15.〉

② 제1항의 규정에 의한 과징금을 부과하는 위반행위의 종별·정도 등에 따른 과징금의 금액 등에 관하여 필요한 사항은 대통령령으로 정한다.

③ 시장·군수·구청장은 제1항의 규정에 의한 과징금을 납부하여야 할 자가 납부기한까지 이를 납부하지 아니한 경우에는 대통령령으로 정하는 바에 따라 제1항에 따른 과징금 부과처분을 취소하고, 제11조제1항에 따른 영업정지 처분을 하거나 「지방세외수입금의 징수 등에 관한 법률」에 따라 이를 징수한다. 〈개정 2016. 2. 3.〉

④ 제1항 및 제3항의 규정에 의하여 시장·군수·구청장이 부과·징수한 과징금은 당해 시·군·구에 귀속된다.

⑤ 시장·군수·구청장은 과징금의 징수를 위하여 필요한 경우에는 다음 각 호의 사항을 기재한 문서로 관할 세무관서의 장에게 과세정보의 제공을 요청할 수 있다. 〈신설 2016. 2. 3.〉

1. 납세자의 인적사항
2. 사용목적
3. 과징금 부과기준이 되는 매출금액

[본조신설 2002. 8. 26.]

제11조의2(과징금처분) ① 시장 · 군수 · 구청장은 제11조제1항의 규정에 의한 영업정지가 이용자에게 심한 불편을 주거나 그 밖에 공익을 해할 우려가 있는 경우에는 영업정지 처분에 갈음하여 1억원 이하의 과징금을 부과할 수 있다. 다만, 제5조, 「성매매알선 등 행위의 처벌에 관한 법률」, 「아동 · 청소년의 성보호에 관한 법률」, 「풍속영업의 규제에 관한 법률」 제3조 각호의 1 또는 이에 상응하는 위반행위로 인하여 처분을 받게 되는 경우를 제외한다. 〈개정 2019. 1. 15.〉

② 제1항의 규정에 의한 과징금을 부과하는 위반행위의 종별 · 정도 등에 따른 과징금의 금액 등에 관하여 필요한 사항은 대통령령으로 정한다.

③ 시장 · 군수 · 구청장은 제1항의 규정에 의한 과징금을 납부하여야 할 자가 납부기한까지 이를 납부하지 아니한 경우에는 대통령령으로 정하는 바에 따라 제1항에 따른 과징금 부과처분을 취소하고, 제11조제1항에 따른 영업정지 처분을 하거나 「지방세외수입금의 징수 등에 관한 법률」에 따라 이를 징수한다. 〈개정 2016. 2. 3.〉

④ 제1항 및 제3항의 규정에 의하여 시장 · 군수 · 구청장이 부과 · 징수한 과징금은 당해 시 · 군 · 구에 귀속된다.

⑤ 시장 · 군수 · 구청장은 과징금의 징수를 위하여 필요한 경우에는 다음 각 호의 사항을 기재한 문서로 관할 세무관서의 장에게 과세정보의 제공을 요청할 수 있다. 〈신설 2016. 2. 3.〉

1. 납세자의 인적사항
2. 사용목적
3. 과징금 부과기준이 되는 매출금액

[본조신설 2002. 8. 26.]

[시행일 : 2019.6.12.] 제11조의2제1항

제11조의3(행정제재처분효과의 승계) ① 공중위생영업자가 그 영업을 양도하거나 사망

한 때 또는 법인의 합병이 있는 때에는 종전의 영업자에 대하여 제11조제1항의 위반을 사유로 행한 행정제재처분의 효과는 그 처분기간이 만료된 날부터 1년간 양수인·상속인 또는 합병후 존속하는 법인에 승계된다.

② 공중위생영업자가 그 영업을 양도하거나 사망한 때 또는 법인의 합병이 있는 때에는 제11조제1항의 위반을 사유로 하여 종전의 영업자에 대하여 진행중인 행정제재처분 절차를 양수인·상속인 또는 합병 후 존속하는 법인에 대하여 속행할 수 있다.

[본조신설 2002. 8. 26.]

제11조의4(같은 종류의 영업 금지) ①「성매매알선 등 행위의 처벌에 관한 법률」·「아동·청소년의 성보호에 관한 법률」·「풍속영업의 규제에 관한 법률」 또는 「청소년 보호법」(이하 이 조에서 "「성매매알선 등 행위의 처벌에 관한 법률」 등"이라 한다)을 위반하여 제11조제1항의 폐쇄명령을 받은 자(법인인 경우에는 그 대표자를 포함한다. 이하 제2항에서 같다)는 그 폐쇄명령을 받은 후 2년이 경과하지 아니한 때에는 같은 종류의 영업을 할 수 없다. 〈개정 2017. 12. 12.〉

②「성매매알선 등 행위의 처벌에 관한 법률」 등 외의 법률을 위반하여 제11조제1항의 폐쇄명령을 받은 자는 그 폐쇄명령을 받은 후 1년이 경과하지 아니한 때에는 같은 종류의 영업을 할 수 없다.

③「성매매알선 등 행위의 처범에 관한 법률」 등의 위반으로 제11조제1항에 따른 폐쇄명령이 있은 후 1년이 경과하지 아니한 때에는 누구든지 그 폐쇄명령이 이루어진 영업장소에서 같은 종류의 영업을 할 수 없다.

④「성매매알선 등 행위의 처벌에 관한 법률」 등 외의 법률의 위반으로 제11조제1항에 따른 폐쇄명령이 있은 후 6개월이 경과하지 아니한 때에는 누구든지 그 폐쇄명령이 이루어진 영업장소에서 같은 종류의 영업을 할 수 없다.

[본조신설 2007. 5. 25.]

제11조의4(같은 종류의 영업 금지) ① 제5조,「성매매알선 등 행위의 처벌에 관한 법률」·「아동·청소년의 성보호에 관한 법률」·「풍속영업의 규제에 관한 법률」 또는 「청소년 보호법」(이하 이 조에서 "「성매매알선 등 행위의 처벌에 관한 법률」 등"이라 한다)을 위반하여 제11조제1항의 폐쇄명령을 받은 자(법인인 경우에는 그 대표자를 포

함한다. 이하 제2항에서 같다)는 그 폐쇄명령을 받은 후 2년이 경과하지 아니한 때에는 같은 종류의 영업을 할 수 없다. 〈개정 2018. 12. 11.〉

② 「성매매알선 등 행위의 처벌에 관한 법률」 등 외의 법률을 위반하여 제11조제1항의 폐쇄명령을 받은 자는 그 폐쇄명령을 받은 후 1년이 경과하지 아니한 때에는 같은 종류의 영업을 할 수 없다.

③ 「성매매알선 등 행위의 처벌에 관한 법률」 등의 위반으로 제11조제1항에 따른 폐쇄명령이 있은 후 1년이 경과하지 아니한 때에는 누구든지 그 폐쇄명령이 이루어진 영업장소에서 같은 종류의 영업을 할 수 없다.

④ 「성매매알선 등 행위의 처벌에 관한 법률」 등 외의 법률의 위반으로 제11조제1항에 따른 폐쇄명령이 있은 후 6개월이 경과하지 아니한 때에는 누구든지 그 폐쇄명령이 이루어진 영업장소에서 같은 종류의 영업을 할 수 없다.

[본조신설 2007. 5. 25.]

[시행일 : 2019. 6. 12.] 제11조의4제1항

제11조의5(이용업소표시등의 사용제한) 누구든지 시·군·구에 이용업 신고를 하지 아니하고 이용업소표시등을 설치할 수 없다.

[본조신설 2008. 3. 28]

제11조의6(위반사실 공표) 시장·군수·구청장은 제7조, 제11조 또는 제11조의2에 따라 행정처분이 확정된 공중위생영업자에 대한 처분 내용, 해당 영업소의 명칭 등 처분과 관련한 영업 정보를 대통령령으로 정하는 바에 따라 공표하여야 한다.

[본조신설 2016. 2. 3.]

제12조(청문) 보건복지부장관 또는 시장·군수·구청장은 다음 각 호의 어느 하나에 해당하는 처분을 하려면 청문을 하여야 한다.

1. 제3조제3항에 따른 신고사항의 직권 말소
2. 제7조에 따른 이용사와 미용사의 면허취소 또는 면허정지
3. 제7조의2에 따른 위생사의 면허취소
4. 제11조에 따른 영업정지명령, 일부 시설의 사용중지명령 또는 영업소 폐쇄명령

[전문개정 2016. 2. 3.]

제13조(위생서비스수준의 평가) ① 시·도지사는 공중위생영업소(관광숙박업의 경우를 제외한다. 이하 이 조에서 같다)의 위생관리수준을 향상시키기 위하여 위생서비스평가계획(이하 "평가계획"이라 한다)을 수립하여 시장·군수·구청장에게 통보하여야 한다. 〈개정 2005. 3. 31.〉

② 시장·군수·구청장은 평가계획에 따라 관할지역별 세부평가계획을 수립한 후 공중위생영업소의 위생서비스수준을 평가(이하 "위생서비스평가"라 한다)하여야 한다. 〈개정 2005. 3. 31.〉

③ 시장·군수·구청장은 위생서비스평가의 전문성을 높이기 위하여 필요하다고 인정하는 경우에는 관련 전문기관 및 단체로 하여금 위생서비스평가를 실시하게 할 수 있다. 〈개정 2005. 3. 31.〉

④ 제1항 내지 제3항의 규정에 의한 위생서비스평가의 주기·방법, 위생관리등급의 기준 기타 평가에 관하여 필요한 사항은 보건복지부령으로 정한다. 〈개정 2010. 1. 18.〉

제14조(위생관리등급 공표등) ① 시장·군수·구청장은 보건복지부령이 정하는 바에 의하여 위생서비스평가의 결과에 따른 위생관리등급을 해당공중위생영업자에게 통보하고 이를 공표하여야 한다. 〈개정 2010. 1. 18.〉

② 공중위생영업자는 제1항의 규정에 의하여 시장·군수·구청장으로부터 통보받은 위생관리등급의 표지를 영업소의 명칭과 함께 영업소의 출입구에 부착할 수 있다. 〈개정 2005. 3. 31.〉

③ 시·도지사 또는 시장·군수·구청장은 위생서비스평가의 결과 위생서비스의 수준이 우수하다고 인정되는 영업소에 대하여 포상을 실시할 수 있다. 〈개정 2005. 3. 31.〉

④ 시·도지사 또는 시장·군수·구청장은 위생서비스평가의 결과에 따른 위생관리등급별로 영업소에 대한 위생감시를 실시하여야 한다. 이 경우 영업소에 대한 출입·검사와 위생감시의 실시주기 및 횟수등 위생관리등급별 위생감시기준은 보건복지부령으로 정한다. 〈개정 2010. 1. 18.〉

제15조(공중위생감시원) ① 제3조, 제3조의2, 제4조 또는 제8조 내지 제11조의 규정에 의한 관계공무원의 업무를 행하게 하기 위하여 특별시·광역시·도 및 시·군·구(자치구에 한한다)에 공중위생감시원을 둔다. 〈개정 2015. 12. 22.〉

② 제1항의 규정에 의한 공중위생감시원의 자격·임명·업무범위 기타 필요한 사항은 대통령령으로 정한다.

제15조의2(명예공중위생감시원) ① 시·도지사는 공중위생의 관리를 위한 지도·계몽 등을 행하게 하기 위하여 명예공중위생감시원을 둘 수 있다. 〈개정 2005. 3. 31.〉

② 제1항의 규정에 의한 명예공중위생감시원의 자격 및 위촉방법, 업무범위 등에 관하여 필요한 사항은 대통령령으로 정한다.

[본조신설 2002.8.26]

제16조(공중위생 영업자단체의 설립) 공중위생영업자는 공중위생과 국민보건의 향상을 기하고 그 영업의 건전한 발전을 도모하기 위하여 영업의 종류별로 전국적인 조직을 가지는 영업자단체를 설립할 수 있다.

제17조(위생교육) ① 공중위생영업자는 매년 위생교육을 받아야 한다. 〈개정 2004. 1. 29.〉

② 제3조제1항 전단의 규정에 의하여 신고를 하고자 하는 자는 미리 위생교육을 받아야 한다. 다만, 보건복지부령으로 정하는 부득이한 사유로 미리 교육을 받을 수 없는 경우에는 영업개시 후 6개월 이내에 위생교육을 받을 수 있다. 〈개정 2016. 2. 3.〉

③ 제1항 및 제2항의 규정에 따른 위생교육을 받아야 하는 자 중 영업에 직접 종사하지 아니하거나 2 이상의 장소에서 영업을 하는 자는 종업원 중 영업장별로 공중위생에 관한 책임자를 지정하고 그 책임자로 하여금 위생교육을 받게 하여야 한다. 〈신설 2008. 3. 28.〉

④ 제1항부터 제3항까지의 규정에 따른 위생교육은 보건복지부장관이 허가한 단체 또는 제16조에 따른 단체가 실시할 수 있다. 〈개정 2010. 1. 18.〉

⑤ 제1항부터 제4항까지의 규정에 따른 위생교육의 방법·절차 등에 관하여 필요한 사항은 보건복지부령으로 정한다. 〈신설 2010. 1. 18.〉

제18조(위임 및 위탁) ① 보건복지부장관은 이 법에 의한 권한의 일부를 대통령령이 정하는 바에 의하여 시ㆍ도지사 또는 시장ㆍ군수ㆍ구청장에게 위임할 수 있다. 〈개정 2010. 1. 18.〉

② 보건복지부장관은 대통령령이 정하는 바에 의하여 관계 전문기관에 그 업무의 일부를 위탁할 수 있다. 〈신설 2018. 12. 11.〉

[제목개정 2000. 1. 12.]

제19조(국고보조) 국가 또는 지방자치단체는 제13조제3항의 규정에 의하여 위생서비스평가를 실시하는 자에 대하여 예산의 범위안에서 위생서비스평가에 소요되는 경비의 전부 또는 일부를 보조할 수 있다.

제19조의2(수수료) 제6조의 규정에 의하여 이용사 또는 미용사 면허를 받고자 하는 자는 대통령령이 정하는 바에 따라 수수료를 납부하여야 한다.

[본조신설 2005. 3. 31.]

제19조의3(같은 명칭의 사용금지) 위생사가 아니면 위생사라는 명칭을 사용하지 못한다.

[본조신설 2016.2.3.]

제19조의4(벌칙 적용에서 공무원 의제) 제18조제2항에 따라 위탁받은 업무에 종사하는 관계 전문기관의 임직원은 「형법」 제129조부터 제132조까지의 규정을 적용할 때에는 공무원으로 본다.

[본조신설 2018. 12. 11.]

제20조(벌칙) ① 다음 각호의 1에 해당하는 자는 1년 이하의 징역 또는 1천만원 이하의 벌금에 처한다. 〈개정 2002. 8. 26.〉

1. 제3조제1항 전단의 규정에 의한 신고를 하지 아니한 자
2. 제11조제1항의 규정에 의한 영업정지명령 또는 일부 시설의 사용중지명령을 받고도 그 기간중에 영업을 하거나 그 시설을 사용한 자 또는 영업소 폐쇄명령을 받고도 계속하여 영업을 한 자

② 다음 각호의 1에 해당하는 자는 6월 이하의 징역 또는 500만원 이하의 벌금에 처한다. 〈개정 2002. 8. 26.〉

1. 제3조제1항 후단의 규정에 의한 변경신고를 하지 아니한 자
2. 제3조의2제1항의 규정에 의하여 공중위생영업자의 지위를 승계한 자로서 동조 제4항의 규정에 의한 신고를 하지 아니한 자
3. 제4조제7항의 규정에 위반하여 건전한 영업질서를 위하여 공중위생영업자가 준수하여야 할 사항을 준수하지 아니한 자

③ 다음 각 호의 어느 하나에 해당하는 사람은 300만원 이하의 벌금에 처한다. 〈개정 2015. 12. 22.〉

1. 제7조제1항에 따른 면허의 취소 또는 정지 중에 이용업 또는 미용업을 한 사람
2. 제8조제1항을 위반하여 면허를 받지 아니하고 이용업 또는 미용업을 개설하거나 그 업무에 종사한 사람

제21조(양벌규정) 법인의 대표자나 법인 또는 개인의 대리인, 사용인, 그 밖의 종업원이 그 법인 또는 개인의 업무에 관하여 제20조의 위반행위를 하면 그 행위자를 벌하는 외에 그 법인 또는 개인에게도 해당 조문의 벌금형을 과(科)한다. 다만, 법인 또는 개인이 그 위반행위를 방지하기 위하여 해당 업무에 관하여 상당한 주의와 감독을 게을리하지 아니한 경우에는 그러하지 아니하다.

[전문개정 2011. 3. 30.]

제22조(과태료) ① 다음 각호의 1에 해당하는 자는 300만원 이하의 과태료에 처한다. 〈개정 2008. 3. 28.〉

1. 삭제 〈2016. 2. 3.〉

1의2. 제4조제2항의 규정을 위반하여 목욕장의 수질기준 또는 위생기준을 준수하지 아니한 자로서 제10조의 규정에 의한 개선명령에 따르지 아니한 자

2. 제4조제7항의 규정에 위반하여 숙박업소의 시설 및 설비를 위생적이고 안전하게 관리하지 아니한 자
3. 제4조제7항의 규정에 위반하여 목욕장업소의 시설 및 설비를 위생적이고 안전하게 관리하지 아니한 자

4. 제9조의 규정에 의한 보고를 하지 아니하거나 관계공무원의 출입·검사 기타 조치를 거부·방해 또는 기피한 자
5. 제10조의 규정에 의한 개선명령에 위반한 자
6. 제11조의5를 위반하여 이용업소표시등을 설치한 자

② 다음 각호의 1에 해당하는 자는 200만원 이하의 과태료에 처한다. 〈개정 2016. 2. 3.〉

1. 제4조제3항 각호 및 제7항의 규정에 위반하여 이용업소의 위생관리 의무를 지키지 아니한 자
2. 제4조제4항 각호 및 제7항의 규정에 위반하여 미용업소의 위생관리 의무를 지키지 아니한 자
3. 제4조제5항 및 제7항의 규정에 위반하여 세탁업소의 위생관리 의무를 지키지 아니한 자
4. 제4조제6항 및 제7항의 규정에 위반하여 건물위생관리업소의 위생관리 의무를 지키지 아니한 자
5. 제8조제2항의 규정에 위반하여 영업소외의 장소에서 이용 또는 미용업무를 행한 자
6. 제17조제1항의 규정에 위반하여 위생교육을 받지 아니한 자

③ 제19조의3을 위반하여 위생사의 명칭을 사용한 자에게는 100만원 이하의 과태료를 부과한다. 〈신설 2016. 2. 3.〉

④ 제1항부터 제3항까지의 규정에 따른 과태료는 대통령령으로 정하는 바에 따라 보건복지부장관 또는 시장·군수·구청장이 부과·징수한다. 〈신설 2016. 2. 3.〉

제23조삭제 〈2016. 2. 3.〉

부칙 〈제16237호, 2019. 1. 15.〉

제1조(시행일) 이 법은 공포 후 3개월이 경과한 날부터 시행한다.

제2조(과징금 부과에 관한 경과조치) 이 법 시행 전의 위반행위에 대한 과징금 부과에 관해서는 종전의 규정에 따른다.

공중위생관리법 시행령

[시행 2019. 1. 1] [대통령령 제29421호, 2018. 12. 24, 타법개정]

제1조(목적) 이 영은 「공중위생관리법」에서 위임된 사항과 그 시행에 관하여 필요한 사항을 규정함을 목적으로 한다. 〈개정 2005. 11. 1.〉

제2조(적용제외 대상) ① 「공중위생관리법」(이하 "법"이라 한다) 제2조제1항제2호 단서의 규정에 의하여 숙박업에서 제외되는 시설은 다음 각호와 같다. 〈개정 2016. 3. 22.〉

1. 「농어촌정비법」에 따른 농어촌민박사업용 시설
2. 「산림문화ㆍ휴양에 관한 법률」에 따라 자연휴양림 안에 설치된 시설
3. 「청소년활동진흥법」 제10조제1호에 의한 청소년 수련시설
4. 「관광진흥법」 제4조에 따라 등록한 외국인관광 도시민박업용 시설

② 법 제2조제1항제3호 단서의 규정에 의하여 목욕장업에서 제외되는 시설은 다음 각호와 같다. 〈개정 2005. 11. 1.〉

1. 숙박업 영업소에 부설된 욕실
2. 「체육시설의 설치ㆍ이용에 관한 법률」에 의한 종합체육시설업의 체온 관리실
3. 제1항 각호의 1에 해당하는 시설에 부설된 욕실

제3조삭제 〈2016. 8. 2.〉

제4조(숙박업 및 미용업의 세분) 법 제2조제2항에 따라 숙박업 및 미용업을 다음과 같이 세분한다. 〈개정 2014. 10. 15.〉

1. 숙박업
   가. 숙박업(일반): 손님이 잠을 자고 머물 수 있도록 시설(취사시설은 제외한다) 및 설비 등의 서비스를 제공하는 영업
   나. 숙박업(생활): 손님이 잠을 자고 머물 수 있도록 시설(취사시설을 포함한다)

및 설비 등의 서비스를 제공하는 영업

2. 미용업

가. 미용업(일반): 파마·머리카락자르기·머리카락모양내기·머리피부손질·머리카락염색·머리감기, 의료기기나 의약품을 사용하지 아니하는 눈썹손질을 하는 영업

나. 미용업(피부): 의료기기나 의약품을 사용하지 아니하는 피부상태분석·피부관리·제모(除毛)·눈썹손질을 하는 영업

다. 미용업(손톱·발톱): 손톱과 발톱을 손질·화장(化粧)하는 영업

라. 미용업(화장·분장): 얼굴 등 신체의 화장, 분장 및 의료기기나 의약품을 사용하지 아니하는 눈썹손질을 하는 영업

마. 미용업(종합): 가목부터 라목까지의 업무를 모두 하는 영업

[전문개정 2012. 1. 10.]

제5조 삭제 〈2003.4.4〉

제6조(마약외의 약물 중독자)법 제6조제2항제4호에서 "기타 대통령령으로 정하는 약물중독자"라 함은 대마 또는 향정신성의약품의 중독자를 말한다.

제6조의2(위생사 국가시험의 시험방법 등) ① 보건복지부장관은 법 제6조의2제1항에 따른 위생사 국가시험(이하 "위생사 국가시험"이라 한다)을 실시하려는 경우에는 시험일시, 시험장소 및 시험과목 등 위생사 국가시험 시행계획을 시험실시 90일 전까지 공고하여야 한다. 다만, 시험장소의 경우에는 시험실시 30일 전까지 공고할 수 있다.

② 위생사 국가시험은 다음 각 호의 구분에 따라 필기시험과 실기시험으로 실시한다.

1. 필기시험: 다음 각 목의 시험과목에 대한 검정(檢定)

가. 공중보건학

나. 환경위생학

나. 식품위생학

라. 위생곤충학

마. 위생 관계 법령(「공중위생관리법」, 「식품위생법」, 「감염병의 예방 및 관리에 관한 법률」, 「먹는물관리법」, 「폐기물관리법」 및 「하수도법」과 그 하위법령)

2. 실기시험: 위생사 업무 수행에 필요한 지식 및 기술 등의 실기 방법에 따른 검정

③ 위생사 국가시험의 합격자 결정기준은 다음 각 호의 구분에 따른다.

1. 필기시험: 각 과목 총점의 40퍼센트 이상, 전 과목 총점의 60퍼센트 이상 득점한 사람
2. 실기시험: 실기시험 총점의 60퍼센트 이상 득점한 사람

④ 보건복지부장관은 위생사 국가시험을 실시할 때마다 시험과목에 대한 전문지식 또는 위생사 업무에 대한 풍부한 경험을 갖춘 사람 중에서 시험위원을 임명하거나 위촉한다. 이 경우 해당 시험위원에 대해서는 예산의 범위에서 수당과 여비를 지급할 수 있다.

⑤ 보건복지부장관은 법 제6조의2제3항에 따라 위생사 국가시험의 실시에 관한 업무를 「한국보건의료인국가시험원법」에 따른 한국보건의료인국가시험원에 위탁한다.

⑥ 법 제6조의2제4항에서 "대통령령으로 정하는 부정행위"란 다음 각 호의 어느 하나에 해당하는 행위를 말한다.

1. 대리시험을 의뢰하거나 대리로 시험에 응시하는 행위
2. 다른 수험생의 답안지를 보거나 본인의 답안지를 보여 주는 행위
3. 정보통신기기나 그 밖의 신호 등을 이용하여 해당 시험내용에 관하여 다른 사람과 의사소통하는 행위
4. 부정한 자료를 가지고 있거나 이용하는 행위
5. 그 밖의 부정한 수단으로 본인 또는 다른 사람의 시험 결과에 영향을 미치는 행위로서 보건복지부령으로 정하는 행위

⑦ 제1항부터 제6항까지에서 규정한 사항 외에 위생사 국가시험의 실시절차, 실시방법, 실시비용 및 업무위탁 등에 필요한 사항은 보건복지부장관이 정하여 고시한다.
[본조신설 2016. 8. 2.]

제6조의3(위생사의 업무) 법 제8조의2제6호에서 "대통령령으로 정하는 업무"란 다음 각 호의 업무를 말한다.

1. 소독업무

2. 보건관리업무

[본조신설 2016. 8. 2.]

제7조 삭제 〈2003.4.4〉

제7조의2(과징금을 부과할 위반행위의 종별과 과징금의 금액) ① 법 제11조의2제2항의 규정에 따라 부과하는 과징금의 금액은 위반행위의 종별·정도 등을 감안하여 보건복지부령이 정하는 영업정지기간에 별표 1의 과징금 산정기준을 적용하여 산정한다. 〈개정 2010. 3. 15.〉

② 시장·군수·구청장(자치구의 구청장을 말한다. 이하 같다)은 공중위생영업자의 사업규모·위반행위의 정도 및 횟수 등을 참작하여 제1항의 규정에 의한 과징금의 금액의 2분의 1의 범위안에서 이를 가중 또는 감경할 수 있다. 이 경우 가중하는 때에도 과징금의 총액이 3천만원을 초과할 수 없다.

[본조신설 2003. 4. 4.]

제7조의3(과징금의 부과 및 납부) ① 시장·군수·구청장은 법 제11조의2의 규정에 따라 과징금을 부과하고자 할 때에는 그 위반행위의 종별과 해당 과징금의 금액 등을 명시하여 이를 납부할 것을 서면으로 통지하여야 한다.

② 제1항의 규정에 따라 통지를 받은 자는 통지를 받은 날부터 20일 이내에 과징금을 시장·군수·구청장이 정하는 수납기관에 납부하여야 한다. 다만, 천재·지변 그 밖에 부득이한 사유로 인하여 그 기간내에 과징금을 납부할 수 없는 때에는 그 사유가 없어진 날부터 7일 이내에 납부하여야 한다.

③ 제2항의 규정에 따라 과징금의 납부를 받은 수납기관은 영수증을 납부자에게 교부하여야 한다.

④ 과징금의 수납기관은 제2항의 규정에 따라 과징금을 수납한 때에는 지체없이 그 사실을 시장·군수·구청장에게 통보하여야 한다.

⑤ 과징금은 이를 분할하여 납부할 수 없다.

⑥ 과징금의 징수절차는 보건복지부령으로 정한다. 〈개정 2010. 3. 15.〉

[본조신설 2003. 4. 4.]

제7조의4(과징금 부과처분 취소 대상자) 법 제11조의2제3항에 따라 과징금 부과처분을 취소하고 영업정지 처분을 하거나 「지방세외수입금의 징수 등에 관한 법률」에 따라 과징금을 징수하여야 하는 대상자는 과징금을 기한 내에 납부하지 아니한 자로서 1회의 독촉을 받고 그 독촉을 받은 날부터 15일 이내에 과징금을 납부하지 아니한 자로 한다.

[본조신설 2016. 8. 2.]

제7조의5(위반사실의 공표) ① 법 제11조의6에 따른 공표 사항은 다음 각 호와 같다.

1. 「공중위생관리법」 위반사실의 공표라는 내용의 표제
2. 공중위생영업의 종류
3. 영업소의 명칭 및 소재지와 대표자 성명
4. 위반 내용(위반행위의 구체적 내용과 근거 법령을 포함한다)
5. 행정처분의 내용, 처분일 및 처분기간
6. 그 밖에 보건복지부장관이 특히 공표할 필요가 있다고 인정하는 사항

② 시장ㆍ군수ㆍ구청장은 법 제11조의6에 따라 공표하는 경우에는 해당 시ㆍ군ㆍ구(자치구를 말한다)의 인터넷 홈페이지와 공중위생영업자의 인터넷 홈페이지(인터넷 홈페이지가 있는 경우만 해당한다)에 각각 게시하여야 한다.

③ 제2항에 따른 공표의 절차 및 방법 등에 필요한 세부사항은 보건복지부장관이 정하여 고시한다.

[본조신설 2016. 8. 2.]

제8조(공중위생감시원의 자격 및 임명) ① 법 제15조에 따라 특별시장ㆍ광역시장ㆍ도지사(이하 "시ㆍ도지사"라 한다) 또는 시장ㆍ군수ㆍ구청장은 다음 각 호의 어느 하나에 해당하는 소속 공무원 중에서 공중위생감시원을 임명한다. 〈개정 2018. 9. 28.〉

1. 위생사 또는 환경기사 2급 이상의 자격증이 있는 사람
2. 「고등교육법」에 따른 대학에서 화학ㆍ화공학ㆍ환경공학 또는 위생학 분야를 전공하고 졸업한 사람 또는 법령에 따라 이와 같은 수준 이상의 학력이 있다고 인정되는 사람
3. 외국에서 위생사 또는 환경기사의 면허를 받은 사람

4. 1년 이상 공중위생 행정에 종사한 경력이 있는 사람

② 시 · 도지사 또는 시장 · 군수 · 구청장은 제1항 각 호의 어느 하나에 해당하는 사람만으로는 공중위생감시원의 인력확보가 곤란하다고 인정되는 때에는 공중위생 행정에 종사하는 사람 중 공중위생 감시에 관한 교육훈련을 2주 이상 받은 사람을 공중위생 행정에 종사하는 기간 동안 공중위생감시원으로 임명할 수 있다. 〈개정 2018. 9. 28.〉

제9조(공중위생감시원의 업무범위) 법 제15조에 따른 공중위생감시원의 업무는 다음 각호와 같다. 〈개정 2016. 8. 2.〉

1. 법 제3조제1항의 규정에 의한 시설 및 설비의 확인
2. 법 제4조의 규정에 의한 공중위생영업 관련 시설 및 설비의 위생상태 확인 · 검사, 공중위생영업자의 위생관리의무 및 영업자준수사항 이행여부의 확인
3. 삭제 〈2016. 8. 2.〉
4. 법 제10조의 규정에 의한 위생지도 및 개선명령 이행여부의 확인
5. 법 제11조의 규정에 의한 공중위생영업소의 영업의 정지, 일부 시설의 사용중지 또는 영업소 폐쇄명령 이행여부의 확인
6. 법 제17조의 규정에 의한 위생교육 이행여부의 확인

[전문개정 2003. 4. 4.]

제9조의2(명예공중위생감시원의 자격 등) ① 법 제15조의2제1항의 규정에 의한 명예공중위생감시원(이하 "명예감시원"이라 한다)은 시 · 도지사가 다음 각호의 1에 해당하는 자중에서 위촉한다. 〈개정 2005. 11. 1.〉

1. 공중위생에 대한 지식과 관심이 있는 자
2. 소비자단체, 공중위생관련 협회 또는 단체의 소속직원중에서 당해 단체 등의 장이 추천하는 자

② 명예감시원의 업무는 다음 각호와 같다. 〈개정 2005. 11. 1.〉

1. 공중위생감시원이 행하는 검사대상물의 수거 지원
2. 법령 위반행위에 대한 신고 및 자료 제공
3. 그 밖에 공중위생에 관한 홍보 · 계몽 등 공중위생관리업무와 관련하여 시 · 도

지사가 따로 정하여 부여하는 업무

③ 시ㆍ도지사는 명예감시원의 활동지원을 위하여 예산의 범위안에서 시ㆍ도지사가 정하는 바에 따라 수당 등을 지급할 수 있다. 〈개정 2005. 11. 1.〉

④ 명예감시원의 운영에 관하여 필요한 사항은 시ㆍ도지사가 정한다. 〈개정 2005. 11. 1.〉

[본조신설 2003. 4. 4.]

제10조(세탁물관리 사고로 인한 분쟁의 조정) 법 제16조의 규정에 의하여 설립된 세탁업자단체는 그 정관이 정하는 바에 의하여 세탁업자와 소비자간의 분쟁 조정을 위하여 노력하여야 한다.

제10조의2(수수료) 법 제19조의2의 규정에 따른 수수료는 지방자치단체의 수입증지 또는 정보통신망을 이용한 전자화폐ㆍ전자결제 등의 방법으로 시장ㆍ군수ㆍ구청장에게 납부하여야 하며, 그 금액은 다음 각 호와 같다. 〈개정 2011. 4. 22.〉

1. 이용사 또는 미용사 면허를 신규로 신청하는 경우 : 5천500원
2. 이용사 또는 미용사 면허증을 재교부 받고자 하는 경우 : 3천원

[본조신설 2005. 11. 1.]

제10조의3(민감정보 및 고유식별정보의 처리) ① 보건복지부장관(법 제6조의2제3항에 따라 보건복지부장관의 업무를 위탁받은 자를 포함한다)은 다음 각 호의 사무를 수행하기 위하여 불가피한 경우 「개인정보 보호법」 제23조에 따른 건강에 관한 정보, 같은 법 시행령 제19조제1호 또는 제4호에 따른 주민등록번호 또는 외국인등록번호가 포함된 자료를 처리할 수 있다. 〈신설 2016. 8. 2.〉

1. 법 제6조의2에 따른 위생사 면허 및 위생사 국가시험에 관한 사무
2. 법 제7조의2에 따른 위생사 면허의 취소 및 면허 재부여에 관한 사무
3. 법 제12조제3호에 따른 청문에 관한 사무

② 시ㆍ도지사 또는 시장ㆍ군수ㆍ구청장(시ㆍ도지사는 제5호의 사무만 해당하며, 해당 권한이 위임ㆍ위탁된 경우에는 그 권한을 위임ㆍ위탁받은 자를 포함한다)은 다음 각 호의 사무를 수행하기 위하여 불가피한 경우 「개인정보 보호법」 제23조에 따

른 건강에 관한 정보, 같은 법 시행령 제19조제1호 또는 제4호에 따른 주민등록번호 또는 외국인등록번호가 포함된 자료를 처리할 수 있다. 〈개정 2016. 8. 2.〉

1. 법 제3조에 따른 공중위생영업의 신고ㆍ변경신고 및 폐업신고에 관한 사무
2. 법 제3조의2에 따른 공중위생영업자의 지위승계 신고에 관한 사무
3. 법 제6조에 따른 이용사 및 미용사 면허신청 및 면허증 발급에 관한 사무
4. 법 제7조에 따른 이용사 및 미용사의 면허취소 등에 관한 사무
5. 법 제10조에 따른 위생지도 및 개선명령에 관한 사무
6. 법 제11조에 따른 공중위생업소의 폐쇄 등에 관한 사무
7. 법 제11조의2에 따른 과징금의 부과ㆍ징수에 관한 사무
8. 법 제12조제1호ㆍ제2호 및 제4호에 따른 청문에 관한 사무

[본조신설 2012. 1. 6.]

제10조의4 삭제 〈2018. 12. 24.〉

제11조(과태료의 부과)법 제22조에 따른 과태료의 부과기준은 별표 2와 같다.

[전문개정 2008. 6. 30]

부칙 〈제29421호, 2018. 12. 24.〉

(규제 재검토기한 설정 등을 위한 57개 법령의 일부개정에 관한 대통령령)

이 영은 2019년 1월 1일부터 시행한다.

【별표 1】〈개정 2016. 8. 2.〉

과징금의 산정기준(제7조의2제1항 관련)

1. 일반기준

가. 영업정지 1개월은 30일을 기준으로 한다.

나. 위반행위의 종별에 따른 과징금의 금액은 영업정지 기간에 다목에 따라 산정한 영업정지 1일당 과징금의 금액을 곱하여 얻은 금액으로 한다. 다만, 과징금 산정금액이 3천만원을 넘는 경우에는 3천만원으로 한다.

다. 1일당 과징금의 금액은 위반행위를 한 공중위생영업자의 연간 총매출액을 기준으로 산출한다.

라. 연간 총매출액은 처분일이 속한 연도의 전년도의 1년간 총매출액을 기준으로 한다. 다만, 신규사업ㆍ휴업 등에 따라 1년간 총매출액을 산출할 수 없거나 1년간 매출액을 기준으로 하는 것이 현저히 불합리하다고 인정되는 경우에는 분기별ㆍ월별 또는 일별 매출액을 기준으로 연간 총매출액을 환산하여 산출한다.

2. 과징금 기준

등급	연간 총 매출액(단위 : 백만원)	영업정지 1일당 과징금 금액(단위 원)
1	100 이하	9,400
2	100 초과 ~200 이하	41,000
3	200 초과 ~310 이하	52,000
4	310 초과 ~430 이하	63,000
5	430 초과 ~560 이하	74,000
6	560 초과 ~700 이하	85,000
7	700 초과 ~860 이하	96,000
8	860 초과 ~1,040 이하	105,000
9	1,040 초과 ~1,240 이하	114,000
10	1,240 초과 ~1,460 이하	123,000
11	1,460 초과 ~1,710 이하	132,000
12	1,710 초과 ~2,000 이하	141,000
13	2,000 초과 ~2,300 이하	153,000
14	2,300 초과 ~2,600 이하	174,000
15	2,600 초과 ~3,000 이하	200,000
16	3,000 초과 ~3,400 이하	228,000
17	3,400 초과 ~3,800 이하	256,000
18	3,800 초과 ~4,300 이하	288,000
19	4,300 초과 ~4,800 이하	324,000
20	4,800 초과 ~5,400 이하	363,000
21	5,400 초과 ~6,000 이하	406,000
22	6,000 초과 ~6,700 이하	452,000
23	6,700 초과 ~7,500 이하	505,000
24	7,500 초과 ~8,600 이하	573,000
25	8,600 초과 ~ 10,000 이하	662,000
26	10,000 초과 ~ 12,000 이하	783,000
27	12,000 초과 ~ 15,000 이하	961,000
28	15,000 초과 ~ 20,000 이하	1,246,000
29	20,000 초과 ~ 25,000 이하	1,602,000
30	25,000 초과 ~ 30,000 이하	1,959,000
31	30,000 초과 ~ 35,000 이하	2,315,000
32	35,000 초과 ~ 40,000 이하	2,671,000
33	40,000 초과	2,849,000

【별표 2】〈개정 2016. 8. 2.〉

과태료의 부과기준(제11조 관련)

1. 일반기준

가. 보건복지부장관 또는 시장ㆍ군수ㆍ구청장은 다음의 어느 하나에 해당하는 경우에는 제2호의 개별기준에 따른 과태료 금액의 2분의 1 범위에서 그 금액을 줄일 수 있다. 다만, 과태료를 체납하고 있는 위반행위자에 대해서는 그렇지 않다.

1) 위반행위자가 「질서위반행위규제법 시행령」 제2조의2제1항 각 호의 어느 하나에 해당하는 경우

2) 위반행위가 사소한 부주의나 오류로 발생한 것으로 인정되는 경우

3) 위반의 내용ㆍ정도가 경미하다고 인정되는 경우

4) 위반행위자가 법 위반상태를 시정하거나 해소하기 위해 노력한 것이 인정되는 경우

5) 그 밖에 위반행위의 정도, 위반행위의 동기와 그 결과 등을 고려하여 과태료 금액을 줄일 필요가 있다고 인정되는 경우

나. 보건복지부장관 또는 시장ㆍ군수ㆍ구청장은 다음의 어느 하나에 해당하는 경우에는 제2호의 개별기준에 따른 과태료 금액의 2분의 1 범위에서 그 금액을 늘려 부과할 수 있다. 다만, 늘려 부과하는 경우에도 법 제22조제1항부터 제3항까지에 따른 과태료 금액의 상한을 넘을 수 없다.

1) 위반의 내용 및 정도가 중대하여 이로 인한 피해가 크다고 인정되는 경우

2) 법 위반상태의 기간이 6개월 이상인 경우

3) 그 밖에 위반행위의 정도, 위반행위의 동기와 그 결과 등을 고려하여 가중할 필요가 있다고 인정되는 경우

2. 개별기준

위반행위	근거 법조문	과태료 금액 (단위: 만원)
가. 법 제4조제2항을 위반하여 목욕장의 욕수 중 원수의 수질기준 또는 위생기준을 준수하지 않은 자로서 법 제10조에 따른 개선명령에 따르지 않은 경우	법 제22조 제1항제1호의2	100
나. 법 제4조제2항을 위반하여 목욕장의 욕수 중 욕조수의 수질기준 또는 위생기준을 준수하지 않은 자로서 법 제10조에 따른 개선명령에 따르지 않은 경우	법 제22조 제1항제1호의2	70
다. 법 제4조제3항 각 호 및 같은 조 제7항을 위반하여 이용업소의 위생관리 의무를 지키지 않은 경우	법 제22조 제2항제1호	50
라. 법 제4조제4항 각 호 및 같은 조 제7항을 위반하여 미용업소의 위생관리 의무를 지키지 않은 경우	법 제22조 제2항제2호	50
마. 법 제4조제5항 및 제7항을 위반하여 세탁업소의 위생관리 의무를 지키지 않은 경우	법 제22조 제2항제3호	30
바. 법 제4조제6항 및 제7항을 위반하여 건물위생관리업소의 위생관리 의무를 지키지 않은 경우	법 제22조 제2항제4호	30
사. 법 제4조제7항을 위반하여 숙박업소의 시설 및 설비를 위생적이고 안전하게 관리하지 않은 경우	법 제22조 제1항제2호	50
아. 법 제4조제7항을 위반하여 목욕장업소의 시설 및 설비를 위생적이고 안전하게 관리하지 않은 경우	법 제22조 제1항제3호	50
자. 법 제8조제2항을 위반하여 영업소 외의 장소에서 이용 또는 미용업무를 행한 경우	법 제22조 제2항제5호	70
차. 법 제9조에 따른 보고를 하지 않거나 관계공무원의 출입 · 검사 기타 조치를 거부 · 방해 또는 기피한 경우	법 제22조 제1항제4호	100
카. 법 제10조에 따른 개선명령에 위반한 경우	법 제22조 제1항제5호	100
타. 법 제11조의5를 위반하여 이용업소표시등을 설치한 경우	법 제22조 제1항제6호	70
파. 법 제17조제1항을 위반하여 위생교육을 받지 않은 경우	법 제22조 제2항제6호	20
하. 법 제19조의3을 위반하여 위생사의 명칭을 사용한 경우	법 제22조제3항	50

공중위생관리법 시행규칙

[시행 2019. 7. 1] [보건복지부령 제610호, 2018. 12. 31, 일부개정]

제1조(목적) 이 규칙은 「공중위생관리법」 및 같은 법 시행령에서 위임된 사항과 그 시행에 관하여 필요한 사항을 규정함을 목적으로 한다. 〈개정 2015. 1. 30.〉

제2조(시설 및 설비기준) 「공중위생관리법」(이하 "법"이라 한다) 제3조제1항에 따른 공중위생영업의 종류별 시설 및 설비기준은 별표 1과 같다. 〈개정 2015. 7. 2.〉

제3조(공중위생영업의 신고) ① 법 제3조제1항에 따라 공중위생영업의 신고를 하려는 자는 제2조에 따른 공중위생영업의 종류별 시설 및 설비기준에 적합한 시설을 갖춘 후 별지 제1호서식의 신고서(전자문서로 된 신고서를 포함한다)에 다음 각 호의 서류를 첨부하여 시장 · 군수 · 구청장(자치구의 구청장을 말한다. 이하 같다)에게 제출하여야 한다. 〈개정 2015. 7. 2.〉

1. 영업시설 및 설비개요서
2. 교육필증(법 제17조제2항에 따라 미리 교육을 받은 경우에만 해당한다)
3. 삭제 〈2012. 6. 29.〉
4. 「국유재산법 시행규칙」 제14조제3항에 따른 국유재산 사용허가서(국유철도 정거장 시설 또는 군사시설에서 영업하려는 경우에만 해당한다)
5. 철도사업자(도시철도사업자를 포함한다)와 체결한 철도시설 사용계약에 관한 서류(국유철도외의 철도 정거장 시설에서 영업하려고 하는 경우에만 해당한다)
6. 「다중이용업소의 안전관리에 관한 특별법」 제9조제5항에 따라 소방본부장 또는 소방서장이 발급하는 안전시설등 완비증명서(「다중이용업소의 안전관리에 관한 특별법 시행령」 제2조제4호에 해당하는 목욕장업을 하려는 경우에만 해당한다)

② 제1항에 따라 신고서를 제출받은 시장 · 군수 · 구청장은 「전자정부법」 제36조제1항에 따른 행정정보의 공동이용을 통하여 다음 각 호의 서류를 확인하여야 한다. 다만, 제3호 · 제3호의2 및 제4호의 경우 신고인이 확인에 동의하지 아니하는 경우에

는 그 서류를 첨부하도록 하여야 한다. 〈신설 2016. 8. 4.〉

1. 건축물대장
2. 토지이용계획확인서
3. 전기안전점검확인서(「전기사업법」 제66조의2제1항에 따른 전기안전점검을 받아야 하는 경우에만 해당한다)

3의2. 액화석유가스 사용시설 완성검사증명서(「액화석유가스의 안전관리 및 사업법」 제44조제2항에 따라 액화석유가스 사용시설의 완성검사를 받아야 하는 경우만 해당한다)

4. 면허증(이용업 · 미용업의 경우에만 해당한다)

③ 제1항에 따른 신고를 받은 시장 · 군수 · 구청장은 즉시 별지 제2호서식의 영업신고증을 교부하고, 별지 제3호서식의 신고관리대장(전자문서를 포함한다)을 작성 · 관리하여야 한다. 〈개정 2008. 6. 30.〉

④ 제1항에 따른 신고를 받은 시장 · 군수 · 구청장은 해당 영업소의 시설 및 설비에 대한 확인이 필요한 경우에는 영업신고증을 교부한 후 30일 이내에 확인하여야 한다. 〈신설 2018. 10. 5.〉

⑤ 법 제3조제1항에 따라 공중위생영업의 신고를 한 자가 제3항에 따라 교부받은 영업신고증을 잃어버렸거나 헐어 못 쓰게 되어 재교부 받으려는 경우에는 별지 제4호서식의 영업신고증 재교부신청서를 시장 · 군수 · 구청장에게 제출하여야 한다. 이 경우 영업신고증이 헐어 못쓰게 된 경우에는 못 쓰게 된 영업신고증을 첨부하여야 한다. 〈개정 2015. 7. 2.〉

[전문개정 2003. 6. 7.]

제3조의2(변경신고) ① 법 제3조제1항 후단에서 "보건복지부령이 정하는 중요사항"이란 다음 각 호의 사항을 말한다. 〈개정 2015. 7. 2.〉

1. 영업소의 명칭 또는 상호
2. 영업소의 소재지
3. 신고한 영업장 면적의 3분의 1 이상의 증감
4. 대표자의 성명 또는 생년월일
5. 「공중위생관리법 시행령」(이하 "영"이라 한다) 제4조제1호 각 목에 따른 숙박업

업종 간 변경

6. 영 제4조제2호 각 목에 따른 미용업 업종 간 변경

② 법 제3조제1항 후단에 따라 변경신고를 하려는 자는 별지 제5호서식의 영업신고사항 변경신고서(전자문서로 된 신고서를 포함한다)에 다음 각 호의 서류를 첨부하여 시장 · 군수 · 구청장에게 제출하여야 한다. 〈개정 2012. 6. 29.〉

1. 영업신고증(신고증을 분실하여 영업신고사항 변경신고서에 분실 사유를 기재하는 경우에는 첨부하지 아니한다)
2. 변경사항을 증명하는 서류

③ 제2항에 따라 변경신고서를 제출받은 시장 · 군수 · 구청장은 「전자정부법」 제36조제1항에 따른 행정정보의 공동이용을 통하여 다음 각 호의 서류를 확인하여야 한다. 다만, 제3호 · 제3호의2 및 제4호의 경우 신고인이 확인에 동의하지 아니하는 경우에는 그 서류를 첨부하도록 하여야 한다. 〈신설 2016. 8. 4.〉

1. 건축물대장
2. 토지이용계획확인서
3. 전기안전점검확인서(「전기사업법」 제66조의2제1항에 따른 전기안전점검을 받아야 하는 경우에만 해당한다)

3의2. 액화석유가스 사용시설 완성검사증명서(「액화석유가스의 안전관리 및 사업법」 제44조제2항에 따라 액화석유가스 사용시설의 완성검사를 받아야 하는 경우만 해당한다)

4. 면허증(이용업 및 미용업의 경우에만 해당한다)

④ 제2항에 따른 신고를 받은 시장 · 군수 · 구청장은 영업신고증을 고쳐 쓰거나 재교부하여야 한다. 다만, 변경신고사항이 제1항제5호 또는 제6호에 해당하는 경우에는 변경신고한 영업소의 시설 및 설비 등을 변경신고를 받은 날부터 15일 이내에 확인하여야 한다. 〈개정 2012. 12. 11.〉

[본조신설 2003. 6. 7.]

제3조의3(공중위생영업의 폐업신고) ① 법 제3조제2항 본문에 따라 폐업신고를 하려는 자는 별지 제5호의2서식의 신고서(전자문서로 된 신고서를 포함한다)를 시장 · 군수 · 구청장에게 제출하여야 한다. 〈개정 2016. 8. 4.〉

② 제1항에 따른 폐업신고를 하려는 자가 「부가가치세법」 제8조제6항에 따른 폐업신고를 같이 하려는 경우에는 제1항에 따른 폐업신고서에 「부가가치세법 시행규칙」 별지 제9호서식의 폐업신고서를 함께 제출하여야 한다. 이 경우 시장 · 군수 · 구청장은 함께 제출받은 폐업신고서를 지체 없이 관할 세무서장에게 송부(정보통신망을 이용한 송부를 포함한다. 이하 이 조에서 같다)하여야 한다. 〈신설 2015. 1. 5.〉

③ 관할 세무서장이 「부가가치세법 시행령」 제13조제5항에 따라 같은 조 제1항에 따른 폐업신고를 받아 이를 해당 시장 · 군수 · 구청장에게 송부한 경우에는 제1항에 따른 폐업신고서가 제출된 것으로 본다. 〈신설 2015. 1. 5.〉

[전문개정 2008. 6. 13.]

제3조의4(영업자의 지위승계신고) ① 법 제3조의2제4항에 따라 영업자의 지위승계신고를 하려는 자는 별지 제6호서식의 영업자지위승계신고서에 다음 각 호의 구분에 따른 서류를 첨부하여 시장 · 군수 · 구청장에게 제출하여야 한다. 〈개정 2017. 7. 28.〉

1. 영업양도의 경우 : 양도 · 양수를 증명할 수 있는 서류 사본
2. 상속의 경우 : 「가족관계의 등록 등에 관한 법률」 제15조제1항에 따른 가족관계증명서 및 상속인임을 증명할 수 있는 서류
3. 제1호 및 제2호외의 경우 : 해당 사유별로 영업자의 지위를 승계하였음을 증명할 수 있는 서류

② 삭제 〈2008. 6. 13.〉

[본조신설 2003. 6. 7.]

[제3조의3에서 이동 〈2005. 11. 1.〉]

제4조(목욕장 욕수의 수질기준 등) 법 제4조제2항의 규정에 의한 목욕장 욕수의 수질기준과 수질검사방법 등은 별표 2와 같다.

제5조(이 · 미용기구의 소독기준 및 방법) 법 제4조제3항제1호 및 제4항제2호의 규정에 의한 이용기구 및 미용기구의 소독기준 및 방법은 별표 3과 같다.

제6조(세제의 종류 등) ① 법 제4조제5항에 따른 세제의 종류는 다음 각 호와 같다.

1. 퍼클로로에칠렌(Perchloroethylene)
2. 트리클로로에탄(Thrichloroethan)
3. 불소계용제
4. 석유계 용제

② 세탁업자가 제1항에 따른 세제를 사용하는 경우 국민건강에 유해한 물질이 발생되지 아니하도록 세탁물의 건조 시 용제를 회수할 수 있는 세탁용 기계를 설치 · 사용하거나 세탁물의 건조 시 용제를 회수할 수 있는 기계 또는 설비를 세탁용 기계와 별도로 설치 · 사용하여야 한다. 다만, 세탁업자가 제1항제4호에 따른 석유계 용제를 사용하는 경우에는 처리용량의 합계가 30㎏ 이상의 세탁용 기계를 설치한 경우만 해당한다.

[전문개정 2012. 10. 31.]

제7조(공중위생영업자가 준수하여야 하는 위생관리기준 등) 법 제4조제7항의 규정에 의하여 공중위생영업자가 건전한 영업질서유지를 위하여 준수하여야 하는 위생관리기준 등은 별표 4와 같다.

제8조 삭제 〈2016. 8. 4.〉

제9조(이용사 및 미용사의 면허) ① 법 제6조제1항에 따라 이용사 또는 미용사의 면허를 받으려는 자는 별지 제7호서식의 면허 신청서(전자문서로 된 신청서를 포함한다)에 다음 각 호의 서류를 첨부하여 시장 · 군수 · 구청장에게 제출하여야 한다. 〈개정 2017. 7. 28.〉

1. 법 제6조제1항제1호 및 제2호에 해당하는 자 : 졸업증명서 또는 학위증명서 1부
2. 법 제6조제1항제3호에 해당하는 자 : 이수증명서 1부
3. 법 제6조제2항제2호 본문에 해당되지 아니함을 증명하는 최근 6개월 이내의 의사의 진단서 또는 같은 호 단서에 해당하는 경우에는 이를 증명할 수 있는 전문의의 진단서 1부
4. 법 제6조제2항제3호 및 제4호에 해당되지 아니함을 증명하는 최근 6개월 이내의 의사의 진단서 1부

5. 최근 6개월 이내에 찍은 가로 3.5센티미터 세로 4.5센티미터의 탈모 정면 상반신 사진 2매

② 제1항에 따라 신청을 받은 시장 · 군수 · 구청장은 「전자정부법」 제36조제1항에 따른 행정정보의 공동이용을 통하여 다음 각 호의 서류를 확인하여야 한다. 다만, 신청인이 확인에 동의하지 아니하는 경우에는 해당 서류를 첨부하도록 하여야 한다. 〈개정 2012. 6. 29.〉

1. 학점은행제학위증명(신청인이 법 제6조제1항제1호의2에 해당하는 사람인 경우에만 해당한다)
2. 국가기술자격취득사항확인서(신청인이 법 제6조제1항제4호에 해당하는 사람인 경우에만 해당한다)

③ 법 제6조제2항제3호에서 "보건복지부령이 정하는 자"란 「감염병의 예방 및 관리에 관한 법률」 제2조제4호에 따른 결핵(비감염성인 경우는 제외한다)환자를 말한다. 〈개정 2010. 12. 30.〉

④ 시장 · 군수 · 구청장은 제1항에 따라 이용사 또는 미용사 면허증발급신청을 받은 경우에는 그 신청내용이 법 제6조에 따른 요건에 적합하다고 인정되는 경우에는 별지 제8호서식의 면허증을 교부하고, 별지 제9호서식의 면허등록관리대장(전자문서를 포함한다)을 작성 · 관리하여야 한다. 〈개정 2008. 6. 13.〉

[전문개정 2003. 6. 7.]

제10조(면허증의 재교부 등) ① 이용사 또는 미용사는 면허증의 기재사항에 변경이 있는 때, 면허증을 잃어버린 때 또는 면허증이 헐어 못쓰게 된 때에는 면허증의 재교부를 신청할 수 있다. 〈개정 2012. 6. 29.〉

② 제1항의 규정에 의한 면허증의 재교부신청을 하고자 하는 자는 별지 제10호서식의 신청서(전자문서로 된 신청서를 포함한다)에 다음 각호의 서류(전자문서를 포함한다)를 첨부하여 시장 · 군수 · 구청장에게 제출하여야 한다. 〈개정 2017. 7. 28.〉

1. 면허증 원본(기재사항이 변경되거나 헐어 못쓰게 된 경우에 한한다)
2. 삭제 〈2007. 1. 26.〉
3. 삭제 〈2003. 6. 7.〉
4. 삭제 〈2003. 6. 7.〉

5. 최근 6개월 이내에 찍은 가로 3.5센티미터 세로 4.5센티미터의 탈모 정면 상반신 사진 2장

③ 면허증을 잃어버린 후 재교부받은 자가 그 잃어버린 면허증을 찾은 때에는 지체없이 관할 시장 · 군수 · 구청장에게 이를 반납하여야 한다. 〈개정 2015. 1. 30.〉

제11조(위생사 국가시험의 부정행위) 영 제6조의2제6항제5호에서 "보건복지부령으로 정하는 행위"란 다음 각 호의 어느 하나에 해당하는 행위를 말한다.

1. 시험 중 다른 수험자와 시험과 관련된 대화를 하는 행위
2. 답안지(실기작품을 포함한다)를 교환하는 행위
3. 시험 중 시험문제 내용과 관련된 물건을 휴대하여 사용하거나 이를 주고받는 행위
4. 시험장 내외의 자로부터 도움을 받고 답안지(실기작품을 포함한다)를 작성하는 행위
5. 미리 시험문제를 알고 시험을 치른 행위
6. 다른 수험자와 성명 또는 수험번호를 바꾸어 제출하는 행위

[본조신설 2016. 8. 4.]

제11조의2(위생사 면허증의 발급) ① 법 제6조의2제6항에 따라 위생사 면허를 받으려는 사람은 별지 제10호의2서식의 위생사 면허증 발급신청서(전자문서로 된 신청서를 포함한다)에 다음 각 호의 서류(전자문서를 포함한다)를 첨부하여 보건복지부장관에게 제출하여야 한다. 〈개정 2017. 7. 28.〉

1. 다음 각 목의 구분에 따른 서류
   가. 법 제6조의2제1항제1호에 해당하는 사람: 보건 또는 위생에 관한 이수증명서
   나. 법 제6조의2제1항제2호에 해당하는 사람: 보건 또는 위생에 관한 학위증명서 또는 졸업증명서
   다. 법 제6조의2제1항제3호에 해당하는 사람: 외국의 위생사 면허증 또는 자격증 사본
   라. 법률 제13983호 공중위생관리법 일부개정법률 부칙 제5조에 따라 위생사 국가시험에 응시하여 합격한 사람: 위생업무에 종사한 경력증명서

2. 법 제6조의2제7항제1호 본문에 해당하지 아니함을 증명하는 의사의 진단서 또는 같은 호 단서에 해당한다는 사실을 증명할 수 있는 전문의의 진단서
3. 법 제6조의2제7항제2호에 해당하지 아니함을 증명하는 의사의 진단서
4. 최근 6개월 이내에 찍은 가로 3.5센티미터 세로 4.5센티미터의 탈모 정면 상반신 사진 2장

② 보건복지부장관은 제1항에 따른 면허증의 발급 신청이 적합하다고 인정하는 경우에는 다음 각 호의 사항이 포함된 면허대장에 해당 사항을 등록하고, 별지 제10호의3서식의 위생사 면허증을 신청인에게 발급하여야 한다.
1. 면허번호 및 면허연월일
2. 성명 · 주소 및 주민등록번호
3. 위생사 국가시험 합격연월일
4. 면허취소 사유 및 취소연월일
5. 면허증 재교부 사유 및 재교부연월일
6. 그 밖에 보건복지부장관이 면허의 관리에 특히 필요하다고 인정하는 사항

[본조신설 2016. 8. 4.]

제11조의3(위생사 면허증 재발급) ① 위생사는 면허증을 잃어버리거나 못쓰게 된 경우에는 별지 제10호의4서식의 위생사 면허증 재발급 신청서(전자문서로 된 신청서를 포함한다)에 다음 각 호의 서류(전자문서를 포함한다)를 첨부하여 보건복지부장관에게 제출하여야 한다. 〈개정 2017. 7. 28.〉
1. 면허증 원본(면허증을 못쓰게 된 경우만 해당한다)
2. 분실사유서(면허증을 잃어버린 경우만 해당한다)
3. 최근 6개월 이내에 찍은 가로 3.5센티미터 세로 4.5센티미터의 탈모 정면 상반신 사진 2장

② 위생사 면허증을 잃어버린 후 재발급 받은 사람이 잃어버린 면허증을 찾은 때에는 지체없이 보건복지부장관에게 그 면허증을 반납하여야 한다.

[본조신설 2016. 8. 4.]

제11조의4(위생사 면허 등에 관한 수수료) 법 제6조의2제6항에 따른 위생사 면허에 대

한 수수료는 다음 각 호의 구분에 따른다. 이 경우 해당 수수료는 수입인지 또는 정보통신망을 이용하여 전자화폐 및 전자결제 등의 방법으로 납부한다.

1. 제11조의2에 따른 위생사 면허증 발급: 면제
2. 제11조의3 및 제12조의2에 따른 위생사 면허증 재발급 · 재부여: 2천원
3. 위생사 면허에 관한 증명: 500원. 다만, 정보통신망을 이용하여 신청하는 경우에는 해당 수수료를 면제한다.

[본조신설 2016. 8. 4.]

제12조(면허증의 반납 등) ① 법 제7조제1항의 규정에 의하여 면허가 취소되거나 면허의 정지명령을 받은 자는 지체없이 관할 시장 · 군수 · 구청장에게 면허증을 반납하여야 한다. 〈개정 2005. 11. 1.〉

② 면허의 정지명령을 받은 자가 제1항의 규정에 의하여 반납한 면허증은 그 면허정지기간 동안 관할 시장 · 군수 · 구청장이 이를 보관하여야 한다. 〈개정 2005. 11. 1.〉

제12조의2(위생사 면허의 재부여) 법 제7조의2제1항제1호에 따라 위생사 면허가 취소된 사람이 같은 조 제2항에 따라 다시 면허를 받으려는 경우에는 별지 제10호의4호서식의 위생사 면허증 재부여 신청서(전자문서로 된 신청서를 포함한다)에 다음 각 호의 서류(전자문서를 포함한다)를 첨부하여 보건복지부장관에게 제출하여야 한다. 〈개정 2017. 7. 28.〉

1. 면허취소의 원인이 된 사유가 소멸한 것을 증명하는 서류
2. 최근 6개월 이내에 찍은 가로 3.5센티미터 세로 4.5센티미터의 탈모 정면 상반신 사진 2장

[본조신설 2016. 8. 4.]

제13조(영업소 외에서의 이용 및 미용 업무) 법 제8조제2항 단서에서 "보건복지부령이 정하는 특별한 사유"란 다음 각 호의 사유를 말한다. 〈개정 2015. 1. 5.〉

1. 질병이나 그 밖의 사유로 영업소에 나올 수 없는 자에 대하여 이용 또는 미용을 하는 경우
2. 혼례나 그 밖의 의식에 참여하는 자에 대하여 그 의식 직전에 이용 또는 미용을

하는 경우

3. 「사회복지사업법」 제2조제4호에 따른 사회복지시설에서 봉사활동으로 이용 또는 미용을 하는 경우
4. 방송 등의 촬영에 참여하는 사람에 대하여 그 촬영 직전에 이용 또는 미용을 하는 경우
5. 제1호부터 제4호까지의 경우 외에 특별한 사정이 있다고 시장 · 군수 · 구청장이 인정하는 경우

[전문개정 2009. 9. 4.]

제14조(업무범위) ①법 제8조제3항에 따른 이용사의 업무범위는 이발 · 아이론 · 면도 · 머리피부손질 · 머리카락염색 및 머리감기로 한다.

② 법 제8조제3항에 따른 미용사의 업무범위는 다음 각 호와 같다. 〈개정 2016. 8. 4.〉

1. 법 제6조제1항제1호부터 제3호까지에 해당하는 자와 2007년 12월 31일 이전에 같은 항 제4호에 따라 미용사자격을 취득한 자로서 미용사면허를 받은 자: 영 제4조제2호 각 목에 따른 영업에 해당하는 모든 업무
2. 2008년 1월 1일 이후부터 2015년 4월 16일까지 법 제6조제1항제4호에 따라 미용사(일반)자격을 취득한 자로서 미용사 면허를 받은 자: 파마 · 머리카락자르기 · 머리카락모양내기 · 머리피부손질 · 머리카락염색 · 머리감기, 의료기기나 의약품을 사용하지 아니하는 눈썹손질, 얼굴의 손질 및 화장, 손톱과 발톱의 손질 및 화장
3. 2015년 4월 17일부터 2015년 12월 31일까지 법 제6조제1항제4호에 따라 미용사(일반)자격을 취득한 자로서 미용사 면허를 받은 자: 파마 · 머리카락자르기 · 머리카락모양내기 · 머리피부손질 · 머리카락염색 · 머리감기, 의료기기나 의약품을 사용하지 아니하는 눈썹손질, 얼굴의 손질 및 화장

3의2. 2016년 1월 1일 이후 법 제6조제1항제4호에 따라 미용사(일반)자격을 취득한 자로서 미용사 면허를 받은 자: 파마 · 머리카락자르기 · 머리카락모양내기 · 머리피부손질 · 머리카락염색 · 머리감기, 의료기기나 의약품을 사용하지 아니하는 눈썹손질. 다만, 2016년 5월 31일까지 미용사(일반)자격을 취득한 사람의 경우에는 얼굴의 손질 및 화장에 관한 업무를 추가로 할 수 있다.

4. 법 제6조제1항제4호에 따라 미용사(피부)자격을 취득한 자로서 미용사 면허를 받은 자: 의료기기나 의약품을 사용하지 아니하는 피부상태분석 · 피부관리 · 제모 · 눈썹손질
5. 법 제6조제1항제4호에 따라 미용사(네일)자격을 취득한 자로서 미용사 면허를 받은 자: 손톱과 발톱의 손질 및 화장
6. 법 제6조제1항제4호에 따라 미용사(메이크업)자격을 취득한 자로서 미용사 면허를 받은 자: 얼굴 등 신체의 화장 · 분장 및 의료기기나 의약품을 사용하지 아니하는 눈썹손질

③ 법 제8조제3항에 따른 이용 · 미용의 업무보조 범위는 다음 각 호와 같다. 〈신설 2018. 10. 5.〉
1. 이용 · 미용 업무를 위한 사전 준비에 관한 사항
2. 이용 · 미용 업무를 위한 기구 · 제품 등의 관리에 관한 사항
3. 영업소의 청결 유지 등 위생관리에 관한 사항
4. 그 밖에 머리감기 등 이용 · 미용 업무의 조력(助力)에 관한 사항

[전문개정 2007. 4. 5.]

제15조(검사의뢰) 특별시장 · 광역시장 · 도지사(이하 "시 · 도지사"라 한다) 또는 시장 · 군수 · 구청장은 법 제9조제1항에 따라 소속 공무원이 공중위생영업소 의 위생관리실태를 검사하기 위하여 검사대상물을 수거한 경우에는 별지 제11호서식의 수거증을 공중위생영업자에게 교부하고, 다음 각호의 어느 하나에 해당하는 기관에 검사를 의뢰하여야 한다. 〈개정 2016. 8. 4.〉
1. 특별시 · 광역시 · 도의 보건환경연구원
1의2. 「국가표준기본법」 제23조의 규정에 의하여 인정을 받은 시험 · 검사기관
2. 시 · 도지사 또는 시장 · 군수 · 구청장이 검사능력이 있다고 인정하는 검사기관

[전문개정 2003. 6. 7.]

제16조(공중위생영업소 출입 · 검사 등) ① 삭제 〈2011. 2. 10.〉

② 법 제9조제2항의 규정에 의한 관계공무원의 권한을 표시하는 증표는 별지 제13호서식에 의한다. 〈개정 2003. 6. 7.〉

[제목개정 2011. 2. 10.]

제17조(개선기간) ① 법 제10조에 따라 시 · 도지사 또는 시장 · 군수 · 구청장은 공중위생영업자에게 법 제3조제1항 · 법 제4조 및 법 제5조의 위반사항에 대한 개선을 명하고자 하는 때에는 위반사항의 개선에 소요되는 기간 등을 고려하여 즉시 그 개선을 명하거나 6개월의 범위에서 기간을 정하여 개선을 명하여야 한다. 〈개정 2016. 8. 4.〉

② 법 제10조에 따라 시 · 도지사 또는 시장 · 군수 · 구청장으로부터 개선명령을 받은 공중위생영업자는 천재 · 지변 기타 부득이한 사유로 인하여 제1항의 규정에 의한 개선기간 이내에 개선을 완료할 수 없는 경우에는 그 기간이 종료되기 전에 개선기간의 연장을 신청할 수 있다. 이 경우 시 · 도지사 또는 시장 · 군수 · 구청장은 6개월의 범위에서 개선기간을 연장할 수 있다. 〈개정 2016. 8. 4.〉

제18조 삭제 〈2016. 8. 4.〉

제19조(행정처분기준) 법 제7조제1항 및 제11조제1항부터 제3항까지의 규정에 따른 행정처분의 기준은 별표 7과 같다. 〈개정 2017. 7. 28.〉

제20조(위생서비스수준의 평가주기) 법 제13조제4항의 규정에 의한 공중위생영업소의 위생서비스수준 평가(이하 "위생서비스평가"라 한다. 이하 같다)는 2년마다 실시하되, 공중위생영업소의 보건 · 위생관리를 위하여 특히 필요한 경우에는 보건복지부장관이 정하여 고시하는 바에 의하여 공중위생영업의 종류 또는 제21조의 규정에 의한 위생관리등급별로 평가주기를 달리할 수 있다. 〈개정 2010. 3. 19.〉
[제목개정 2005. 11. 1.]

제21조(위생관리등급의 구분 등) ①법 제13조제4항의 규정에 의한 위생관리등급의 구분은 다음 각호와 같다.

1. 최우수업소 : 녹색등급
2. 우수업소 : 황색등급

3. 일반관리대상 업소 : 백색등급

② 제1항의 규정에 의한 위생관리등급의 판정을 위한 세부항목, 등급결정 절차와 기타 위생서비스평가에 필요한 구체적인 사항은 보건복지부장관이 정하여 고시한다. 〈개정 2010. 3. 19.〉

제22조(위생관리등급의 통보 및 공표절차 등) ① 삭제 〈2005. 11. 1.〉

② 법 제14조제1항의 규정에 의하여 시장 · 군수 · 구청장은 별지 제14호서식의 위생관리등급표를 해당 공중위생영업자에게 송부하여야 한다. 〈개정 2012. 6. 29.〉

③ 법 제14조제1 항의 규정에 의하여 시장 · 군수 · 구청장은 공중위생영업소별 위생관리등급을 당해 기관의 게시판에 게시하는 등의 방법으로 공표하여야 한다. 〈개정 2005. 11. 1.〉

제23조(위생교육) ① 법 제17조에 따른 위생교육은 3시간으로 한다. 〈개정 2011. 2. 10.〉

② 위생교육의 내용은 「공중위생관리법」 및 관련 법규, 소양교육(친절 및 청결에 관한 사항을 포함한다), 기술교육, 그 밖에 공중위생에 관하여 필요한 내용으로 한다.

③ 법 제17조제1항 및 제2항에 따른 위생교육 대상자 중 보건복지부장관이 고시하는 도서 · 벽지지역에서 영업을 하고 있거나 하려는 자에 대하여는 제7항에 따른 교육교재를 배부하여 이를 익히고 활용하도록 함으로써 교육에 갈음할 수 있다. 〈개정 2010. 3. 19.〉

④ 법 제17조제2항 단서에 따라 영업신고 전에 위생교육을 받아야 하는 자 중 다음 각 호의 어느 하나에 해당하는 자는 영업신고를 한 후 6개월 이내에 위생교육을 받을 수 있다.

1. 천재지변, 본인의 질병 · 사고, 업무상 국외출장 등의 사유로 교육을 받을 수 없는 경우
2. 교육을 실시하는 단체의 사정 등으로 미리 교육을 받기 불가능한 경우

⑤ 법 제17조제2항에 따른 위생교육을 받은 자가 위생교육을 받은 날부터 2년 이내에 위생교육을 받은 업종과 같은 업종의 영업을 하려는 경우에는 해당 영업에 대한 위생교육을 받은 것으로 본다.

⑥ 법 제17조제4항에 따른 위생교육을 실시하는 단체(이하 "위생교육 실시단체"라 한

다)는 보건복지부장관이 고시한다. 〈개정 2010. 3. 19.〉

⑦ 위생교육 실시단체는 교육교재를 편찬하여 교육대상자에게 제공하여야 한다.

⑧ 위생교육 실시단체의 장은 위생교육을 수료한 자에게 수료증을 교부하고, 교육실시 결과를 교육 후 1개월 이내에 시장 · 군수 · 구청장에게 통보하여야 하며, 수료증 교부대장 등 교육에 관한 기록을 2년 이상 보관 · 관리하여야 한다.

⑨ 제1항부터 제8항까지의 규정 외에 위생교육에 관하여 필요한 세부사항은 보건복지부장관이 정한다. 〈개정 2010. 3. 19.〉

[전문개정 2008. 6. 30.]

제23조의2(행정지원) ① 시장 · 군수 · 구청장은 위생교육 실시단체의 장의 요청이 있으면 공중위생영업의 신고 및 폐업신고 또는 영업자의 지위승계신고 수리에 따른 위생교육대상자의 명단(업종, 업소명, 대표자 성명, 업소 소재지 및 전화번호를 포함한다)을 통보하여야 한다. 〈개정 2015. 11. 3.〉

② 시 · 도지사 또는 시장 · 군수 · 구청장은 위생교육 실시단체의 장의 지원요청이 있으면 교육대상자의 소집, 교육장소의 확보 등과 관련하여 협조하여야 한다.

[본조신설 2008. 6. 30.]

제24조(과징금의 징수 절차) 영 제7조의3조에 따른 과징금의 징수절차에 관하여는 「국고금관리법 시행규칙」을 준용한다. 이 경우 납입고지서에는 이의신청의 방법 및 기간 등을 함께 적어야 한다.

[전문개정 2015. 7. 2.]

제25조(규제의 재검토) ①보건복지부장관은 다음 각 호의 사항에 대하여 다음 각 호의 기준일을 기준으로 3년마다(매 3년이 되는 해의 기준일과 같은 날 전까지를 말한다) 그 타당성을 검토하여 개선 등의 조치를 하여야 한다. 〈개정 2018. 12. 28.〉

1. 제2조 및 별표 1에 따른 공중위생영업의 종류별 시설 및 설비기준: 2014년 1월 1일
2. 제4조 및 별표 2에 따른 목욕장 욕수의 수질기준과 수질검사방법 등: 2014년 1월 1일
3. 제5조 및 별표 3에 따른 이용기구 및 미용기구의 소독기준 및 방법: 2014년 1월

1일

4. 제7조 및 별표 4에 따른 공중위생영업자가 준수하여야 하는 위생관리기준 등: 2014년 1월 1일
5. 제13조에 따른 영업소 외에서의 이용 및 미용 업무: 2014년 1월 1일
6. 제14조에 따른 업무범위: 2016년 1월 1일
7. 제19조 및 별표 7에 따른 행정처분기준: 2014년 1월 1일

② 보건복지부장관은 제23조에 따른 위생교육 시간 및 내용에 대하여 2019년 1월 1일을 기준으로 2년마다(매 2년이 되는 해의 1월 1일 전까지를 말한다) 그 타당성을 검토하여 개선 등의 조치를 해야 한다. 〈개정 2018. 12. 28.〉

[본조신설 2013. 12. 31.]

부칙 〈제610호, 2018. 12. 31.〉

이 규칙은 공포 후 6개월이 경과한 날부터 시행한다.

【별표 1】〈개정 2018. 12. 31.〉

공중위생영업의 종류별 시설 및 설비기준(제2조 관련)

Ⅰ. 일반기준

1. 공중위생영업장은 독립된 장소이거나 공중위생영업 외의 용도로 사용되는 시설 및 설비와 분리되어야 한다.
2. 제1호에도 불구하고 영 제4조제2호 각 목에 해당하는 미용업을 2개 이상 함께 하는 경우(해당 미용업자의 명의로 각각 영업신고를 하거나 공동신고를 하는 경우를 포함한다)로서 각각의 영업에 필요한 시설 및 설비기준을 모두 갖춘 때에는 미용업의 영업장소를 각각 별도로 구획하지 아니하여도 된다.

Ⅱ. 개별기준

1. 숙박업

가. 숙박업(생활)은 취사시설과 환기를 위한 시설이나 창문을 설치하여야 한다.

나. 숙박업(생활)은 객실별로 욕실 또는 샤워실을 설치하여야 한다. 다만, 「관광진흥법 시행령」 제2조제1항제2호마목에 따른 호스텔업은 욕실 또는 샤워실을 공용으로 설치할 수 있다.

2. 목욕장업

가. 욕실 · 욕조 및 샤워기를 갖춘 목욕실과 탈의실, 발한실을 각각 설치하여야 한다. 다만, 법 제2조제1항제3호가목에 따른 서비스만을 제공하는 영업을 하는 경우에는 발한실을 설치하지 아니할 수 있고, 법 제2조제1항제3호나목에 따른 서비스만을 제공하는 영업을 하는 경우에는 목욕실을 설치하지 아니할 수 있다.

나. 발한실 내에 발열기(맥반석 등을 직접 가열하여 발한을 돕는 시설 등을 말한다)를 설치하는 경우에는 그 주변에 방열 및 불연소재의 안전망을 설치하여야 한다.

다. 발한실, 편의시설(이 · 미용업소, 매점, 헬스클럽장, 음식점 등 목욕장을 이용하는 사람의 편의를 증진하기 위한 시설을 말하며, 화장실은 제외한다. 이하 같다) 및 휴식실(수면실 등 목욕장을 이용하는 사람의 휴식을 노보하기 위한 시설을 말한다. 이하 같다)은 실내가 잘 보이도록 하여야 하고, 밀실 형태로 구획하여서는 아니 된다. 이 경우 편의시설 및 휴식실에 관한 사항은 해당 시설을 설치하는 경우만 해당한다.

라. 탈의실과 목욕실은 남녀 구분하여 운용하여야 한다.

마. 목욕실 · 발한실 · 탈의실 · 편의시설 및 휴식실(해당시설을 설치하는 경우만 해당한다)은 각각 별도로 구획하여야 한다.

바. 욕조수를 순환하여 여과시키는 경우에는 욕조수가 여과기에 들어가기 직전의 위치에 자동유입기로 하는 염소 소독장치, 오존장치 또는 자외선 살균장치를 설치해야 한다.

사. 목욕실 · 발한실 및 탈의실 외의 시설에 무인감시카메라(CCTV)를 설치할 수 있으며, 무인감시카메라를 설치하는 경우에는 반드시 그 설치여부를 이용객이 잘 알아볼 수 있게 안내문을 게시하여야 한다.

3. 이용업

가. 이용기구는 소독을 한 기구와 소독을 하지 아니한 기구를 구분하여 보관할 수 있는 용기를 비치하여야 한다.

나. 소독기 · 자외선살균기 등 이용기구를 소독하는 장비를 갖추어야 한다.

다. 응접장소와 작업장소 또는 의자와 의자를 구획하는 커튼 · 칸막이 그 밖에 이와 유사한 장애물을 설치하여서는 아니된다.

라. 영업소 안에는 별실 그 밖에 이와 유사한 시설을 설치하여서는 아니된다.

4. 미용업

가. 미용업(일반), 미용업(손톱 · 발톱) 및 미용업(화장 · 분장)

(1) 미용기구는 소독을 한 기구와 소독을 하지 아니한 기구를 구분하여 보관할 수 있는 용기를 비치하여야 한다.

(2) 소독기 · 자외선살균기 등 미용기구를 소독하는 장비를 갖추어야 한다.

(3) 작업장소, 응접장소, 상담실 등을 분리하기 위해 칸막이를 설치할 수 있으나, 설치된 칸막이에 출입문이 있는 경우 출입문의 3분의 1 이상을 투명하게 하여야 한다. 다만, 탈의실의 경우에는 출입문을 투명하게 하여서는 아니 된다.

나. 미용업(피부) 및 미용업(종합)

(1) 삭제 〈2018. 10. 5.〉

(2) 미용기구는 소독을 한 기구와 소독을 하지 아니한 기구를 구분하여 보관할 수 있는 용기를 비치하여야 한다.

(3) 소독기 · 자외선살균기 등 미용기구를 소독하는 장비를 갖추어야 한다.

(4) 작업장소, 응접장소, 상담실 등을 분리하기 위해 칸막이를 설치할 수 있으나, 설치된 칸막이에 출입문이 있는 경우 출입문의 3분의 1 이상을 투명하게 하여야 한다. 다만, 탈의실의 경우에는 출입문을 투명하게 하여서는 아니 된다.

(5) 작업장소 내 베드와 베드 사이에 칸막이를 설치할 수 있으나, 설치된 칸막이에 출입문이 있는 경우 그 출입문의 3분의 1 이상은 투명하게 하여야 한다.

5. 세탁업

세탁용약품을 보관할 수 있는 견고한 보관함을 설치하여야 한다. 다만, 세탁용품을 따로 보관할 수 있는 창고 등이 있는 경우에는 그러하지 아니하다.

6. 건물위생관리업

가. 건축물 바닥을 닦고 광택을 내는 지름 25cm 이상의 마루광택기를 2대 이상 비치하여야 한다.

나. 진공청소기(집수 및 집진용)를 2대 이상 비치하여야 한다.

다. 업무수행에 필요한 안전벨트 · 안전모 및 로프를 갖추어야 한다.

라. 먼지, 일산화탄소, 이산화탄소를 측정하는 측정장비를 갖추어야 한다. 다만, 「건축법」 제2조제2항에 따른 업무시설 용도의 건축물로서 연면적 3천제곱미터 미만의 건축물 또는 같은 조 같은 항에 따른2 이상의 용도에 사용되는 건축물로서 연면적 2천제곱미터 미만의 건축물을 청소하는 경우에는 그러하지 아니하다.

【별표 2】〈개정 2018. 12. 31.〉

목욕장 욕수의 수질기준과 수질검사방법 등(제4조관련)

Ⅰ. 욕수의 수질기준

1. 원수

가. 색도는 5도 이하로 하여야 한다.

나. 탁도는 1NTU(Nephelometric Turbidity Unit) 이하로 하여야 한다.

다. 수소이온농도는 5.8 이상 8.6 이하로 하여야 한다.

라. 과망간산칼륨 소비량은 10mg/l 이하가 되어야 한다.

마. 총대장균군은 100ml 중에서 검출되지 아니하여야 한다.

2. 욕조수

가. 탁도는 1.6NTU(Nephelometric Turbidity Unit) 이하로 하여야 한다. 이 경우 다른 법령에 의하여 목욕장에서 사용할 수 있도록 허가받은 제품을 첨가한 때에는 당해 제품에서 발생한 탁도는 계산하지 아니한다.

나. 과망간산칼륨 소비량은 25mg/l 이하가 되어야 한다.

다. 대장균군은 1ml 중에서 1개를 초과하여 검출되지 아니하여야 한다. 이 경우 평판마다 30개 이하의 균체의 군락이 형성되었을 때는 원액을 접종한 평판의 균체의 군락을 평균하며, 기재는 반드시 1ml중 몇 개라고 표시한다.

라. 욕조수를 순환하여 여과시키는 경우 유리잔류염소(遊離殘留鹽素) 농도는 0.2mg/L 이상 0.4mg/L 이하가 되어야 하고, 레지오넬라균은 1,000CFU(균총형성단위, colony forming unit)/L를 초과해 검출되지 않아야 한다.

3. 해수를 욕수로 하는 경우

화학적 산소 요구량(COD)(mg/L)		수소이온농도(PH)	총대장균군 (총대장균군수/100ml)
원수	욕조수		
2 이하	4 이하	7.8 ~ 8.3	1,000 이하

II. 수질검사방법 등

1. 원수의 수질검사방법은 먹는물수질공정시험기준에 의한다. 다만, 욕조수의 대장균군검사는 「환경분야 시험ㆍ검사 등에 관한 법률」 제6조제1항에 따라 고시된 수질오염공정시험기준의 총대장균군-평판집락법에 따른다.
2. 욕조수의 대장균군 또는 레지오넬라균 검사에 필요한 시료를 채취하는 경우의 채수방법은 욕조의 대각선(욕조에 대각선이 없는 경우에는 욕조의 양쪽 끝간의 거리가 긴 지점을 연결한 선을 말한다)을 기준으로 욕수를 3등분하여 물의 표면에서 같은 양의 욕수를 채수하되, 균일하게 혼합하여 1개의 시료로 사용한다.
3. 욕수의 수질검사에 필요한 시료를 채취하는 경우 이화학시험용은 1개의 용기에 2l 이상을 채취하여야 하고, 대장균군시험용은 멸균된 100ml 이상의 용기에 채취하되, 채취된 시료는 섭씨 10℃ 이하의 저온으로 유지하여야 하고, 6시간 이내에 검사기관의 검사실에 도착하여야 한다.
4. 1개의 용기에 욕조수의 레지오넬라균 검사에 필요한 시료를 1L 이상 채취하고 봉인하여 검사 기관으로 수송해야 한다.
5. 욕조수의 레지오넬라균 검사 방법 등은 국립환경과학원이 정하여 공고한 「환경 중 레지오넬라 표준분석법」에 따른다.
6. 욕조수의 유리잔류염소농도 검사는 검사 도구를 이용하여 도구의 사용방법에 알맞은 방법으로 검사한다.

【별표 3】<개정 2010.3.19>

이용기구 및 미용기구의 소독기준 및 방법(제5조관련)

Ⅰ. 일반기준

1. 자외선소독 : 1㎠당 85㎼ 이상의 자외선을 20분 이상 쬐어준다.
2. 건열멸균소독 : 섭씨 100℃ 이상의 건조한 열에 20분 이상 쐬어준다.
3. 증기소독 : 섭씨 100℃ 이상의 습한 열에 20분 이상 쐬어준다
4. 열탕소독 : 섭씨 100℃ 이상의 물속에 10분 이상 끓여준다.
5. 석탄산수소독 : 석탄산수(석탄산 3%, 물 97%의 수용액을 말한다)에 10분 이상 담가둔다.
6. 크레졸소독 : 크레졸수(크레졸 3%, 물 97%의 수용액을 말한다)에 10분 이상 담가둔다.
7. 에탄올소독 : 에탄올수용액(에탄올이 70%인 수용액을 말한다. 이하 이 호에서 같다)에 10분 이상 담가두거나 에탄올수용액을 머금은 면 또는 거즈로 기구의 표면을 닦아준다.

Ⅱ. 개별기준

이용기구 및 미용기구의 종류 · 재질 및 용도에 따른 구체적인 소독기준 및 방법은 보건복지부장관이 정하여 고시한다.

【별표 4】〈개정 2018. 12. 31.〉

공중위생영업자가 준수하여야 하는 위생관리기준 등(제7조관련)

1. 숙박업자

가. 객실 · 침구 등의 청결

(1) 객실 · 접객대 · 로비시설 · 복도 · 계단 · 욕실 · 샤워시설 · 세면시설 및 화장실 등에는 해충이 발생하지 아니하도록 매월 1회 이상 소독을 하여야 한다. 다만, 감염병의 예방 및 관리에 관한 법령이 정하는 바에 따라 소독을 하여야 하는 업소의 경우에는 관계법령이 정하는 바에 의한다.

(2) 요 · 이불 · 베개 등 침구의 포와 수건은 숙박자 1인이 사용할 때마다 세탁하여야 하며, 수시로 일광 그 밖의 방법에 따라 건조시켜야 한다.

(3) 객실의 물은 「식품위생법」 제14조에 따라 작성 · 보급되는 식품 등의 공전에 따른 접객용음용수 규격에 적합한 물이어야 하고, 깨끗한 용기에 담아 비치하여야 한다.

(4) 객실 · 욕실 등의 위생적인 관리를 위하여 수시로 청소하고, 청소할 때에는 그에 적합한 도구를 용도별로 구분해 사용해야 한다.

나. 욕실 등의 위생관리 및 수질관리

(1) 원수는 별표 2 Ⅰ 제1호에 따른 기준에 적합해야 한다.

(2) 숙박업소에서 사용하는 저수조는 「수도법」 등 관련 법령에 따라 소독 · 청소해야 한다.

다. 환기 및 조명

(1) 환기용 창 등은 수시로 개방하여 환기가 충분히 될 수 있도록 하여야 한다.

(2) 기계환기설비는 항상 가동될 수 있도록 하고, 수시로 가동시켜 환기가 충분히 될 수 있도록 하여야 한다.

(3) 객실 · 접객대 및 로비시설의 조명도는 75룩스(Lux) 이상이 되도록 유지하여야 하며, 복도 · 계단 · 욕실 · 샤워시설 · 세면시설 및 화장실의 조명도는 20룩스(복도 및 계단의 경우 심야에서 10룩스) 이상이 되도록 유지하여야 한다.

라. 그 밖의 준수사항

(1) 숙박영업자는 업소 내에 숙박업신고증을, 접객대에 숙박요금표를 각각 게시

하여야 하며, 게시된 숙박요금을 준수하여야 한다.

(2) 숙박업(생활)의 취사시설은 「도시가스사업법」, 「액화석유가스의 안전관리 및 사업법」, 「소방시설 설치 · 유지 및 안전관리에 관한 법률」 및 그 밖의 관계 법령에서 정하는 기준에 적합하게 설치 · 관리되어야 한다.

2. 목욕장업자

가. 목욕실 등의 청결 및 수질관리

(1) 목욕실은 해충이 발생되지 아니하도록 매월 1회 이상 소독을 하여야 한다.

(2) 탈의실 · 옷장 · 목욕실 · 발한실 · 물통 · 깔판 · 휴게실 · 휴식실 · 현관 및 화장실 등은 매일 1회 이상, 배수시설 및 오수조는 수시로 청소하여야 한다.

(3) 수건 · 가운 및 대여복을 손님에게 제공할 때에는 반드시 세탁한 것을 제공하여야 한다.

(4) 빗을 비치할 경우에는 사용하지 아니한 것과 사용한 것을 각각 다른 용기에 넣어 보관하여야 하며, 사용한 빗은 소독하여야 한다.

(5) 부대설비로 좌욕기 및 훈증기 등을 설치하는 경우에는 손님 1인이 사용할 때마다 반드시 소독하여야 한다.

(6) 욕수는 매년 1회 이상 별표 2 Ⅱ에 따른 수질검사를 하여야 한다. 다만, 수돗물을 사용하는 경우에는 원수에 대한 수질검사를 하지 않을 수 있다.

(7) 욕조수를 순환하여 여과시키는 경우에는 다음의 기준에 따라야 한다.

(가) 매주 1회 이상 욕조수의 온도 및 유리잔류염소 농도를 측정하고 그 결과를 기록해야 한다. 다만, 욕조수를 전부 교체한 경우에는 그 온도 및 유리잔류염소 농도를 측정하지 않고 욕조수 교체사실만 기록할 수 있다.

(나) 매년 1회 이상 제15조 각 호의 어느 하나에 해당하는 검사기관에 의뢰하여 레지오넬라균 검사를 해야 한다.

(8) 욕조수 관리에 관한 사항을 보기 쉬운 곳에 게시해야 한다.

(9) 목욕업소에서 사용하는 저수조는 「수도법」 등 관련 법령에 따른 방법으로 소독 · 청소해야 한다.

(10) 목욕장 안의 먹는 물은 「식품위생법」 제14조에 따라 작성 · 보급되는 식품등의 공전에 따른 접객용음용수 규격에 적합한 물이어야 한다.

나. 발한실 등의 안전관리

발한실 안에는 온도계를 비치하고, 발한실 안과 밖(입구 등)에 아래에 해당하는 사람에 대한 입욕 주의사항 등에 관한 내용이 포함된 게시문을 목욕장을 이용하는 사람이 알아보기 쉬운 크기와 형태로 붙여야 한다.

(1) 감기에 걸렸거나 만 5세 미만 또는 전신 쇠약 증세의 어린이

(2) 수축기 혈압이 180mmHg 이상인 사람

(3) 백내장이 우려되거나 안면홍조증 환자

(4) 노약자ㆍ임산부ㆍ고열환자 및 중증심장병 환자

(5) 술을 마신 후 2시간 이내의 사람

(6) 출혈을 많이 한 사람

다. 조명 및 환기

(1) 발한실ㆍ휴게실ㆍ탈의실ㆍ접객대ㆍ복도ㆍ계단ㆍ현관 및 화장실 그 밖에 입욕자가 직접 이용하는 장소의 조명도는 75룩스 이상이 유지되도록 하여야 한다.

(2) 휴식실ㆍ목욕실 및 세면시설의 조명도는 40룩스 이상이 유지되도록 하여야 한다.

(3) 목욕실ㆍ편의시설ㆍ휴게실 및 휴식실 등에는 실내공기를 정화할 수 있는 용량에 맞는 환풍시설 및 정화시설을 설치하거나 환기용 창을 설치하여야 한다.

라. 그 밖의 준수사항

(1) 다음에 해당되는 자를 출입시켜서는 아니된다.

(가) 감염병환자로 인정되는 자(온천수 또는 해수를 사용하는 목욕장으로서 환자의 요양을 위한 입욕시설에서 입욕하는 경우를 제외한다)

(나) 다른 사람의 목욕에 방해가 될 우려가 있다고 인정되는 정신질환자

(다) 음주 등으로 목욕장의 정상적인 이용이 곤란하다고 인정되는 자

(2) 목욕실 및 탈의실은 만 5세 이상의 남녀를 함께 입장시켜서는 아니된다.

(3) 목욕실ㆍ탈의실ㆍ 및 발한실에 종사하는 자는 남자목욕장의 경우에는 남자, 여자목욕장의 경우에는 여자에 한하여 종사하도록 하여야 한다. 다만, 영업시간 외에 목욕장의 시설 및 설비의 청소, 유지 또는 보수를 하는 경우에는 그러하지 아니하다.

(4) 목욕실ㆍ탈의실 및 발한실에 이성의 입욕보조행위를 하는 자를 두어서는 아

니된다.

(5) 영업소 안에 목욕업신고증, 접객대에 목욕요금표를 게시하여야 한다.

(6) 삭제 〈2014.7.1〉

(7) 법 제2조제1항제3호 나목의 규정에 의한 서비스를 제공하는 목욕장업의 영업자가 남녀공용 발한실을 운영하고자 하는 경우에는 발한복을 착용한 뒤 출입하거나 이용할 수 있게 하여야 한다.

(8) 숙박에 이용되는 침구류 등을 비치하여서는 아니된다. 다만, 이용자의 일시적 수면이나 휴식을 위한 대형타월 및 베개 등은 비치할 수 있다.

(9) 삭제 〈2014.7.1〉

(10) 법 제2조제1항제3호나목에 따른 서비스를 제공하는 목욕장업으로서 24시간 영업을 하는 영업소의 경우에는 22:00시부터 05:00시까지 청소년(「청소년보호법」에서 정한 청소년을 말한다. 이하 같다)의 출입을 제한하여야 한다. 다만, 친권자 또는 후견인이 동행하거나 친권자 또는 후견인의 출입동의서를 받은 경우, 그 밖에 친권자를 대신하여 청소년을 보호하는 자, 「초·중등교육법」에 따른 소속 학교의 교원 또는 이에 준하여 청소년을 지도·감독할 수 있는 지위에 있는 자를 동반하는 경우에는 그러하지 아니하다.

(11) (10) 단서에 따른 친권자 또는 후견인의 출입동의서 기재사항은 다음과 같다.

(가) 청소년의 인적사항(성명·생년월일·주소)

(나) 출입 사유 및 출입 허용 일시

(다) 친권자 또는 후견인의 인적사항(성명·생년월일·주소·연락전화·청소년과의 관계) 및 서명

(라) 영업자의 확인 여부

(12) 영업소의 표시는 신고된 명칭(상호) 및 영업의 종류를 표시하여야 하며 다른 업종으로 오인될 우려가 있는 표시를 하여서는 아니된다.

3. 이용업자

가. 이용기구중 소독을 한 기구와 소독을 하지 아니한 기구는 각각 다른 용기에 넣어 보관하여야 한다.

나. 1회용 면도날은 손님 1인에 한하여 사용하여야 한다.

다. 영업장안의 조명도는 75룩스 이상이 되도록 유지하여야 한다.

라. 영업소 내부에 이용업 신고증 및 개설자의 면허증 원본을 게시하여야 한다.

마. 영업소 내부에 부가가치세, 재료비 및 봉사료 등이 포함된 요금표(이하 "최종지불요금표"라 한다)를 게시 또는 부착하여야 한다.

바. 마목에도 불구하고 신고한 영업장 면적이 66제곱미터 이상인 영업소의 경우 영업소 외부(출입문, 창문, 외벽면 등을 포함한다. 이하 같다)에도 손님이 보기 쉬운 곳에 「옥외광고물 등 관리법」에 적합하게 최종지불요금표를 게시 또는 부착하여야 한다. 이 경우 최종지불요금표에는 일부항목(3개 이상)만을 표시할 수 있다.

사. 3가지 이상의 이용서비스를 제공하는 경우에는 개별 이용서비스의 최종 지불가격 및 전체 이용서비스의 총액에 관한 내역서를 이용자에게 미리 제공하여야 한다. 이 경우 이용업자는 해당 내역서 사본을 1개월간 보관하여야 한다.

4. 미용업자

가. 점빼기 · 귓볼뚫기 · 쌍꺼풀수술 · 문신 · 박피술 그 밖에 이와 유사한 의료행위를 하여서는 아니된다.

나. 피부미용을 위하여 「약사법」에 따른 의약품 또는 「의료기기법」에 따른 의료기기를 사용하여서는 아니 된다.

다. 미용기구중 소독을 한 기구와 소독을 하지 아니한 기구는 각각 다른 용기에 넣어 보관하여야 한다.

라. 1회용 면도날은 손님 1인에 한하여 사용하여야 한다.

마. 영업장안의 조명도는 75룩스 이상이 되도록 유지하여야 한다.

바. 영업소 내부에 미용업 신고증 및 개설자의 면허증 원본을 게시하여야 한다.

사. 영업소 내부에 최종지불요금표를 게시 또는 부착하여야 한다.

아. 사목에도 불구하고 신고한 영업장 면적이 66제곱미터 이상인 영업소의 경우 영업소 외부에도 손님이 보기 쉬운 곳에 「옥외광고물 등 관리법」에 적합하게 최종지불요금표를 게시 또는 부착하여야 한다. 이 경우 최종지불요금표에는 일부항목(5개 이상)만을 표시할 수 있다.

자. 3가지 이상의 미용서비스를 제공하는 경우에는 개별 미용서비스의 최종 지불가

격 및 전체 미용서비스의 총액에 관한 내역서를 이용자에게 미리 제공하여야 한다. 이 경우 미용업자는 해당 내역서 사본을 1개월간 보관하여야 한다.

5. 세탁업자

가. 드라이크리닝용 세탁기는 유기용제의 누출이 없도록 항상 점검하여야 하고, 사용 중에 누출되지 아니하도록 하여야 한다.

나. 세탁물에는 세탁물의 처리에 사용된 세제 · 유기용제 또는 얼룩제거 약제가 남지 아니하도록 하여야 한다.

다. 세탁업자는 업소에 보관 중인 세탁물에 좀이나 곰팡이 등이 생성되지 않도록 위생적으로 관리하여야 한다.

6. 건물위생관리업자

가. 유기용제를 사용하여 얼룩제거 작업 등을 하는 경우에는 창문을 열고 작업하는 등 증발된 가스를 흡입하지 아니하도록 하고, 화재가 발생하지 아니하도록 주의하여야 한다.

나. 종사자에 대하여 사용장비 및 약제의 취급상의 주의사항과 취급요령을 교육하고 안전사고를 예방하도록 하여야 한다.

7. 삭제 〈2011.2.10〉

【별표 7】〈개정 2018. 12. 31.〉

행정처분기준(제19조관련)

Ⅰ. 일반기준

1. 위반행위가 2 이상인 경우로서 그에 해당하는 각각의 처분기준이 다른 경우에는 그 중 중한 처분기준에 의하되, 2 이상의 처분기준이 영업정지에 해당하는 경우에는 가장 중한 정지처분기간에 나머지 각각의 정지처분기간의 2분의 1을 더하여 처분한다.
2. 행정처분을 하기 위한 절차가 진행되는 기간 중에 반복하여 같은 사항을 위반한 때에는 그 위반횟수마다 행정처분 기준의 2분의 1씩 더하여 처분한다.
3. 위반행위의 차수에 따른 행정처분기준은 최근 1년간(「성매매알선 등 행위의 처벌에 관한 법률」 제4조를 위반하여 관계 행정기관의 장이 행정처분을 요청한 경우에는 최근 3년간) 같은 위반행위로 행정처분을 받은 경우에 이를 적용한다. 이 경우 기간의 계산은 위반행위에 대하여 행정처분을 받은 날과 그 처분 후 다시 같은 위반행위를 하여 적발된 날(수거검사에 의한 경우에는 해당 검사결과를 처분청이 접수한 날을 말한다)을 기준으로 한다.
4. 제3호에 따라 가중된 행정처분을 하는 경우 가중처분의 적용 차수는 그 위반행위 전 행정처분 차수(제3호에 따른 기간 내에 행정처분이 둘 이상 있었던 경우에는 높은 차수를 말한다)의 다음 차수로 한다.
5. 행정처분권자는 위반사항의 내용으로 보아 그 위반정도가 경미하거나 해당위반사항에 관하여 검사로부터 기소유예의 처분을 받거나 법원으로부터 선고유예의 판결을 받은 때에는 Ⅱ. 개별기준에 불구하고 그 처분기준을 다음의 구분에 따라 경감할 수 있다.
   가. 영업정지 및 면허정지의 경우에는 그 처분기준 일수의 2분의 1의 범위안에서 경감할 수 있다.
   나. 영업장폐쇄의 경우에는 3월 이상의 영업정지처분으로 경감할 수 있다.
6. 영업정지 1월은 30일을 기준으로 하고, 행정처분기준을 가중하거나 경감하는 경우 1일 미만은 처분기준 산정에서 제외한다.

II. 개별기준

1. 숙박업

위반행위	근거 법조문	행정처분기준			
		1차 위반	2차 위반	3차 위반	4차 이상 위반
가. 법 제3조제1항 전단에 따른 영업신고를 하지 않거나 시설과 설비기준을 위반한 경우	법 제11조 제1항제1호				
1) 영업신고를 하지 않은 경우		영업장 폐쇄명령			
2) 시설 및 설비기준을 위반한 경우		개선명령	영업정지 15일	영업정지 1월	영업장 폐쇄명령
나. 법 제3조제1항 후단에 따른 변경신고를 하지 않은 경우	법 제11조 제1항제2호				
1) 신고를 하지 않고 영업소의 명칭, 상호 또는 영업장 면적의 3분의 1 이상을 변경한 경우		경고 또는 개선명령	영업정지 15일	영업정지 1월	영업장 폐쇄명령
2) 신고를 하지 않고 영업소의 소재지를 변경한 경우		영업정지 1월	영업정지 2월	영업장 폐쇄명령	
다. 법 제3조의2제4항에 따른 지위승계신고를 하지 않은 경우	법 제11조 제1항제3호	경고	영업정지 10일	영업정지 1월	영업장 폐쇄명령
라. 법 제4조에 따른 공중위생영업자의 위생관리의무등을 지키지 않은 경우	법 제11조 제1항제4호				
1) 객실 및 침구 등의 청결을 유지하지 않거나 욕실 등의 위생관리 및 수질관리에 관한 사항을 준수하지 않은 경우		경고 또는 개선명령	영업정지 5일	영업정지 10일	영업장 폐쇄명령
2) 환기 또는 조명이 불량한 경우		개선명령	영업정지 5일	영업정지 10일	영업장 폐쇄명령

3) 업소내에 숙박업신고증을 게시하지 않거나 접객대에 숙박요금표를 게시하지 않은 경우 또는 게시한 숙박요금과 다른 요금을 받은 경우		경고 또는 개선명령	영업정지 5일	영업정지 10일	영업장 폐쇄명령
마. 법 제9조에 따른 보고를 하지 않거나 거짓으로 보고한 경우 또는 관계 공무원의 출입, 검사 또는 공중위생영업 장부 또는 서류의 열람을 거부·방해하거나 기피한 경우	법 제11조제1항 제6호	영업정지 10일	영업정지 20일	영업정지 1월	영업장 폐쇄명령
바. 법 제10조에 따른 개선명령을 이행하지 않은 경우	법 제11조제1항 제7호	경고	영업정지 10일	영업정지 1월	영업장 폐쇄명령
사. 「성매매알선 등 행위의 처벌에 관한 법률」, 「풍속영업의 규제에 관한 법률」, 「청소년 보호법」, 「아동·청소년의 성보호에 관한 법률」 또는 「의료법」을 위반하여 관계 행정기관의 장으로부터 그 사실을 통보받은 경우	법 제11조제1항 제8호				
1) 업소에서 음란한 문서·도서·영화·음반·비디오물 그 밖에 물건(이하 "음란한 물건"이라 한다)을 반포·판매·대여하거나 이를 하게 하는 행위와 음란한 물건을 관람·열람하게 하는 행위 및 반포·판매·대여·관람·열람의 목적으로 음란한 물건을 진열 또는 보관한 경우		영업정지 2월	영업정지 3월	영업장 폐쇄명령	
2) 숙박자에게 성매매알선 등 행위 또는 음란행위를 하게 하거나 이를 알선 또는 제공한 경우		영업정지 3월	영업장 폐쇄명령		
3) 숙박자에게 도박 그 밖에 사행행위를 하게 한 경우		영업정지 1월	영업정지 2월	영업장 폐쇄명령	

4) 청소년에 대하여 이성혼숙을 하게 하는 등 풍기를 문란하게 하는 영업행위를 하거나 그를 목적으로 장소를 제공한 경우		영업정지 2월	영업정지 3월	영업장 폐쇄명령	
5) 무자격안마사로 하여금 안마사의 업무에 관한 행위를 하게 한 경우		영업정지 1월	영업정지 2월	영업장 폐쇄명령	
아. 영업정지처분을 받고 도 그 영업정지 기간에 영업을 한 경우	법 제11조제2항	영업장 폐쇄명령			
자. 공중위생영업자가 정당한 사유 없이 6개월 이상 계속 휴업하는 경우	법 제11조 제3항제1호	영업장 폐쇄명령			
차. 공중위생영업자가 「부가가치세법」 제8조에 따라 관할 세무서장에게 폐업신고를 하거나 관할 세무서장이 사업자 등록을 말소한 경우	법 제11조 제3항제2호	영업장 폐쇄명령			

2. 목욕장업

위반행위	근거 법조문	행정처분기준			
		1차 위반	2차 위반	3차 위반	4차 이상 위반
가. 법 제3조제1항 전단에 따른 영업신고를 하지 않거나 시설과 설비기준을 위반한 경우	법 제11조제1항 제1호				
1) 영업신고를 하지 않은 경우		영업장 폐쇄명령			
2) 시설 및 설비기준을 위반한 경우		개선명령	영업정지 15일	영업정지 1월	영업장 폐쇄명령
나. 법 제3조제1항 후단에 따른 변경신고를 하지 않은 경우	법 제11조제1항 제2호				
1) 신고를 하지 않고 영업소의 명칭 및 상호 또는 영업장 면적의 3분의 1 이상을 변경한 경우		경고 또는 개선명령	영업정지 15일	영업정지 1월	영업장 폐쇄명령

2) 신고를 하지 않고 영업소의 소재지를 변경한 경우		영업정지 1월	영업정지 2월	영업장 폐쇄명령	
다. 법 제3조의2제4항에 따른 지위승계신고를 하지 않은 경우	법 제11조제1항 제3호	경고	영업정지 10일	영업정지 1월	영업장 폐쇄명령
라. 법 제4조에 따른 공중위생영업자의 위생관리의무등을 지키지 않은 경우	법 제11조제1항 제4호				
1) 욕수의 수질기준에 적합하게 욕수를 유지하지 않은 경우		개선명령	영업정지 10일	영업정지 15일	영업장 폐쇄명령
2) 공중위생영업자가 준수하여야 하는 위생관리기준 등을 위반한 경우					
가) 목욕실 등의 청결을 유지하지 않은 경우		경고	영업정지 5일	영업정지 10일	영업장 폐쇄명령
나) 발한실의 안전관리를 하지 않은 경우 또는 조명기준을 준수하지 않은 경우		개선명령	영업정지 5일	영업정지 10일	영업장 폐쇄명령
다) 감염병환자로 인정되는 사람(온천수 또는 해수를 사용하는 목욕장으로서 환자의 요양을 위한 입욕시설에서 입욕하는 경우는 제외한다), 다른 사람의 목욕에 방해가 될 우려가 있다고 인정되는 정신질환자 또는 음주 등으로 목욕장의 정상적인 이용이 곤란하다고 인정되는 사람을 출입시킨 경우		경고	영업정지 5일	영업정지 10일	영업장 폐쇄명령
라) 목욕실 및 탈의실내에 만 5세 이상의 남녀를 함께 입장시킨 경우		경고	영업정지 5일	영업정지 10일	영업장 폐쇄명령
마) 목욕실·탈의실 및 발한실에 이성의 종사자를 둔 경우		영업정지 1월	영업정지 2월	영업장 폐쇄명령	

바) 목욕실 · 탈의실 및 발한실에 이성의 입욕보조자를 둔 경우		영업장 폐쇄명령			
사) 목욕장업신고증 및 목욕요금표를 게시하지 않은 경우		경고 또는 개선명령	영업정지 5일	영업정지 10일	영업장 폐쇄명령
아) 숙박을 목적으로 침구류 등을 비치한 경우		경고 또는 개선명령	영업정지 10일	영업정지 1월	영업장 폐쇄명령
자) 22:00 이후부터 05:00까지 청소년을 출입시킨 때		경고	영업정지 10일	영업정지 1월	영업장 폐쇄명령
차) 신고된 명칭(상호) 및 영업 종류의 표시 외에 다른 업종으로 오인할 우려가 있는 표시를 한 때		개선명령	영업정지 1월	영업정지 3월	영업장 폐쇄명령
마. 법 제9조에 따른 보고를 하지 않거나 거짓으로 보고한 경우 또는 관계 공무원의 출입, 검사 또는 공중위생영업 장부 또는 서류의 열람을 거부 · 방해하거나 기피한 경우	법 제11조 제1항제6호	영업정지 10일	영업정지 20일	영업정지 1월	영업장 폐쇄명령
바. 법 제10조에 따른 개선명령을 이행하지 않은 경우	법 제11조 제1항제7호	경고	영업정지 10일	영업정지 1월	영업장 폐쇄명령
사. 「성매매알선 등 행위의 처벌에 관한 법률」, 「풍속영업의 규제에 관한 법률」, 「청소년 보호법」, 「아동 · 청소년의 성보호에 관한 법률」 또는 「의료법」을 위반하여 관계 행정 기관의 장으로부터 그 사실을 통보받은 경우	법 제11조 제1항제8호				
1) 손님에게 성매매알선 등 행위 또는 음란행위를 하게 하거나 이를 알선 또는 제공한 경우		영업정지 3월	영업장 폐쇄명령		
2) 손님에게 도박 그 밖에 사행행위를 하게 한 경우		영업정지 1월	영업정지 2월	영업장 폐쇄명령	

3) 음란한 물건을 관람·열람하게 하거나 진열 또는 보관한 경우		경고	영업정지 15일	영업정지 1월	영업장 폐쇄명령
4) 무자격안마사로 하여금 안마사의 업무에 관한 행위를 하게 한 경우		영업정지 1월	영업정지 2월	영 업 장 폐쇄명령	
아. 영업정지처분을 받고 도 그 영업정지 기간에 영업을 한 경우	법 제11조 제2항	영업장 폐쇄명령			
자. 공중위생영업자가 정당한 사유 없이 6개월 이상 계속 휴업하는 경우	법 제11조 제3항제1호	영업장 폐쇄명령			
차. 공중위생영업자가 「부가가치세법」 제8조에 따라 관할 세무서장에게 폐업신고를 하거나 관할 세무서장이 사업자 등록을 말소한 경우	법 제11조 제3항제2호	영업장 폐쇄명령			

3. 이용업

위반행위	근거 법조문	행정처분기준			
		1차 위반	2차 위반	3차 위반	4차 이상 위반
가. 법 제3조제1항 전단에 따른 영업신고를 하지 않거나 시설과 설비기준을 위반한 경우	법 제11조 제1항제1호				
1) 영업신고를 하지 않은 경우		영업장 폐쇄명령			
2) 시설 및 설비기준을 위반한 경우		개선명령	영업정지 15일	영업정지 1월	영업장 폐쇄명령
가) 응접장소와 작업장소 또는 의자와 의자를 구획하는 커튼·칸막이 그 밖에 이와 유사한 장애물을 설치한 경우		개선명령	영업정지 15일	영업정지 1월	영업장 폐쇄명령
나) 이용업소 안에 별실 그 밖에 이와 유사한 시설을 설치한 경우		영업정지 1월	영업정지 2월	영업장 폐쇄명령	

다) 그 밖에 시설 및 설비가 기준에 미달한 경우		개선명령	영업정지 15일	영업정지 1월	영업장 폐쇄명령
나. 법 제3조제1항 후단에 따른 변경신고를 하지 않은 경우	법 제11조제1항 제2호				
1) 신고를 하지 않고 영업소의 명칭 및 상호 또는 영업장 면적의 3분의 1 이상을 변경한 경우		경고 또는 개선명령	영업정지 15일	영업정지 1월	영업장 폐쇄명령
2) 신고를 하지 않고 영업소의 소재지를 변경한 경우		영업정지 1월	영업정지 2월	영업장 폐쇄명령	
다. 법 제3조의2제4항에 따른 지위승계신고를 하지 않은 경우	법 제11조제1항 제3호	경고	영업정지 0일	영업정지 1월	영업장 폐쇄명령
라. 법 제4조에 따른 공중위생영업자의 위생관리의무등을 지키지 않은 경우	법 제11조제1항 제4호				
1) 소독을 한 기구와 소독을 하지 않은 기구를 각각 다른 용기에 넣어 보관하지 아니하거나 1회용 면도날을 2인 이상의 손님에게 사용한 경우		경고	영업정지 5일	영업정지 10일	영업장 폐쇄명령
2) 이용업 신고증 및 면허증 원본을 게시하지 않거나 업소 내 조명도를 준수하지 않은 경우		경고 또는 개선명령	영업정지 5일	영업정지 10일	영업장 폐쇄명령
3) 별표 4 제3호사목 전단을 위반하여 개별 이용서비스의 최종 지불가격 및 전체 이용서비스의 총액에 관한 내역서를 이용자에게 미리 제공하지 않은 경우		경고	영업정지 5일	영업정지 10일	영업정지 1월
마. 법 제7조제1항 각 호의 어느 하나에 해당하는 면허 정지 및 면허 취소 사유에 해당하는 경우	법 제7조제1항				

1) 법 제6조제2항제1호부터 제4호까지에 해당하게 된 경우		면허취소			
2) 면허증을 다른 사람에게 대여한 경우		면허정지 3월	면허정지 6월	면허취소	
3) 「국가기술자격법」에 따라 이용사자격이 취소된 경우		면허취소			
4) 「국가기술자격법」에 따라 자격정지처분을 받은 경우(「국가기술자격법」에 따른 자격정지처분 기간에 한정한다)		면허정지			
5) 이중으로 면허를 취득한 경우(나중에 발급받은 면허를 말한다)		면허취소			
6) 면허정지처분을 받고 도 그 정지 기간 중 업무를 한 경우		면허취소			
바. 법제8조제2항을 위반하여 영업소 외의 장소에서 이용 업무를 한 경우	법 제11조 제1항제5호	영업정지 1월	영업정지 2월	영업장폐쇄명령	
사. 법 제9조에 따른 보고를 하지 않거나 거짓으로 보고한 경우 또는 관계 공무원의 출입, 검사 또는 공중위생영업 장부 또는 서류의 열람을 거부·방해하거나 기피한 경우	법 제11조 제1항제6호	영업정지 10일	영업정지 20일	영업정지 1월	영업장 폐쇄명령
아. 법 제10조에 따른 개선명령을 이행하지 않은 경우	법 제11조 제1항제7호	경고	영업정지 10일	영업정지 1월	영업장 폐쇄명령
자. 「성매매알선 등 행위의 처벌에 관한 법률」, 「풍속영업의 규제에 관한 법률」, 「청소년 보호법」, 「아동·청소년의 성보호에 관한 법률」 또는 「의료법」을 위반하여 관계 행정기관의 장으로부터 그 사실을 통보받은 경우	법 제11조 제1항제8호				

1) 손님에게 성매매알선 등 행위 또는 음란행위를 하게 하거나 이를 알선 또는 제공한 경우					
가) 영업소		영업정지 3월	영업장 폐쇄명령		
나) 이용사		면허정지 3월	면허취소		
2) 손님에게 도박 그 밖에 사행행위를 하게 한 경우		영업정지 1월	영업정지 2월	영업장 폐쇄명령	
3) 음란한 물건을 관람·열람하게 하거나 진열 또는 보관한 경우		경고	영업정지 15일	영업정지 1월	영업장 폐쇄명령
4) 무자격안마사로 하여금 안마사의 업무에 관한 행위를 하게 한 경우		영업정지 1월	영 업 정 지 2월	영업장 폐쇄명령	
차. 영업정지처분을 받고도 그 영업정지 기간에 영업을 한 경우	법 제11조제2항	영업장 폐쇄명령			
카. 공중위생영업자가 정당한 사유 없이 6개월 이상 계속 휴업하는 경우	법 제11조제3항 제1호	영업장 폐쇄명령			
타. 공중위생영업자가 「부가가치세법」 제8조에 따라 관할 세무서장에게 폐업신고를 하거나 관할 세무서장이 사업자 등록을 말소한 경우	법 제11조제3항 제2호	영업장 폐쇄명령			

4. 미용업

위반행위	근거 법조문	행정처분기준			
		1차 위반	2차 위반	3차 위반	4차 이상 위반
가. 법 제3조제1항 전단에 따른 영업신고를 하지 않거나 시설과 설비기준을 위반한 경우	법 제11조제1항 제1호				
1) 영업신고를 하지 않은 경우		영업장 폐쇄명령			

2) 시설 및 설비기준을 위반한 경우		개선명령	영업정지 15일	영업정지 1월	영업장 폐쇄명령
나. 법 제3조제1항 후단에 따른 변경신고를 하지 않은 경우	법 제11조제1항 제2호				
1) 신고를 하지 않고 영업소의 명칭 및 상호 또는 영업장 면적의 3분의 1 이상을 변경한 경우		경고 또는 개선명령	영업정지 15일	영업정지 1월	영업장 폐쇄명령
2) 신고를 하지 않고 영업소의 소재지를 변경한 경우		영업정지 1월	영업정지 2월	영업장 폐쇄명령	
다. 법 제3조의2제4항에 따른 지위승계신고를 하지 않은 경우	법 제11조제1항 제3호	경고	영업정지 10일	영업정지 1월	영업장 폐쇄명령
라. 법 제4조에 따른 공중위생영업자의 위생관리의무등을 지키지 않은 경우	법 제11조제1항 제4호				
1) 소독을 한 기구와 소독을 하지 않은 기구를 각각 다른 용기에 넣어 보관하지 않거나 1회용 면도날을 2인 이상의 손님에게 사용한 경우		경고	영업정지 5일	영업정지 10일	영업장 폐쇄명령
2) 피부미용을 위하여 「약사법」에 따른 의약품 또는 「의료기기법」에 따른 의료기기를 사용한 경우		영업정지 2월	영업정지 3월	영업장 폐쇄명령	
3) 점빼기 · 귓볼뚫기 · 쌍꺼풀수술 · 문신 · 박피술 그 밖에 이와 유사한 의료행위를 한 경우		영업정지 2월	영업정지 3월	영업장 폐쇄명령	
4) 미용업 신고증 및 면허증 원본을 게시하지 않거나 업소 내 조명도를 준수하지 않은 경우		경고 또는 개선명령	영업정지 5일	영업정지 10일	영업장 폐쇄명령

5) 별표 4 제4호자목 전단을 위반하여 개별 미용서비스의 최종 지불가격 및 전체 미용서비스의 총액에 관한 내역서를 이용자에게 미리 제공하지 않은 경우		경고	영업정지 5일	영업정지 10일	영업정지 1월
마. 법 제7조제1항 각 호의 어느 하나에 해당하는 면허 정지 및 면허 취소 사유에 해당하는 경우	법 제7조제1항				
1) 법 제6조제2항제1호부터 제4호까지에 해당하게 된 경우		면허취소			
2) 면허증을 다른 사람에게 대여한 경우		면허정지 3월	면허정지 6월	면허취소	
3) 「국가기술자격법」에 따라 자격이 취소된 경우		면허취소			
4) 「국가기술자격법」에 따라 자격정지처분을 받은 경우(「국가기술자격법」에 따른 자격정지처분 기간에 한정한다)		면허정지			
5) 이중으로 면허를 취득한 경우(나중에 발급받은 면허를 말한다)		면허취소			
6) 면허정지처분을 받고 도 그 정지 기간 중 업무를 한 경우		면허취소			
바. 법 제8조제2항을 위반하여 영업소 외의 장소에서 미용 업무를 한 경우	법 제11조제1항 제5호	영업정지 1월	영업정지 2월	영업장 폐쇄명령	
사. 법 제9조에 따른 보고를 하지 않거나 거짓으로 보고한 경우 또는 관계 공무원의 출입, 검사 또는 공중위생영업 장부 또는 서류의 열람을 거부·방해하거나 기피한 경우	법 제11조제1항 제6호	영업정지 10일	영업정지 20일	영업정지 1월	영업장 폐쇄명령

아. 법 제10조에 따른 개선명령을 이행하지 않은 경우	법 제11조제1항 제7호	경고	영업정지 10일	영업정지 1월	영업장 폐쇄명령
자. 「성매매알선 등 행위의 처벌에 관한 법률」, 「풍속영업의 규제에 관한 법률」, 「청소년 보호법」, 「아동·청소년의 성보호에 관한 법률」 또는 「의료법」을 위반하여 관계 행정기관의 장으로부터 그 사실을 통보받은 경우	법 제11조제1항 제8호				
1) 손님에게 성매매알선 등 행위 또는 음란행위를 하게 하거나 이를 알선 또는 제공한 경우					
가) 영업소		영업정지 3월	영업장 폐쇄명령		
나) 미용사		면허정지 3월	면허취소		
2) 손님에게 도박 그 밖에 사행행위를 하게 한 경우		영업정지 1월	영업정지 2월	영업장 폐쇄명령	
3) 음란한 물건을 관람·열람하게 하거나 진열 또는 보관한 경우		경고	영업정지 15일	영업정지 1월	영업장 폐쇄명령
4) 무자격안마사로 하여금 안마사의 업무에 관한 행위를 하게 한 경우		영업정지 1월	영업정지 2월	영업장 폐쇄명령	
차. 영업정지처분을 받고도 그 영업정지 기간에 영업을 한 경우	법 제11조제2항	영업장 폐쇄명령			
카. 공중위생영업자가 정당한 사유 없이 6개월 이상 계속 휴업하는 경우	법 제11조제3항 제1호	영업장 폐쇄명령			
타. 공중위생영업자가 「부가가치세법」 제8조에 따라 관할 세무서장에게 폐업신고를 하거나 관할 세무서장이 사업자 등록을 말소한 경우	법 제11조제3항 제2호	영업장 폐쇄명령			

5. 세탁업

위반행위	근거 법조문	행정처분기준			
		1차 위반	2차 위반	3차 위반	4차 이상 위반
가. 법 제3조제1항 전단에 따른 영업신고를 하지 않거나 시설과 설비기준을 위반한 경우	법 제11조제1항 제1호				
1) 영업신고를 하지 않은 경우		영업장 폐쇄명령			
2) 시설 및 설비기준을 위반한 경우		개선명령	영업정지 15일	영업정지 1월	영업장 폐쇄명령
나. 법 제3조제1항 후단에 따른 변경신고를 하지 않은 경우	법 제11조제1항 제2호				
1) 신고를 하지 않고 영업소의 명칭 및 상호 또는 영업장 면적의 3분의 1 이상을 변경한 경우		경고 또는 개선명령	영업정지 15일	영업정지 1월	영업장 폐쇄명령
2) 신고를 하지 않고 영업소의 소재지를 변경한 경우		영업정지 1월	영업정지 2월	영업장 폐쇄명령	
다. 법 제3조의2제4항에 따른 지위승계신고를 하지 않은 경우	법 제11조제1항 제3호	경고	영업정지 10일	영업정지 1월	영업장 폐쇄명령
라. 법 제4조에 따른 공중위생영업자의 위생관리의무등을 지키지 않은 경우	법 제11조제1항 제4호				
1) 세제를 사용하는 세탁용 기계의 안전관리를 위하여 밀폐형이나 용제회수기가 부착된 세탁용기계 또는 회수건조기가 부착된 세탁용기계를 사용하지 아니한 경우		개선명령	영업정지 5일	영업정지 10일	영업장 폐쇄명령
2) 드라이크리닝용 세탁기의 유기용제 누출 및 세탁물에 사용된 세재·유기용제 또는 얼룩제거 약제가 남거나 좀이나 곰팡이 등이 생성된 경우		경고	영업정지 5일	영업정지 10일	영업장 폐쇄명령

마. 법 제9조에 따른 보고를 하지 않거나 거짓으로 보고한 경우 또는 관계 공무원의 출입, 검사 또는 공중위생영업 장부 또는 서류의 열람을 거부·방해하거나 기피한 경우	법 제11조제1항 제6호	영업정지 10일	영업정지 20일	영업정지 1월	영업장 폐쇄명령
바. 법 제10조에 따른 개선명령을 이행하지 않은 경우	법 제11조제1항 제7호	경고	영업정지 10일	영업정지 1월	영업장 폐쇄명령
사. 영업정지처분을 받고 도 그 영업정지 기간에 영업을 한 경우	법 제11조제2항	영업장 폐쇄명령			
아. 공중위생영업자가 정당한 사유 없이 6개월 이상 계속 휴업하는 경우	법 제11조제3항 제1호	영업장 폐쇄명령			
자. 공중위생영업자가 「부가가치세법」 제8조에 따라 관할 세무서장에게 폐업신고를 하거나 관할 세무서장이 사업자 등록을 말소한 경우	법 제11조제3항 제2호	영업장 폐쇄명령			

6. 건물위생관리업

위반행위	근거 법조문	행정처분기준			
		1차 위반	2차 위반	3차 위반	4차 이상 위반
가. 법 제3조제1항 전단에 따른 영업신고를 하지 않거나 시설과 설비기준을 위반한 경우	법 제11조제1항 제1호				
1) 영업신고를 하지 않은 경우		영업장 폐쇄명령			
2) 시설 및 설비기준을 위반한 경우		개선명령	영업정지 15일	영업정지 1월	영업장 폐쇄명령
나. 법 제3조제1항 후단에 따른 변경신고를 하지 않은 경우	법 제11조제1항 제2호				

1) 신고를 하지 않고 영업소의 명칭 및 상호 또는 영업장 면적의 3분의 1 이상을 변경한 경우		경고 또는 개선명령	영업정지 15일	영업정지 1월	영업장 폐쇄명령
2) 신고를 하지 않고 영업소의 소재지를 변경한 경우		영업정지 1월	영업정지 2월	영업장 폐쇄명령	
다. 법 제3조의2제4항에 따른 지위승계신고를 하지 않은 경우	법 제11조제1항 제3호	경고	영업정지 10일	영업정지 1월	영업장 폐쇄명령
라. 법 제4조에 따른 공중위생영업자의 위생관리의무등을 지키지 않은 경우	법 제11조제1항 제4호				
1) 유기용제를 사용하여 작업하는 경우에 지켜야 할 준수사항 및 종사자에 대한 안전사고 예방을 위한 준수사항을 위반한 경우		경고	영업정지 5일	영업정지 10일	영업장 폐쇄명령
마. 법 제9조에 따른 보고를 하지 않거나 거짓으로 보고한 경우 또는 관계 공무원의 출입, 검사 또는 공중위생영업 장부 또는 서류의 열람을 거부·방해하거나 기피한 경우	법 제11조제1항 제6호	영업정지 10일	영업정지 20일	영업정지 1월	영업장 폐쇄명령
바. 법 제10조에 따른 개선명령을 이행하지 않은 경우	법 제11조제1항 제7호	경고	영업정지 10일	영업정지 1월	영업장 폐쇄명령
사. 영업정지처분을 받고도 그 영업정지 기간에 영업을 한 경우	법 제11조제2항	영업장 폐쇄명령			
아. 공중위생영업자가 정당한 사유 없이 6개월 이상 계속 휴업하는 경우	법 제11조제3항 제1호	영업장 폐쇄명령			
자. 공중위생영업자가 「부가가치세법」 제8조에 따라 관할 세무서장에게 폐업신고를 하거나 관할 세무서장이 사업자 등록을 말소한 경우	법 제11조제3항 제2호	영업장 폐쇄명령			

◉ 기출 및 예상문제

1. 공중위생관리법의 목적은 무엇인가?

2. 공중위생관리법에 정의되어 있는 미용업은 어떠한 영업을 말하는가?

3. 미용업소를 개설한 때에는 누구에게 영업소 개설사실을 신고하여야 하는가?

4. 미용사가 되기 위해 고등기술학교에서 1년 이상 미용에 관한 소정의 과정을 이수한 자는 누구에게 면허를 받아야 하는가?

5. 위생교육을 받아야 하는 자는 누구인가?

6. 미용실의 영업정지나 영업장 폐쇄명령을 내릴 수 있는 사람은 누구인가?

7. 미용사의 면허정지나 면허취소를 명할 수 있는 사람은 누구인가?

8. 위생교육을 받지 않았을 때의 벌칙은 무엇인가?

9. 공중위생관리법은 공포 후 몇 개월이 경과한 날부터 시행하는가?

※ 맞으면 O, 틀리면 ×를 하시오.

10. 미용사 면허증은 필요한 때만 영업소안에 게시하면 된다. ( )

11. 화장 또는 피부관리를 할 때 약간의 의약품은 사용해도 별 지장 없다. ( )

12. 영업소 폐쇄명령을 받은 후 6월이 지나지 아니한 경우에는 동일한 장소에서는 폐쇄명령을 받은 영업과 같은 종류의 영업을 할 수 없다. ( )

13. 미용사는 영업행위를 하는데 있어 영업소 또는 다른 곳에서 장소의 제한없이 업무를 행할 수 있다. ( )

14. 영업정지명령기간 중 영업을 하거나 영업소 폐쇄명령을 받고도 계속하여 영업을 한 자는 1년 이하의 징역 또는 1000만원 이하의 벌금에 처한다. ( )

15. 과태료는 대통령령이 정하는바에 의해 시 · 도지사가 부과 · 징수한다. ( )

16. 공중위생관리법에 정의되어 있는 미용실의 시설설비기준은?

17. 공중위생관리법 시행규칙에 정의되어 있는 소독방법 7가지는 무엇인가?

18. 미용사 면허를 받을 수 있는 자격조건 3가지는?

19. 미용사 면허를 받을 수 없는 건강상태를 구체적으로 쓰시오.

20. 영업소이외의 장소에서 영업을 할 수 있는 예외사항을 쓰시오.

21. 영업소이외의 장소에서 미용업무를 행한 자에 대한 벌칙은 무엇인가?

22. 영업소 폐쇄명령을 받고도 계속하여 영업을 한 자에 대한 벌칙은 무엇인가?

23. 이용사 또는 미용사는 원칙적으로 영업소 이외의 장소에서는 이용 또는 미용 시술을 할 수 없으나 특별한 경우 단서로 이를 허용한 사항이 있다. 다음 중 허용된 경우에 해당되지 않는 것은?

① 질병 기타의 사유로 영업소에서 나올 수 없는 자의 이 · 미용법 행위
② 고위직 또는 저명인사의 호출을 받았을 때
③ 혼례 기타 의식에 참석자에 대하여 그 의식 전에 이용 또는 미용을 행할 때
④ 특별한 사정이 있다고 시장, 군수, 구청장이 인정할 때

24. 다음 중에서 이용사 또는 미용사가 될 수 있는 자는?

① 전과자
② 정신장애자
③ 간질환자
④ 마약 기타 약물중독자

25. 이용업소 또는 미용업소 개설자가 폐업하고자 할 때는?

① 관할 시장, 군수, 구청장에게 신고를 필히 해야 한다.
② 관할 경찰서장에게 신고하여야 한다.
③ 관할 보건소장의 사전 승인을 받아야 한다.
④ 고용노동부장관의 허가를 받아야 한다.

26. 이 · 미용업소의 휴업신고는 며칠 이상 휴업을 하는 경우에 하는가?

① 7일 ② 15일
③ 30일 ④ 60일

27. 이 · 미용사의 면허증을 재교부 받을 수 없는 경우는?

① 성명이 변경된 때
② 면허증을 분실할 때
③ 본적이 변경된 때
④ 생년월일이 변경된 때

28. 이 · 미용업소 내에 게시하지 않아도 되는 것은?

① 신고필증 ② 면허증
③ 건강진단서 ④ 요금표

29. 이 · 미용업소의 소재지를 임의로 변경하였을 때의 1차위반 행정처분 기준은?

① 영업정지 10일
② 영업정지 20일
③ 영업정지 1월
④ 영업장폐쇄 명령

30. 다음 중 이 · 미용사의 면허를 받을 수 있는 자는?

① 금치산자
② 감염병 환자
③ 약물 중독자
④ 면허취소후 1년이 경과된 자

31. 다음 중에서 이 · 미용사의 면허증을 반환하는 경우는?

① 면허의 취소 처분을 받았을 때
② 영업을 휴업하였을 때
③ 이 · 미용 업무에 종사하고 있지 않을 때
④ 업소의 폐쇄 처분을 받았을 때

32. 이 · 미용업소의 신고사항이 아닌 것은?

① 개설　② 폐업
③ 이전　④ 7일간 휴업

33. 요금을 초과해 받았을 때 1차 행정처분은?

① 시정명령　② 경고
③ 영업정지 5일　④ 영업정지 10일

34. 다음 중 이용 또는 미용업소의 시설기준 중 틀린 내용은?

① 세면 또는 세발시설은 내수재료로 하고, 배수가 잘 되도록 하여야 한다.
② 반드시 수세식 화장실을 설치하고 위생적으로 관리 유지할 것
③ 충분한 창을 설치하여 채광 및 환기가 잘 되도록 할 것
④ 이용 또는 미용을 위한 충분한 수의 기구 및 수건을 갖출 것

35. 이 · 미용사의 성명 변경이 있을 때 취하여야 할 법적 사항은?

① 면허증의 서환교부 신청을 한다.
② 면허증의 성명정정 신청을 한다.
③ 면허증의 정정을 보건소장에게 확인받는다.
④ 면허증의 재교부 신청을 한다.

36. 시장 · 군수 · 구청장이 영업소에 대한 시설기준에 적합한지 여부를 지체 없이 조사하는 경우는?

① 영업소 개설신고서를 접수한 때
② 영업소 개설신고필증을 교부한 때
③ 영업소 이전신고서를 접수한 때
④ 영업소 개설허가 신청을 한 때

37. 이 · 미용사의 건강진단 결과 국민보건에 위해를 끼칠 우려가 있을 때 취하는 당국의 조치는?

① 업무 정지 ② 자격 상실
③ 업소 폐쇄 ④ 자격 정지

38. 영업소를 이전하고자 할 때 이전신고서에 기재할 사항이 아닌 것은?

① 개설자의 주소, 성명
② 현 영업소의 명칭 및 소재지
③ 이전하고자 하는 장소 및 이전 예정 연월일
④ 종업원의 성명, 주소

39. 다음 문제중 틀리는 것은?

① 이 · 미용업소의 시설기준에 위반한 때에는 면허를 취소한다.
② 이 · 미용업소의 폐쇄명령은 시장, 군수, 구청장이 명한다.
③ 업소의 시설기준은 보건복지부령으로 정한다.
④ 시장 · 군수 · 구청장이 인정하는 정한 특별한 사유가 있을 때에는 업소 이외의 장소에서도 영업을 할 수 있다.

40. 이 · 미용사가 영업소 이외의 장소에서 영업을 하였을 때 1차 행정처분기준은?

① 영업정지 1개월 ② 경고
③ 면허 취소 ④ 자격증 박탈

41. 나음 이 · 미용업소와 직접 간접으로 유관한 기관 중 시설 검사를 주관하는 자(者)는?

① 시장, 군수, 구청장 ② 고용노동부장관
③ 관할 보건소장 ④ 경찰서장

42. 다음 중 미용소 개설 신고시 첨부하는 시설 개요 설명서의 기재사항이 아닌 것은?

① 상호 ② 건물 크기
③ 변소의 위치 및 구조 ④ 별실의 크기

43. 폐쇄 명령을 한 때는 그 명령을 한 날로부터 몇일내에 폐쇄여부를 확인하는가?

① 3일내 ② 5일내
③ 7일내 ④ 10일내

44. 영업소 이외의 장소에서는 영업을 금지하거나 예외 특례는 제외한다. 이 예외 특례는 누구의 영으로 정하는가?

① 대통령령 ② 보건복지부령
③ 고용노동부장관 부령 ④ 시 · 도지사

45. 위생상 준수사항의 설명으로 틀린 것은?

① 손님 안면 시술시 시술자는 반드시 마스크를 착용한다.
② 손님이 사용하는 앞가리개는 백색 또는 때가 묻은 것을 쉽게 알 수 있는 색을 사용해야 한다.
③ 소독을 한 기구와 하지 않은 기구는 반드시 다른 용기에 보관하여야 한다.
④ 개설신고필증, 면허증, 요금표는 반드시 게시하여야 하나 위생등급표 게시는 입주의 임의사항이다.

46. 다음에 일거한 위법사항 중 1차로 가장 무거운 벌칙을 과할 수 있는 것은?

① 관계 공무원의 검사를 거부한 경우
② 종업원이 건강진단을 받지 않은 경우
③ 영업소 이외의 장소에서의 영업행위
④ 시설기준을 위반한 경우

47. 영업소에 종사자가 변경된 경우의 신고 과정에 관하여 틀린 것은?

① 변경사항을 기재한 신고서를 제출한다.
② 새로운 종사자의 면허증 사본을 반드시 첨부하여야 한다.
③ 새로운 종사자의 건강진단 수첩 및 사진 2매를 첨부하여야 한다.
④ 도지사는 개설신고 필증의 이면에 변경사항을 기재하여 신고인에게 반환한다.

48. 이용사 및 미용사법 제9조 3항에 의하면 영업소의 시설기준과 등급에 관한 사항은?

① 대통령령으로 정한다.
② 보건복지부령으로 정한다.
③ 고용노동부령으로 정한다.
④ 도지사가 정한다.

49. 이 · 미용사가 임시 건강진단을 받아야 하는 경우는?

① 영업소의 종업원이 사망한 때
② 문둥병 환자가 이용을 한 때
③ 감염병이 발생하였을 때
④ 영업 장소를 이전하고 다시 개업한 때

50. 다음 중 이용 또는 미용업소가 폐쇄되는 경우가 아닌 것은?

① 면허를 받지 아니한 자를 영업에 종사하게 한 때
② 시설기준에 위반한 때
③ 협회비를 3회이상 납부하지 않았을 때
④ 신고를 하지 않고 영업소를 개설한 경우

51. 이용사 또는 미용사의 결격 사유가 아닌 것은?

① 정신 장애자
② 군복무 미필자
③ 금치산자
④ 간질병자

52. 위생관리기준을 위반한 후 개수, 개선 또는 시정명령을 위반하였을시 이에 대한 처벌 규정은?

① 200만원이하의 벌금
② 60만원 이하의 벌금
③ 300만원이하의 과태료
④ 30만원 이하의 과태료

53. 다음 문제중 틀리는 것은?

① 이 · 미용업소의 시설기준에 위반할 때에는 면허를 취소한다.
② 이 · 미용업소의 폐쇄명령은 시장, 군수, 구청장이 명한다.
③ 업소의 시설기준은 보건복지부령으로 정한다.
④ 공중위생법 시행령으로 정한 특별한 사유가 있을 때에는 업소 이외의 장소에서도 영업을 할 수 있다.

54. 이 · 미용사가 영업소 이외의 장소에서 영업을 하였을 때 1차행정처분 기준은?

① 영업정지 1개월
② 경고
③ 면허취소
④ 자격증 박탈

55. 이용업소 또는 미용업소 개설자가 폐업하고자 할 때는?

① 관할 시장, 군수, 구청장에게 신고를 필히 해야 한다.
② 관할 경찰서장에게 신고하여야 한다.
③ 관할 보건소장의 사전 승인을 받아야 한다.
④ 고용노동부장관의 허가를 받아야 한다.

56. 영업자 관련단체의 설립에 관한 설명중 틀린 사항은?

① 단체는 비법인체이어야 한다.
② 설립에 필요한 서류는 대통령령에 따른다.
③ 민법중 사단법인에 관한 규정을 준용한다.
④ 전국적 조직을 지니며 지회나 분회를 둘 수 있다.

57. 양벌규정에 대한 설명으로 옳은 것은?

① 영업소 개설자(법인체의 경우는 법인)만을 처벌한다.
② 행위자만을 처벌한다.
③ 영업소 개설자(법인체의 경우는 법인)에게 벌금형 및 행정처분을 모두 부과한다.
④ 영업소 개설자(법인체의 경우는 법인)와 행위자를 모두 처벌한다.

58. 영업소의 폐쇄명령을 받고도 계속해서 영업을 하는 때에 관계공무원이 취하는 조치로서 옳지 않은 것은?

① 폐쇄명령의 조치는 영업을 할 수 없게 함에 필요한 최대한의 범위에 그쳐야 한다.
② 관계공무원은 권한을 표시하는 증표를 관계인에게 보여야 한다.
③ 폐쇄명령의 조치는 급박한 사유가 없는 한 미리 영업자에게 서면으로 알려야 한다.
④ 영업자 등이 정당한 사유를 들어 봉인의 해제를 요청하는 때에는 봉인을 해제할 수 있다.

59. 이용업 및 미용업은 다음 중 어느 것에 속하는가?

① 위생접객업
② 위생관련영업
③ 위생처리법
④ 위생관리용역법

60. 보건복지부장관은 선량한 풍속을 유지하기 위하여 필요하다고 인정되는 경우 위생접객업 및 기타 영업에 관하여 필요한 제한을 할 수 있다. 이에 해당하지 않는 사항은?

① 영업소의 관리
② 영업소의 운영
③ 영업소의 납세기간
④ 영업소의 영업시간

61. 이 · 미용업무에 종사하는 보조원에 관한 사항중 틀린 것은?

① 보조원의 자격은 보건복지부령으로 정한다.
② 보조원의 정기건강진단은 매년 2회 이상으로 한다.
③ 보조원은 단독으로도 이 · 미용업무를 행할 수 있다.
④ 이 · 미용업무에 숙달된 자로서 시장 · 군수 · 구청장이 인정하는 자는 보조원이 될 수 있다.

62. 공중위생감시원의 직무에 해당하는 사항은?

① 이 · 미용기술의 지도, 감독
② 영업자의 접객태도 검사
③ 시설기준의 적합여부에 관한 사항 검사
④ 이 · 미용사의 근무실적 파악

63. 이 · 미용업소의 폐쇄명령을 받은 자가 동일장소에서 그 영입을 할 수 없는 기간은?

① 6개월 ② 1년
③ 1년 6개월 ④ 제한없음

64. 개설을 한 후 신고사항중 대통령이 정하는 중요사항을 변경하고자 할 때에는 누구에게 신고하여야 하는가?

① 보건소장
② 보건복지부장
③ 한국산업인력공단
④ 시장 · 군수 · 구청장

65. 피부에 닿는 수건을 손님 1인마다 바꾸어 사용하지 않아 악취가 나는 경우의 1차 행정처분은 어느 것인가?

① 시정명령 ② 경고
③ 영업정지 5일 ④ 업무정지 10일

66. 업무 정기기간 동안 면허증은 그 기간동안 누가 보관하는가?

① 보건소장 ② 시 · 도지사
③ 경찰서 ④ 시장 · 군수 · 구청장

67. 위생교육을 받지 아니한 때 1차 행정처분규정은?

① 영업정지 1주일 ② 개선
③ 주의 ④ 경고

68. 과태료 처분에 불복이 있는 자는 그 처분이 있음을 안 날로부터 몇일 이내에 처분권자에게 이의를 제기할 수 있는가?

① 15일 ② 30일 ③ 45일 ④ 60일

69. 위반업소에 대한 과태료부과는 누가 하는가?

① 시장 · 군수 · 구청장 ② 동장
③ 도지사 ④ 국세청장

70. 면허가 없는 자가 이 · 미용업무에 종사한 경우의 행정처분은?

① 200만원이하의 벌금에 처한다.
② 250만원이하의 벌금에 처한다.
③ 300만원이하의 벌금에 처한다.
④ 200만원 이하의 과태료에 처한다.

71. 이 · 미용사의 영업자 단체에서 실시할 수 없는 업무는?

① 시설기준 점검 ② 준수사항 이행여부
③ 위반업소 행정처분 ④ 위생교육

72. 변경신고를 하지 아니하고 영업소의 소재지를 변경하여 영업할 시 처벌규정은?

① 1000만원 이하의 벌금
② 500만원 이하의 벌금
③ 200만원 이하의 벌금
④ 100만원 이하의 벌금

73. 보건복지부장관이 지정하는 고등기술학교에서 소정의 과정을 이수한 자가 이용사 또는 미용사 면허를 신청할 때 갖추어야 할 서류가 아닌 것은?

① 면허신청서 ② 졸업증명서
③ 건강진단서 ④ 위생강습필증

74. 다음중 이용사 또는 미용사의 면허증 재교부 신청시 신청서에 사유서를 첨부하여야 하는 경우인 것은?

① 기재사항변경시 ② 훼손시
③ 오손시 ④ 분실시

75. 공중위생법관리상 이용 또는 미용업자의 준수사항에 대한 다음 설명 중 틀린 것은?

① 기구는 모두 별도로 된 하나의 용기를 넣어 보관할 것
② 청소를 자주 실시하여 머리카락이 날리는 일이 없도록 할 것
③ 손님이 보기 쉬운 곳에 신고필증, 면허증, 요금표, 준수사항 및 주의사항을 게시할 것
④ 보건복지부 장관이 정하는 휴일 및 영업시간을 준수할 것

76. 이 · 미용업소에 있어서 건축물이 소유자와 이 · 미용업자가 다른 경우 이 · 미용업자에게 시설의 개수를 명하는 외에 대통령령이 정하는 부득이한 사유가 있을 때에는 당해 건축물의 소유자에게 위생시설의 개수를 명할 수 있는 명령권자는?

① 관리공단 이사장
② 국립의료원 원장
③ 시장 · 군수 · 구청장
④ 보건소장

77. 이 · 미용업소에 대한 행정처분의 일반기중으로 틀린 것은?

① 위반행위가 2 이상일 때는 그중 중한 처분기준에 의한다.
② 중한 처분기준이 동일한 때는 경한 처분기준과 중한 처분기준을 합산한 처분기준에 의한다.
③ 2이상의 처분기준이 같은 영업정지인 경우에는 중한 처분기준에 나머지 각각의 처분기준의 2분의 1을 더하여 처분한다.
④ 영업을 타인에게 양도한 경우 양도 전에 당해 영업에 행하여진 처분의 효과는 양수인이 이를 승계한다.

78. 이용업자 또는 미용업자 단체가 정관이 정한 목적사업 외의 사업을 하거나 공익을 저해하는 행위를 하는 때는 그 시정을 명하거나 정관의 변경, 단체의 인가 취소 또는 임원개선을 명할 수 있는 자는?

① 보건복지부장관 ② 고용노동부장관
③ 안전행정부장관 ④ 법무부장관

부 록

나의 건강상태를 스스로 건강진단을 할 수 있는 사이트

건강길라잡이 : healthguide.kihasa.re.kr

1. 흡연 2. 음주 3. 영양 4. 운동 5. 구강관리
6. 정신건강 7. 체중조절 8. 여성건강 9. 노인건강 10. 기타

건강관련 기사들

❖ 깊은 잠 기억력 회복증진시킨다.

(인디애나폴리스=연합뉴스) 과학자들은 평화로운 잠이 정신없이 바쁜 하루 중에 잃었던 기억들을 분명하게 복구시킨다는 사실을 규명해 냈다. 잠은 뇌의 복잡한 회로에서 기억들을 저장하고 깊숙이 통합 정리하는 생물학적 과정을 통해 기억들을 구해낸다고 이들은 주장했다. 이같은 발견은 잠이 기억력 기록과정 및 보호에 어떻게 영향을 미치는 지에 대한 몇몇 연구결과 가운데 하나로 오는 9일자 과학전문지 '네이처'에 게재됐다.

실험을 실시한 연구자들은 이같은 결과가 학생들이 어떻게 배우고 정신적 쇼크후 스트레스성 무질서 같은 정신적 질병 치료에서 언제 어떻게 통합할 수 있는지에 영향을 미친다고 말했다. 그러나 이 실험에 참여하지 않은 다른 과학자들은 잠과 기억력의 관계를 찾기 위해서는 좀 더 많은 연구가 필요하다고 말했다.

시카고대학과 하버드대 메디컬스쿨의 과학자들은 별도의 연구에서 대학생들에 대해 특별한 과제를 수행하도록 시킨 뒤 하룻밤 자고난 뒤와 몇시간 동안 깨어있은 후 얼마나 많이 기억할 수 있는지를 보기 위해 실험했다.

시카고대학의 연구에서는 음성합성장치의 애매한 목소리를 듣도록 한 실험대상자들은 하룻밤 자고난 뒤 많은 단어들을 이해하고 있으나 잠을 자지 않은 사람들은 이들보다 기억력이 떨어졌다는 사실이 발견됐다는 것이다.

대니얼 마골리아시 시카고대학 신경생물학 교수는 “우리는 의문을 갖고 잠에 빠졌다가 잠에서 깨어날 때 해답을 찾은 경험을 모두 갖고 있다”고 말했다.

그는 사람들은 하루중 겪은 많은 기억들을 혼잡함 속에 잃어버리기도 하지만 뇌는 잠자는 동안 그것들을 분류하고 재구성한다고 말했다. 다시 말해 기억들은 하루중 사실상 잃어버리지만 잠자는 동안 뇌에 의해서 재구성된다는 것이다.

이에 대해 어바인 소재 캘리포니아대 신경생물학연구소장 제임스 맥고는 음성인식 훈련은 새로운 언어를 습득하는 것과 유사하며 이에 따라 단순한 과제를 반복적으로 훈련받는 것보다 복잡하다고 말했다.

그는 “잠이 기억력에 미치는 영향에 대해 추가적인 정보를 제공했다는 점에서 매우 흥미롭다”고 말했다.

하버드대 메디컬스쿨 과학자들은 18세에서 27세까지의 실험대상자 200명을 대상으로 피아노건반 익히기와 비슷한, 손가락 순서대로 두드리기 훈련을 시킨뒤 하룻밤 또는 이틀밤을 자게 했다.

이를 통해 기억력은 컴퓨터 하드드라이브에 데이터를 입력시키는 것과 유사한 3단계 과정을 거쳐 통합 정리된다는 사실이 발견됐다는 것이다.

(연합뉴스)

✣“도도한 목” 자세 디스크 줄인다.

사춘기 때 영화 ‘전쟁과 평화’를 본 적이 있다. 프랑스 기마대의 돌격, 불타는 모스크바 등이 아직도 눈에 선하지만 당시 내 마음을 더욱 설레게 한 것은 여배우 오드리 헵번이었다. 짙은 눈썹, 까만 눈동자, 아담한 얼굴, 마른 몸과 잘 조화된 검은 드레스... 그러나 요즘 나는 재활의학 의사로서 헵번의 우아한 비밀을 새로이 발견한다. 그것은 그녀의 곧은 목이다. 어느 사진을 보아도 그녀의 목은 백조처럼 우아하고 곧다.

얼마 전 모 방송국의 건강관련 프로그램에서 한 여성 출연자의 목을 X선 촬여한 적이 있었다. 그녀의 턱은 목뼈에 연접해 있었고 경추에서 정상적인 만곡은 사라졌으며 앞으로 굽어 있었다. 그녀는 높은 베개를 베지 않으면 잠을 잘 수 없다고 했다. 목운동을 시켜본 결과 목을 신전(뒤로 펴는 것)하는 것을 어색해 했다. 나는 그녀에게 베개를 점차 낮게 베고, 목운동을 하도록 권했다.

외래를 방문한 한 대학생은 목이 아플 뿐 아니라 손까지 저리다고 했다. 이 학생도 목을 심하게 앞으로 굽힌 자세였다. 자기공명영상(MRI) 촬영 결과 경추 3,4번 디스크가 심하게 돌출돼 있었다. 공부할 때는 무조건 목칼라(토마스 칼라)를 차게 하고, 평소에는 도도하게 목을 들고 다니게 하기를 두 달, X선을 다시 찍었더니 놀랍게도 척추가 아름다운 정상곡선을 회복해 있었다.

예부터 우리 민족은 머리 조아리는 것을 좋은 습관으로 여겼던 듯하다. 신하는 임금 앞에서, 며느리는 시어머니 앞에서 고개를 들지 못했다. 오늘날에도 직장인은 종일 책상에 앉아 머리를 숙이고, 주부들은 싱크대 앞에서 아래만 쳐다보고 일한다. 그러나 이제는 건강을 위해 목을 펴야 할 때다.

자세가 나쁜 환자의 MRI 진단 결과를 보면 나이에 관계없이 디스크 변성이나 디스크 탈출로 인한 신경압박인 경우가 많다. 이런 사람들을 대개 뒷목, 어깨, 양 견갑골 사이에 심한 통증과 불쾌감을 호소한다. 환자에 따라 눈이 침침해지기도 하며 불면증, 신경질이 생기고 전신 피로와 의욕저하를 느낀다. 이런 환자는 근골격계 질환을 가진 것으로 분류될 수 있다. 근막통 증후군, 디스크 돌출증, 경추 신경근증, 후관절 증후군, 척수병증, 긴장성 두통, 턱관절 증후군... 직장인들이 많이 호소하는 모니터 증후군도 이런 질환의 아류다.

그럼 이런 질환들을 어떻게 관리할 것인가. 첫째, 목 상태에 대한 정확한 평가가 있어야 한다. 인체의 적응력 탓에 같은 원인에도 다양한 증상이 있어 치료시기를 놓치기 쉽다. 부적절한 목의 증상이 2주 이상 지속되면 반드시 전문의를 찾아야 한다.

둘째는 자기관리법을 배우는 것이다. 우선 목을 들고 가슴을 편 자세에 익숙해져야 한다. 조금만 방심하면 옛 자세로 돌아가므로 주위의 도움을 구해야 한다. 직업상 목을 숙일 때가 많다면 목칼라를 구입해 일할 때 착용하는 것도 좋다. 목운동도 중요하다. 양손으로 깍지를 끼고 양팔을 머리 위로 뻗어 스트레칭하고, 한손으로 머리를 잡고 목을 신전, 좌회전, 우회전시키되 목에 약간 통증이 느껴질 때까지 천천히 부드럽게 한다. 스트레칭은 목에 불편감이 생길 때마다 수시로 해주는 게 바람직하다.

그러나 아프지 않겠다는 강박관념을 갖고 목을 곧게 하려 애쓴다면 이 또한 너무 재미없는 일 아닌가! 이 가을에 옛 스타를 생각하며 목을 곧게 하고 가슴을 펴보자. 그리고 우아하게 가을에 흠뻑 젖어보자.

이종하 경희의료원 교수 재활의학과(동아일보)

❖ 키스, 칫솔 공유 C형간염 감염 가능성

혈액을 통해 감염되는 간 질환인 C형 간염이 키스나 칫솔 공유를 통해 감염될 수 있다고 BBC 방송 인터넷판이 28일 보도했다.

이 방송은 미국 과학자들의 말을 인용, C형 간염에 감염된 사람의 타액에서 C형 간염 바이러스가 발견됐으며 이에 따라 침을 통해 이 질병이 감염될 수 있는 것으로 보인다고 전했다. 미국 과학자들은 특히 잇몸병이 있는 경우 감염 가능성이 매우 높다고 밝혔다.

미국 시애틀에 있는 워싱턴 대학 연구진은 C형 간염에 감염된 12명의 타액을 21일간 연속으로 분석했다. 이 실험에서 248개의 타액 샘플 중 52개(약 전체 샘플의 5분의 1)에서 C형 간염 바이러스 양성반응이 나왔다. 바이러스는 12명의 실험 참가자 중 7명에게서 검출됐으나 이들의 타액에서 매일 바이러스가 검출된 것은 아니다. 이들에게서 21일 중 7일 정도 바이러스가 나왔다.

이번 실험에서 타액은 신체 부위중 C형 간염 바이러스가 검출될 확률이 높은 곳이며 잇몸병이 있을 경우 위험성이 높게 나타났다. 연구진은 칫솔질로 잇몸에서 피가 날 경우 침에 피가 섞여 바이러스 감염 위험성이 높아진다고 지적했다.

연구진은 C형 간염 감염자는 다른 사람과 칫솔을 같이 쓰지 않도록 조심해야 하며 키스를 통해서도 바이러스가 감염될 수 있다고 경고했다. 그러나 영국 국립 C형 간염 연구소의 바질 윌리엄스 소장은 키스를 통한 감염 위험은 아직 확증되지 않았으며 이를 확인하기 위해서는 더 많은 연구가 필요하다고 지적했다. 세계보건기구(WHO)는 전세계적으로 약 1억 7천만명이 C형 간염에 감염돼 있는 것으로 추정하고 있다.

(서울 연합뉴스, 송병승 기자)

❖ 심장질환예방 7가지 생활수칙

대한순환기학회(회장 노영무)는 제1회 심장수호주간(9월29일~10월5일)을 맞아 각종 심장질환의 현황을 제대로 알리고, 국민의 관심을 높이기 위해 다양한 홍보자료를 마련했다.

이 가운데 23일 학회가 조사, 발표한 국내 심장질환 실태와 국민 인식도, 심장질환 예방 7가지 생활수칙을 살펴본다.

• 성인 56.1% "심장건강에 관심없다."

학회가 한국갤럽을 통해 전국 30~60세 남녀 1천564명(남 794명, 여 770명)을 대상으로

'한국인의 심장(순환기계) 질환에 대한 인식조사'를 실시한 결과, 56.1%가 평소 심장질환에 대해 관심을 갖고 있지 않다고 대답했다.

또한 혈압과 혈당, 콜레스테롤에 대해 정상수치를 알고 있는 응답자는 각각 45.2%, 4.2%, 2.9%로 매우 낮았으며, 자신의 수치를 아는 사람도 각각 51.8%, 8.1%, 4.7%에 그쳤다.

이밖에 '돌연사'로 이어지는 심근경색 증상에 대해서는 63%가 '모른다'고 답했으며, 협심증, 부정맥 등의 증상을 제대로 아는 사람도 30%를 넘지 못했다.

(연합뉴스)

❖ 심혈관계 질환 6년새 3.1배 증가

학회에 따르면 지난 96년부터 2002년까지 서울대병원과 전남대병원, 계명대병원 등을 찾은 외래환자 74만여명을 조사한 결과, 심혈관계질환 환자 수가 6년새 약 3.1배 증가했다. 증상별로는 고혈압성심질환(51.4%)의 비중이 가장 컸고, 다음으로 동맥경화에 의한 허혈성심질환(20.3%), 부정맥(15.3%), 판막질환(8.2%), 심부전(2.5%) 등으로 집계됐다. 6년새 고혈압성 심질환자는 3.8배, 허혈성 심질환자는 1.9배, 부정맥은 4.8배, 심부전은 4.6배 각각 증가했다. 이에 비해 심장판막 질환자는 96년 10.6%에서 2002년 8.2%로 줄었다.

서울대 오병희 교수는 "97년말부터 98년 사이에는 고혈압성 및 허혈성 심장질환자가 크게 늘어, IMF가 국민건강에 악영향을 미친 것으로 보인다"며 "한국인 주요사망원인 2위를 차지하는 순환기계 질환에 대해 경각심을 가져야 한다"고 말했다.

❖ 심장질환 7가지 예방수칙

▷ 다양한 채소와 과일, 잡곡류를 많이 먹자.

다양한 채소와 과일을 머그잔 하나 정도의 분량으로 하루에 5차례 이상 꾸준히 먹어야만 심장병 예방에 도움이 된다. 주스보다는 있는 그대로 먹는 것이 좋으며 현미와 잡곡류도 심혈관질환의 위험도를 줄여준다.

▷ 금연하고, 모든 술은 2~3잔 이내로 마신다.

▷ 싱겁게 먹고, 기름진 음식을 삼가자.

소금 섭취량을 하루 6g 이하로 줄이고, 기름기 있는 음식 대신 콩과 생선을 많이 먹는다.

▷ 매일 30분 이상 달리기, 걷기, 수영 등 유산소 운동을 즐기자.

▷ 평소 자신의 혈압, 혈당, 콜레스테롤 수치를 주기적으로 체크하자.

▷ 증상이 의심되면 빨리 병원을 찾자.

심장이 정지한 뒤 4분 내에 살려내지 못하면 회복되더라도 식물인간이 될 수 있다. 가슴이 쥐어짜고 눌리는 듯이 아프고, 뻐근하며, 숨이 차는 듯한 증상이 나타나면 심장질환을 의심해 봐야 한다. 특히 피로할 때 두통, 현기증, 불안감, 무력감이 나타나고 가슴이 두근거리거나 머리 뒷부분이 당기고, 사지 근육통, 피로, 갑작스런 마비 등의 증상이 있으면 반드시 병원을 찾아야 한다.

▷ 스트레스를 줄이고 즐거운 마음올 생활하자.

❖ 안과의사가 눈병 안걸리는 이유

최근 전국에 눈병이 유행하고 있다. 흔히 '눈병', '유행성결막염', '아폴로눈병' 등으로 불리는 급성유행성결막염은 크게 두 가지로 나눌 수 있다. 지난해 전국적으로 발병했던 급성출혈성결막염과 최근 유행하고 있는 급성유행성각결막염이 그것이다.

급성출혈성결막염은 1969년 아폴로 11호가 달에 착륙했던 즈음에 처음 발견되는 바람에 아폴로눈병이란 이름으로 널리 알려졌다. 콕사키바이러스나 엔테로바이러스가 원인으로 꼽힌다. 이보다 더 흔히 발병하는 급성유행성각결막염은 여러 종류의 아데노바이러스에 의해 발병한다.

두 병이 모두 바이러스에 의해 발병하고 감염되지만 질병의 지속기간이나 후유증 빈도 등을 고려할 때 최근 유행하는 급성유행성각결막염이 상대적으로 더 심각한 질병이라 할 수 있다. 이런 질병들은 감기와 같이 꾸준히 발생하긴 하지만 최근 들어 그 빈도가 잦아지고 규모도 커졌다. 일부 보도나 환자의 고백에 따르면 눈병을 빌미로 따분한 학교생활로부터의 도피를 시도하는 학생들까지 있는 듯하다. 눈병이 걸린 학생의 눈곱을 자기 눈에 바르기까지 한다니 적잖이 당황스러운 노릇이 아닐 수 없다.

유행성결막염 중 특히 급성유행성각결막염의 원인인 아데노바이러스의 감염력은 대단히 높아서 원인 바이러스가 눈에 닿으면 80~90% 이상 질병이 발현하는 것으로 돼 있다. 그러니 이런 시도의 성공률은 대단히 높을 수밖에 없고 그 파급효과 또한 대단할 수 밖에 없다. 환자의 눈이나 손에 닿은 수건이나 침구, 문고리 등의 매개체를 통한 간접접촉의 감염 확률도 대단히 높은 상황에서 이 정도의 직접접촉은 십중팔구 목적을 달성할 수 있는 것이다.

필자도 학창시절의 기억을 떠올려 보면 이런 유혹을 전혀 이해 못하는 바는 아니다. 그러나 안과의 입장에서는 며칠간의 달콤한 휴식을 보장받는 대가가 너무 위험함을 말하지 않을 수 없다. 자칫하면 각막표면 상피세포의 손상으로 빛을 보면 눈이 시리고 아픈 증상이 나타나는 각막상피하혼탁이 생길 수도 있고, 며칠간의 휴식 기간조차 결코 달콤할 수 없다는 것을 겪어본 사람이면 알 수 있을 것이다. 정도 차이는 있겠지만 거의 한 달간 눈이 불편해 고통을 겪을 수도 있다. 그리고 무엇보다 사랑하는 가족에게 고통을 줄 수 있으며 국가적으로도 큰 비용을 부담해야 한다.

안타깝게도 급성유행성결막염을 예방하기 위한 백신은 아직 개발돼 있지 않다. 일단 발병하면 원인균을 제거할 수 있는 치료약이 없는 만큼 예방이 가장 중요하다. 직접이든 간접이든 손을 통한 원인 바이러스 접촉이 감염의 주된 경로이므로 눈병이 유행할 때는 좀 더 자주 손을 씻어줘야 한다. 또 사람들이 많이 모이는 공공장소, 특히 수영장에 가는 일을 삼가는 것이 현명하다. 매일 환자와 접촉하는 안과의사가 눈병에 걸리지 않는 것도 철저한 위생관리 덕이다. 물론 가족이나 직장에 환자가 생겼을 경우 더욱 조심해야 한다. 이 병은 대개 증상이 시작된 뒤 약 2주간 감염력을 갖는 것으로 알려져 있으므로 발병하면 적정기간 휴직이 필요할 것이며 가정에서는 다른 가족에게 감염되지 않도록 세면도구나 침구를 분리해 사용해야 한다. 이런 주의에도 불구하고 발병이 의심될 경우에는 전문의에게 진찰을 받고 후유증 발생을 최소화하는 노력도 게을리 하지 말아야겠다.

(정의상 성균관대 의대 교수, 삼성서울병원 안과, 동아일보)

✣ 아침 거르는 아이, 뇌기능 떨어져

아침을 제대로 먹지 않고 대신 당분이 많은 간식으로 때우는 아이들은 집중력과 기억력이 떨어진다는 연구결과가 나왔다. 영국 리딩 대학의 클레어 핀코크 박사는 건강 전문지 '식욕' 최신호에 이같은 연구보고서를 발표했다고 BBC 인터넷판이 21일 보도했다.

핀코크 박사는 9~16세의 아이들 30명을 대상으로 시리얼이나 토스트 같은 복합 탄수화물이 함유된 전통적인 아침식사나 당분이 많이 들어 있는 초콜릿, 탄산음료 같은 단순 탄수화물을 먹게 하고 오전 중 모두 4차례의 집중력과 기억력 테스트를 실시한 결과 단순 탄수화물 그룹이 복합 탄수화물 그룹에 비해 성적이 현저히 떨어지는 것으로 나타났다고 밝혔다. 단순 탄수화물은 반짝 에너지를 만들어 내는 반면 복합 탄수화물은 오랜 시간에 걸쳐 에너지를 생성시킨다.

핀코크 박사는 아침에는 누구나 뇌의 인지기능이 저하되지만 아침식사로 복합 탄수화물을 섭취한 아이들은 단순 탄수화물을 먹는 아이들에 비해 인지기능 저하 정도가 50%에 그치는 것으로 밝혀졌다고 말했다. 이는 아침식사가 학교에서의 아이들 학습능력에 영향을 미칠 수 있음을 보여주는 것이라고 핀코크 박사는 지적했다.

(연합뉴스)

✣ 직장인 복부비만예방 10계명

최근 운동량 부족과 야근, 야식 등의 생활이 누적되면서 배와 허리 부분에 체지방이 집중으로 축적되는 '복부비만' 직장인들이 늘고 있다. 일반적으로 전문의들은 허리둘레가 남자 90cm(35인치) 이상, 여자 80cm(31인치) 이상일 경우 복부비만으로 판정하고 있다.

특히 현재 복부비만인 40대 이상 성인들의 대부분은 성장기에 정상 또는 저체중이었지만 성인이 되면서 체중이 늘어나거나, 정상체중을 유지하더라도 팔 다리가 가늘고 뱃속에 지방이 축적되는 신체적 특징을 지닌다는 게 전문의의 지적이다.

의학전문가들은 몸무게로 나타나는 비만보다 오히려 복부비만이 더 위험하다고 경고하고 있다. 복부비만은 당뇨병, 고혈압, 고지혈증, 동맥경화, 중풍, 심장병과 같은 각종 생활습관병의 직간접적인 원인이 되기 때문이다. 연세대 보건대학원 지선하 교수팀은 지난해 '북미 비만연구협회지'에 투고한 논문을 통해, 흡연을 하는 남성이 비흡연자에 비해 복부비만일 확률이 2배 이상 높으며, 전체 복부비만의 42%가 흡연 때문이라는 연구결과를 발표하기도 했다.

안철우 영동세브란스병원 내분비내과 교수는 "복부비만을 예방, 억제하기 위해서는 달고 기름진 고열량 식품의 섭취를 줄이되 단백질과 야채, 과일 섭취로 영양 불균형을 막고, 규칙적인 운동(걷기, 조깅, 자전거 타기, 수영)을 하는 것이 최상의 방법이다"이라고 말했다.

복부비만 예방 및 치료를 위해 전문가들이 추천하는 '직장인 생활습관 10계명'을 정리해본다.

▷ 천천히 여유있게 먹는다. 급하게 음식을 먹으면 뇌에서 포만감을 느끼기도 전에 너무 많은 칼로리를 섭취하게 된다.

▷ 점심은 가급적 배달시켜 먹는 것을 자제하고 대략 5~8분 정도 걸어서 갈 수 있는 곳을 정한다.

▷ 식사 후 바로 사무실로 들어오지 말고, 10~20분 간 주변 공원 및 거리를 산책한다. 가까운 서점에서 서서 책을 보거나 신문을 읽는 것도 좋은 방법이다.

▷ 회식은 가급적 일찍 시작해서 일찍 마친다. 기름진 안주보다는 과일, 건어류, 마른안주, 스낵 등과 같은 것을 안주로 한다. 회식때에는 적당한 음주량 및 시간을 정해놓고 마시는 것이 중요하다.

▷ 오랜 시간 사무실에 앉아있지 않는다. 일정 간격을 두고 가벼운 스트레칭 및 맨손체조를 해준다.

▷ 3~5층 내의 이동은 엘리베이터보다는 계단을 이용한다.

▷ 허리둘레 및 체지방률 측정 등 정기적으로 비만도를 측정한다.

▷ 하루 8컵 정도의 물을 마신다.

▷ 하루에 적어도 40분 이상 걷는다.

▷ 저녁은 잠들기 전 최소 4시간 전에 먹고, 그 다음에는 음식물을 섭취하지 않는다.

(연합뉴스)

❖ 아기, 절대 흔들지 마세요.

국내에서도 '흔들린 아이 증후군(Shaken Baby Syndrome)' 진단이 늘고 있다. 흔들린 아이 증후군은 2살 이하의 유아가 울거나 보챌 때 심하게 흔들어서 생기는 질환으로 뇌출혈과 망막출혈 등의 특징이 있고, 장골이나 늑골의 골절 등 복합적인 손상이 뒤따르기도 한다. 한림의대 소아과 민기식 교수팀은 지난 99년 1월부터 3월까지 6명의 소아를 '흔들린 아이 증후군(Shaken Baby Syndrome)'으로 최종 진단했다고 31일 밝혔다.

흔들린 아이 증후군에 걸린 아이들은 30%가 사망하고, 60% 가량은 실명, 사지마비, 간질 등의 후유증이 영구적으로 남는 것으로 알려져 있다. 미국의 경우 매년 750명에서 3천700명 가량의 아이가 '흔들린 아이 증후군'으로 진단되고 있으며, 아동학대로 사망하는 아이들의 사인 중 1위를 차지하고 있다. 특히 민 교수팀 연구 결과, 흔들린 아이 증후군으로 진단된 6명 중 3명이 아버지의 폭력 때문에 병을 얻은 것으로 나타나 국내에서도 가정폭력이 질환 증가 요인으로 추정됐다.

민 교수는 "생후 1개월만에 병원을 찾았던 아이의 경우 첫 치료 후 상태가 좋아져 퇴원했으나 8개월 후 경련 등의 증상이 악화돼 정밀검사를 실시한 결과, 아동학대 때문에 병이 생긴 것으로 판명됐다"고 말했다. 그는 또 "이 병은 아이를 달랠 때 가볍게 흔드는 정도의 힘으로는 생기지 않는다"며 "조사 결과, 대개 20초 이내로 40~50회 정도 앞뒤로 심하게 흔들었을 때 병이 생기는 것으로 나타났다"고 덧붙였다.

연구팀은

▷ 장난으로 아이를 공중에 던졌다 받는 것

▷ 아이를 무릎 위에 올려놓고 툭툭 치는 것

▷ 아이를 등에 업거나 어깨에 무등을 태워 조깅하는 것

▷ 말을 타는 것 등도 위험요인이 될 수 있다고 지적했다.

민 교수는 "그 동안 국내에서는 이 병이 거의 없었지만 우리나라도 핵가족화, 맞벌이 부부, 이혼율, 가정폭력 등의 증가로 질환이 확대될 가능성이 높아지고 있다"며 "부모나 보모, 의료인에 대한 교육이 필요한 시점"이라고 말했다.

(연합뉴스)

✣ 아침거르면 살이 더 찐다.

아침식사를 거르면 체중이 줄기는 커녕 살이 더 찔 뿐 아니라 건강에 해로운 여러 가지 생활습관이 생길 위험이 높다는 연구보고서가 나왔다. 핀란드 헬싱키 대학의 안나 케스키-라코넨 박사는 '유럽임상연구' 최신호에 이같은 연구보고서를 발표했다고 영국의 BBC 인터넷판이 24일 보도했다.

케스키-라코넨 박사는 아침식사를 하지 않는 사람은 아침식사를 거르지 않는 사람에 비해 점심 전에 간식을 하고 담배를 더 피우고 술을 더 마시며 운동은 덜 하고 따라서 체중은 더 늘어날 위험이 높은 것으로 나타났다고 밝혔다. 케스키-라코넨 박사는 5천500명의 10대 아이들과 그들 부모를 대상으로 실시한 조사 결과 이같은 사실이 밝혀졌다고 말했다.

특히 부모가 아침을 거르는 경우 자녀들도 대부분 아침을 먹지 않게 되는 것으로 나타났다. 10대 때 이런 비정상적인 식사습관이 들면 담배, 술, 마약에 손을 댈 가능성도 높아지는 것으로 나타났으며 이런 경향은 성인 되어서도 계속되었다고 말했다.

"아침식사는 하루를 시작하면서 에너지를 충전해 주기 때문에 하루 중 가장 중요한 식사"라고 케스키-라코넨 박사는 강조했다.

✣ 기출 및 예상문제 해답

[PART 1 공중보건학]

1 - ④ 2 - ④ 3 - ② 4 - 노동부 5 - ④ 6 - ① 7 - ④ 8 - ③ 9 - ①
10 - ① 11 - 일산화탄소 12 - 카드뮴 13 - 포도상구균 식중독 14 - ① 15 - ③
16 - ③ 17 - ② 18 - ② 19 - ④ 20 - ① 21 - ④ 22 - ① 23 - ③ 24 - ②
25 - ① 26 - ② 27 - ② 28 - ② 29 - ② 30 - ③ 31 - ④ 32 - ③ 33 - ③
34 - ③ 35 - ③ 36 - ① 37 - ② 38 - ④ 39 - ② 40 - ③ 41 - ① 42 - ①
43 - ② 44 - ③ 45 - ④ 46 - ④ 47 - ① 48 - ② 49 - ③ 50 - ④ 51 - ③
52 - ② 53 - ① 54 - ④ 55 - ① 56 - ④ 57 - ③ 58 - ① 59 - ④ 60 - ④
61 - ④ 62 - ④ 63 - ③ 64 - ④ 65 - ③ 66 - ③ 67 - ② 68 - ① 69 - ②
70 - ④ 71 - ② 72 - ④ 73 - ① 74 - ① 75 - ② 76 - ① 77 - ③ 78 - ①
79 - ④ 80 - ① 81 - ③ 82 - ① 83 - ① 84 - ④ 85 - ③ 86 - ③ 87 - ④
88 - ① 89 - ② 90 - ④ 91 - ④ 92 - ② 93 - ① 94 - ① 95 - ④ 96 - ①
97 - ③ 98 - ② 99 - ② 100 - ④ 101 - ④ 102 - ② 103 - ④ 104 - ① 105 - ④

[PART 2 피부과학]

1 - ④ 2 - ① 3 - ② 4 - ② 5 - ② 6 - ③ 7 - ④ 8 - ② 9 - ②
10 - ④ 11 - ② 12 - ④ 13 - ① 14 - ② 15 - ③ 16 - ③ 17 - ③ 18 - ②
19 - ① 20 - ④ 21 - ① 22 - ① 23 - ④ 24 - ② 25 - ② 26 - ③ 27 - ④
28 - ① 29 - ② 30 - ① 31 - ② 32 - ④ 33 - ③ 34 - ② 35 - ② 36 - ②
37 - ② 38 - ④ 39 - ① 40 - ③ 41 - ③ 42 - ① 43 - ④ 44 - ② 45 - ③

[PART 3 소독학 및 감염병학]

1 - ① 2 - ① 3 - ① 4 - ① 5 - ① 6 - ④ 7 - ③ 8 - ② 9 - ③
10 - ④ 11 - ③ 12 - ② 13 - ① 14 - ④ 15 - ④ 16 - ① 17 - ① 18 - ③
19 - ④ 20 - ① 21 - ② 22 - ④ 23 - ③ 24 - ③ 25 - ① 26 - ② 27 - ④
28 - ② 29 - ④ 30 - ③ 31 - ④ 32 - ③ 33 - ③ 34 - ④ 35 - ① 36 - ①
37 - ③ 38 - ③ 39 - ② 40 - ① 41 - ④ 42 - ② 43 - ① 44 - ③ 45 - ③
46 - ④ 47 - ① 48 - ④ 49 - ③ 50 - ③ 51 - ③ 52 - ① 53 - ② 54 - ②

55 - ① 56 - ① 57 - ① 58 - 깨끗이 비눗물에 닦은 후 70%알콜로 닦는다. 자외선소독기에 넣어 20분간 소독후 보관한다. 59 - 역성비누액에 묻혀 닦아낸 후 자외선 소독기에 넣어 20분간 소독후 보관한다.

[PART 4 해부생리학]

1 - ② 2 - 마 3 - 사 4 - 아 5 - ① 6 - ② 7 - ④ 8 - ③ 9 - 바

10 - 자 11 - ③ 12 - ① 13 - ② 14 - ③ 15 - ④ 16 - 마 17 - 바 18 - 아

19 - 자 20 - 사 21 - ④ 22 - ② 23 - ③ 24 - A : 세포, B : 기관

25 - 외부환경의 변동에 따라 내부환경의 변화가 생길 경우 즉시 정상적인 상태로 되돌리려는 생리적인 작용

26 - 신체지지, 근육운동, 인체내 체강형성 내부장기 수용, 기계적 자극으로부터 보호, 조혈작용, 무기물질 저장 등

27 - 포도당의 섭취 및 사용량을 증가시켜 혈당량을 낮추는 호르몬

28 - 지방소화 촉진, 지용성 비타민, 철, 칼슘흡수 촉진, 장관내 부패방지

29 - 뇌하수체, 갑상샘, 부갑상샘, 부신, 췌장의 랑게르한스섬, 난소, 고환 등

30 - 성장호르몬, 갑상샘자극호르몬, 부신피질자극호르몬, 젖샘자극호르몬, 난포자극호르몬, 황체형성호르몬

31 - 분만촉진호르몬으로 분만시 자궁근의 수축에 작용, 유선에 작용하여 젖의 분비를 촉진

32 - 타이로칼시토닌, 부갑상샘호르몬

33 - 바세도우씨 병, 감정불안정, 정신적 흥분, 피부가 붉게 달아오름

34 - 말단비대증 35 - 에스트로겐, 프로게스테론

36 - 척주는 앞뒤로 일직선이 아니라 목부위, 가슴부위, 허리부위, 엉덩이부위의 4부분이 휘어져 S자 형태인데 이를 척주만곡이라 한다. 이는 몸의 균형을 잘 잡고 무거운 머리를 가누고 발에서 올라오는 충격을 완화시키기 위해서이다.

37 - 얼굴근육: 표정근, 얕은 부위 존재, 이마근, 눈둘레근, 입둘레근, 입꼬리당김근, 윗입술올림근 등/ 저작근: 저작에 관여, 깊은 부위 존재, 깨물근, 관자근, 안쪽날개근, 가쪽 날개근

38 - 삼차신경, 부신경, 얼굴신경

39 - 항원자극에 대해 방어기능, 면역기능, 체액운반의 보조순환계 역할

[PART 5 공중위생관리법]

1 - 공중이 이용하는 영업과 시설의 위생관리 등에 관한 사항을 규정함으로써 위생수준을 향상시켜 국민의 건강증진에 기여함

2 - 손님의 얼굴, 머리, 피부등을 손질하여 손님의 외모를 아름답게 꾸미는 영업

3 - 시장,군수,구청장   4 - 시장 · 군수 · 구청장

5 - 공중위생영업소를 개설한자. 이 법을 위반한 자   6 - 시장, 군수, 구청장

7 - 시장 · 군수 · 구청장   8 - 200만원 이하의 과태료   9 - 6개월   10 - X

11 - X   12 - O   13 - X   14 - O   15 - X

16 - 1) 소독을 한 기구와 소독을 하지 아니한 기구를 구분하여 보관할 수 있는 용기를 비치하여야 한다. 2) 소독기, 자외선소독기 등 이미용기구를 소독하는 장비를 갖추어야 한다. 3) 응접장소 및 작업장소 또는 의자와 의자를 구획하는 커튼, 칸막이와 같은 장애물을 설치하여서는 아니된다. 4) 영업소내에는 별실 기타 이와 유사한 시설을 설치하여서는 아니된다.

17 - 건열멸균소독, 증기소독, 자외선소독, 열탕소독, 석탄산수 소독, 크레졸소독, 에탄올소독

18 - 고등기술학교 이미용과정 1년이상 이수자, 전문대학이상 관련학과 졸업자, 국가기술자격법에 의해 이미용사 자격 취득한 자, 고등학교 학력에 관련학과 졸업자

19 - 금치산자, 정신질환자 또는 간질병자, 감염병환자(감염성 결핵), 마약, 대마 또는 향정신성 의약품 중독자

20 - 1) 질병 기타사유로 인하여 영업소에 나올 수 없는자에 대하여 이용 또는 미용을 하는 경우, 2) 혼례 기타 의식에 참여하는 자에 대해 그 의식 직전에 이용 또는 미용을 하는 경우, 3) 기타 특별한 사정이 있다고 시장, 군수, 구청장이 인정하는 경우

21 - 200만원 이하의 과태료   22 - 1년이하 징역 또는 1000만원 이하의 벌금

23 - ②   24 - ①   25 - ①   26 - ③   27 - ③   28 - ③   29 - ④   30 - ④   31 - ①

32 - ④   33 - ②   34 - ②   35 - ④   36 - ④   37 - ①   38 - ④   39 - ①   40 - ①

41 - ①   42 - ④   43 - ④   44 - ②   45 - ①   46 - ③   47 - ②   48 - ②   49 - ③

50 - ③   51 - ②   52 - ③   53 - ①   54 - ①   55 - ①   56 - ①   57 - ④   58 - ①

59 - ①   60 - ③   61 - ③   62 - ③   63 - ②   64 - ④   65 - ②   66 - ④   67 - ④

68 - ②   69 - ①   70 - ③   71 - ③   72 - ②   73 - ④   74 - ④   75 - ①   76 - ③

77 - ②   78 - ①

❖ 참고문헌

곽정옥 · 전세열, 현대보건학, 효일문화사, 1997

김기연 외, 피부관리학, 수문사, 1998

김 명 외, 보건교육 이론과 적용, 계축문화사, 1997

김병우, 피부과학, 유신문화사, 1995

김용호 외, 소독 멸균학, 고려의학, 1995

김정혜 외, 소독 및 전염병관리, 청구문화사, 1999

김종대 외, 피부관리학, 고문사, 1998

미용교재연구회 편저, 종합학과교본, 유신문화사, 1996

미용교재연구회 편저, 미용사 학과시험문제집, 유신문화사, 1996

미용사 종합문제, 명성출판사, 1997

서영석, 인체해부학, 청구문화사, 1998

윤여성, 신피부관리학, 도서출판 가림, 1996

이병희, 생리학, 신광출판사, 1997

이호용, 미용인을 위한 위생법규 해설, 비젼캐릭터, 1999

이희래 외, 해부학, 탐구당, 1994

장남섭 외, 인체생리학, 수문사, 1998

전국대학보건관리학 교육협의회, 21세기를 향한 생활과 건강증진, 계축문화사, 1996

전국대학보건관리학 교육협의회, 보건학 원론

정영태 외, 인체해부생리학, 청구문화사, 1998

정희곤 외, 공중보건학, 광문각, 1998

한국미용교육협의회 편저, 종합미용, 한림미디어, 1999

한영숙 외, 소독 전염병학, 수문사, 1999

황정원 역저, 미용을 위한 피부과학, 현문사, 1994

황정원, 피부관리학, 현문사, 1998